メタボリックシンドロームに効果的な運動・スポーツ

編著 | 坂本静男 早稲田大学スポーツ科学学術院教授

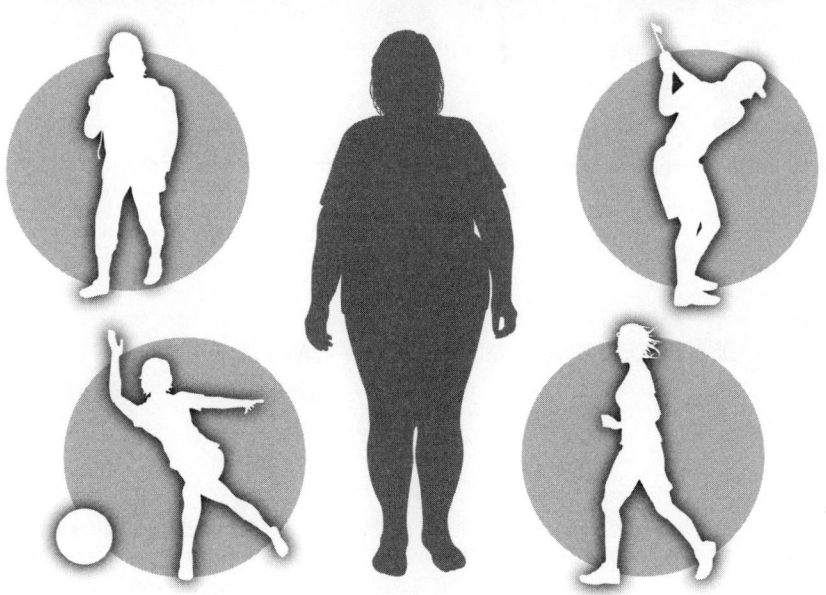

NAP Limited

執筆者一覧

田畑　泉	立命館大学スポーツ健康科学部	
真田　樹義	立命館大学スポーツ健康科学部	
青山　友子	早稲田大学大学院スポーツ科学研究科	
樋口　満	早稲田大学スポーツ科学学術院	
坂本　静男	早稲田大学スポーツ科学学術院	
高田　英臣	帝京平成大学地域医療学部	
小林　直行	帝京平成大学地域医療学部	
田中　宏暁	福岡大学スポーツ科学部	
中村　好男	早稲田大学スポーツ科学学術院	
山本　正嘉	鹿屋体育大学スポーツトレーニング教育研究センター	
小野寺　昇	川崎医療福祉大学医療技術学部	
伊藤　博之	聖路加国際病院女性総合診療部	
国井　実	セントラルスポーツ研究所	
清田　隆毅	セントラルスポーツ研究所	
江川　達郎	京都大学大学院人間・環境学研究科	
林　達也	京都大学大学院人間・環境学研究科	
浅香　明子	早稲田大学大学院スポーツ科学研究科	
北　徹朗	帝京科学大学	
吉原　紳	聖マリアンナ医科大学	
川初　清典	北海道循環器病院心臓リハビリテーションセンター	
阿部　史	北海道循環器病院理学療法科	
竹田　唯史	北翔大学生涯スポーツ学部	
田中喜代次	筑波大学大学院人間総合科学研究科スポーツ医学	
竹島　伸生	鹿屋体育大学	
牧田　茂	埼玉医科大学国際医療センター心臓リハビリテーション科	

（執筆順，敬称略）

重要な注意：すべての学問と同様，医学も絶え間なく進歩しています．研究や臨床的経験によってわれわれの知識が広がるにしたがい，方法などについて修正が必要となる場合もあります．このことは，本書で扱われているテーマに関しても同じです．本書では，発刊された時点での知識水準に対応するよう十分な注意をはらいましたが，過誤および医学上の変更の可能性を考え，本書の情報がすべての面で正確，あるいは完全であることを保証できませんし，本書の情報を使用したいかなる結果，過誤および遺漏の責任についても負うことができません．本書を利用する方は，注意深く試し，場合によっては専門家の指導によって，ここで書かれているすすめや禁忌についての注意が，ここに書かれている指示から逸脱していないかどうか注意してください．実施する際には十分な注意をはらって行うようにお願いします．何か不確かさや誤りに気づかれた場合，出版社に連絡をくださいますようお願いいたします．

序　文

　本書『メタボリックシンドロームに効果的な運動・スポーツ』が発刊されることになり，大変にうれしく思っております。

　今日，厚生・保健・医療関係で最も重大視されていることが生活習慣病あるいはメタボリックシンドローム対策であることは，誰もが否定しないことでしょう。以前は成人病といわれていた病態が，小児・成人を問わず多くなり，生活習慣の悪さに原因あるいは誘因があることから，生活習慣病と総称されるようになりました。さらにその後，根本的問題点として肥満症，とくに内臓脂肪型肥満症にスポットが当てられ，いくつかの代謝異常が合併することも注目されるようになり，メタボリックシンドロームという概念が考え出されました。厚生労働省でもメタボリックシンドローム対策を重要視することとなり，「特定健康診査」および「特定保健指導」の実施を企業・自治体などに義務づけるようになりました。この保健指導のなかでは，「運動」「栄養」「休養」が高いレベルでバランスがとれている状況に持って行くことが望まれています。

　栄養指導に関しては，これまでにもある程度のノウハウが築かれてきており，日本には管理栄養士により十分な教育指導を行うことができる環境がすでに存在しているように思われます。しかしながら，運動実践の指導においては，いまだ十分な教育指導を行うことができるような環境にあるとは思えません。そのような背景から，医療関係者および運動指導者により，メタボリックシンドロームに対する安全で効果的な運動処方作成が可能になり，さらに実際の運動指導にも使用できるようなスポーツ実践指導マニュアルが望まれていたように思われます。その期待に応えようと，各方面の専門家の方々に原稿を依頼し，完成したものが本書といえます。関係各位の日常の指導においてお役に立つことを切に願っております。

　グラウンドで，体育館で，プールで，街中で，海で，山で，多くの方が楽しくスポーツを実践している姿を想い浮かべて。

　　　　　　　　初秋の赤き空見て想うのは　小さき頃の穏やかな世界

2011 年 11 月
早稲田大学スポーツ科学学術院　坂本　静男

目 次

第1章　メタボリックシンドロームとは
　　　　　（田畑　　泉）……………………………………………………………1
1. メタボリックシンドローム　3
2. メタボリックシンドロームとメタボリックシンドロームの概念との差　4
3. 内臓脂肪症候群―メタボリックシンドロームにおける内臓脂肪の意味―　7
4. 内臓脂肪 100 cm^2 と腹囲（臍囲）の関係　8
5. メタボリックシンドロームの現状　10
6. メタボリックシンドローム（内臓脂肪症候群）の概念と健康づくりのための運動指導の意味　10
7. メタボリックシンドロームと身体活動・運動施策　11

第2章　メタボリックシンドロームにかかわる遺伝的因子
　　　　　（真田　樹義）…………………………………………………………15
1. 肥満関連遺伝子とメタボリックシンドローム　16
   1.1　日本人成人男女の肥満関連遺伝子　16
   1.2　肥満関連遺伝子多型とメタボリックシンドローム該当者の人数と割合　19
2. テーラーメイド運動処方プログラムの可能性　25
   2.1　有酸素性能力とβ3アドレナリン受容体（ADRB3）遺伝子　25
   2.2　有酸素性能力とペルオキシソーム増殖剤応答性受容体γ（PPARG）遺伝子　28
   2.3　有酸素性能力と脱共役タンパク2（UCP2）遺伝子　30
   2.4　肥満関連遺伝子多型を用いたテーラーメイド運動処方プログラムの可能性　31

第3章　メタボリックシンドローム対策に必要な栄養生化学的知識
　　　　　（青山　友子，樋口　　満）…………………………………………35
1. 腹部肥満（内臓脂肪蓄積）　37
   1.1　体脂肪・内臓脂肪の役割　37

  1.2 体脂肪・内臓脂肪の成因 38
  1.3 体脂肪・内臓脂肪を減らす栄養 40
2. 脂質異常 42
  2.1 血中脂質の役割 42
  2.2 血中脂質の成因 42
  2.3 脂質異常対策としての栄養 43
3. 高血圧 44
  3.1 血圧の役割 44
  3.2 血圧の成因 44
  3.3 高血圧対策としての栄養 45
4. 高血糖 46
  4.1 血糖の役割 46
  4.2 血糖の成因 47
  4.3 高血糖対策としての栄養 47

第4章　メタボリックシンドローム対策としての運動
    （坂本　静男）……………………………………………………51
1. 内臓脂肪型肥満症と脂質異常症・高血圧症・糖尿病との関連 52
2. 内臓脂肪型肥満症と脂質異常症に対する治療法 52
  2.1 肥満症および脂質異常症に対する運動・スポーツの効果 54
  2.2 運動を安全に実践させるには 59
3. 高血圧症に対する治療法 60
  3.1 高血圧症に対する運動・スポーツの効果 60
  3.2 高血圧症に効果的な運動・スポーツ 60
  3.3 高血圧症に対する運動療法 63
4. 糖尿病に対する治療法 64
  4.1 糖尿病に対する運動・スポーツの効果 65
  4.2 糖尿病に効果的な運動・スポーツ 65
  4.3 糖尿病に対する運動療法 67

第5章　メタボリックシンドロームにおいて重要なメディカルチェック
    （高田　英臣，小林　直行）………………………………………71
1. スポーツ心臓 72

2. 突然死　73
3. メディカルチェック項目　75
    3.1　内科系メディカルチェック　75
    3.2　整形外科系メディカルチェック　81

第6章　メタボリックシンドロームに対して有効な運動・スポーツの実際

....87

1. ジョギング・ランニング ……………（田中　宏暁）……………88
    1.1　不向き？　88
    1.2　ゆっくり走る　89
    1.3　スロージョギングでエネルギー消費量を稼ぐ　90
    1.4　時間走にする　91
    1.5　体力を高める　91

2. ウォーキング ………………………（中村　好男）……………93
    2.1　「ウォーキング」と「歩行」　93
    2.2　ウォーキングに関する研究の動向　94
    2.3　「歩き」を促進する手法　95
    2.4　ウォーキングの特性　100
    2.5　指導上の注意事項　101

3. ハイキング・登山 ……………………（山本　正嘉）……………106
    3.1　有酸素性運動としての登山の特性　106
    3.2　登山とウォーキングの違い　108
    3.3　体力にあわせた登山コースの選択　110
    3.4　登山中の疲労・身体トラブルの防止　112

4. 水　泳 ………………………………（小野寺　昇）……………118
    4.1　水泳の特徴　118
    4.2　水泳の運動処方　125

5. アクアビクス・水中歩行 …（伊藤　博之，国井　実，清田　隆毅）…131
    5.1　メタボリックシンドロームの運動療法　131

5.2　水中運動の効果　132
　　5.3　水中運動の運動強度ならびにエネルギー消費量　133
　　5.4　アクアビクスの効果　136
　　5.5　アクアビクスの実際　137

6.　筋力トレーニング ………………（江川　達郎，林　　達也）…………142
　　6.1　筋力トレーニングのメディカルチェック　142
　　6.2　筋力トレーニングの一般的な処方　142
　　6.3　筋力トレーニングの臨床効果　145
　　6.4　有酸素性運動と筋力トレーニングの併用による糖代謝改善　146

7.　ボート漕ぎ ……………………（浅香　明子，樋口　　満）…………150
　　7.1　ボート漕ぎとは　150
　　7.2　ボート漕ぎ運動の健康増進効果　151
　　7.3　ローイング・エルゴメータを用いたボート漕ぎ運動の実践　153
　　7.4　ローイング・エルゴメータを用いたボート漕ぎ運動の効果　156
　　7.5　エクササイズチューブを用いたボート漕ぎ運動の実践　158

8.　ゴルフ …………………………（北　　徹朗，吉原　　紳）…………161
　　8.1　メタボリックシンドロームにおけるゴルフの有効性　161
　　8.2　ゴルフと健康・安全に関する実態調査　165

9.　スキー ……………………（川初　清典，阿部　　史，竹田　唯史）…173
　　9.1　クロスカントリースキー　174
　　9.2　アルペンスキー　179

10.　ボウリング……………………………（田中喜代次）………………185
　　10.1　ボウリングの運動特性　185
　　10.2　ボウリングの消費エネルギー　186
　　10.3　メタボリックシンドロームとボウリング　187
　　10.4　健康運動としてのボウリングの意義　187
　　10.5　エアロビックボウリングの楽しみ方　188
　　10.6　プロボウラーによるエアロビックボウリングの実際例　189

10.7　ボウリングの後の飲食　191

11. 油圧式マシンを使ったサーキット複合運動 …（竹島　伸生）…………194
　　11.1　油圧式マシンを使ったサーキット複合運動（WRCE）の効果　195
　　11.2　油圧式マシンを使った運動の特徴　197
　　11.3　油圧式マシンを使ったサーキット複合運動（WRCE）の特徴　199

第7章　運動・スポーツを安全に実施するうえでの注意点
　　　　　（牧田　茂）……………………………………………………201
1. わが国におけるスポーツ中の突然死の状況　202
　　1.1　スポーツ種目による突然死　202
　　1.2　スポーツ施設における内因性死亡事故　204
2. AED（自動体外式除細動器）　204
3. 運動療法の禁忌・セルフチェック　205
4. 運動・スポーツ現場で救急処置を要する疾患および病態　207
　　4.1　急性心筋梗塞，狭心症　207
　　4.2　ショック　208
　　4.3　不整脈　209
　　4.4　血管迷走神経反射（Vasovagal Reflex）　210
　　4.5　脳卒中（脳血管疾患）　210
　　4.6　アナフィラキシー　210
　　4.7　低血糖　211
　　4.8　熱中症　211
　　4.9　過換気症候群　213
　　4.10　気管支喘息　213
　　4.11　外　傷　214

索　引……………………………………………………………………………217

第1章
メタボリックシンドロームとは

はじめに

　「メタボリックシンドローム（metabolic syndrome）」という言葉は，単純に日本語訳すると「代謝性症候群」となるが，今では人々の間でも「メタボリックシンドローム」や「メタボ」というように日本語に訳さずに頻繁に使われている．実際に，2009年の流行語大賞では3位であった．やや行き過ぎの面もあるが，「メタボ（メタボリックシンドローム）＝腹部肥満」というように，生活習慣病への罹患可能性を誰でも簡単に把握しやすい腹囲で示したこの言葉は，わが国における生活習慣病発症予防のためのポピュレーションアプローチとして，これまでに最も成功した例であると思われる．筆者の思い込みかもしれないが，この言葉のおかげで多くの生活習慣病発症が予防されると思う．多くの国民が，自らあるいは家族など周りの人から「メタボ」と認識しあるいは認識され，少しでも運動を始めたり，食事をほんの少し減らしている．これらの個々人の小さな変化は，国家的にみれば国民医療費や死亡に大きな部分を占める生活習慣病発症の予防効果を期待することができる（図1）．

　さらに，メタボリックシンドローム該当者に対して2008年度から始まった40歳以上の国民の特定健康診査の義務化と，その後の運動指導および食事指導を中心とした医療保険者（自治体の国民健康保険と，職域の健康保険）による特定保健指

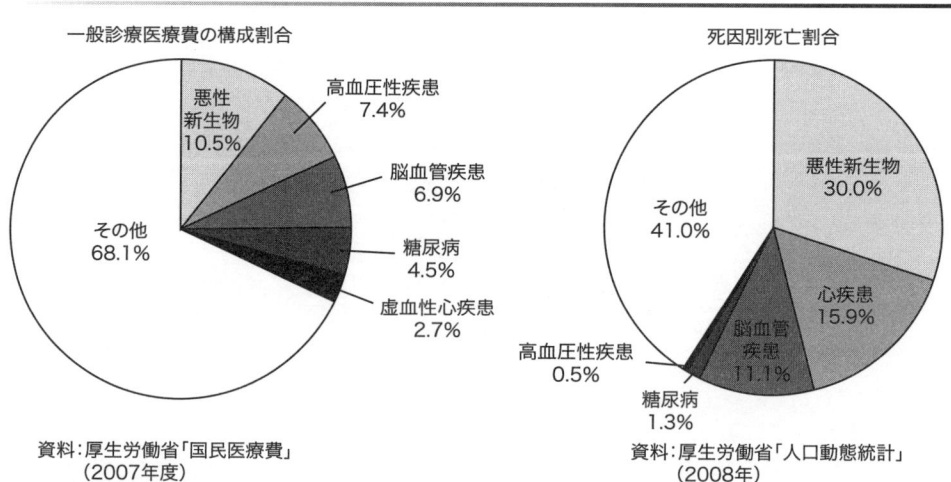

図1　国民医療費および死亡率における生活習慣病の割合
（厚生労働省ホームページより引用）

導は，不十分であった従来の介入施策を医療保険者が組織的に責任をもって実施するという，近来のわが国の厚生労働行政の抜本的な改革である。

この改革は，従来の保健分野における運動指導および，健康運動指導士等の健康づくりのための運動指導者の役割を飛躍的に大きくすることとなった。その理由は，従来の健康診査による疾病の発見とそれに対する医療指導というのではなく，健康診査後の保健指導にメタボリックシンドロームの概念を取り入れ，医療の前に保健指導を行うことにより，医療ではない場所で運動指導が可能となったからである。

1. メタボリックシンドローム

メタボリックシンドロームは，2005年4月に日本血栓止血学会，日本高血圧学会，日本動脈硬化学会，日本循環器学会，日本糖尿病学会，日本肥満学会，日本腎臓学会，日本内科学会の8学会が合同して設置した「メタボリックシンドローム診断基準検討委員会（松澤佑次委員長）」により，その診断基準が定められた[1]。

その内容は，内臓脂肪（腹腔内脂肪）蓄積〔ウエスト周径囲：男性85 cm以上，女性90 cm以上（これは内臓脂肪面積で100 cm^{2}に相当）〕を必須として，高脂血（高トリグリセライド）（150 mg/dL以上）かつ/または低HDLコレステロール（40 mg/dL未満），高血圧（収縮期血圧130 mmHg以上かつ/または拡張期血圧85 mmHg以上），高血糖（空腹時血糖値110 mg/dL以上）の2つ以上を併せ持つ状態とした。

メタボリックシンドロームのアウトカムは，心筋梗塞や脳卒中などの心血管および脳血管疾患である。これらの疾病は，脂質異常症（高脂血症から名称変更），高血圧症，糖尿病などの危険因子の単独での発症に比べて，それらが複数重なると発

図2 危険因子の保有数と心疾患の発症危険度
（文献2より改変）

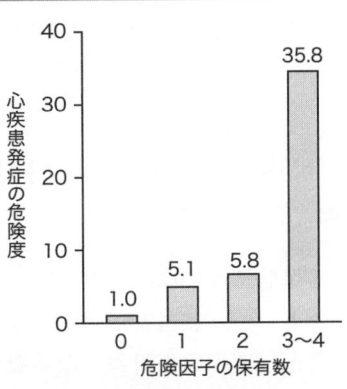

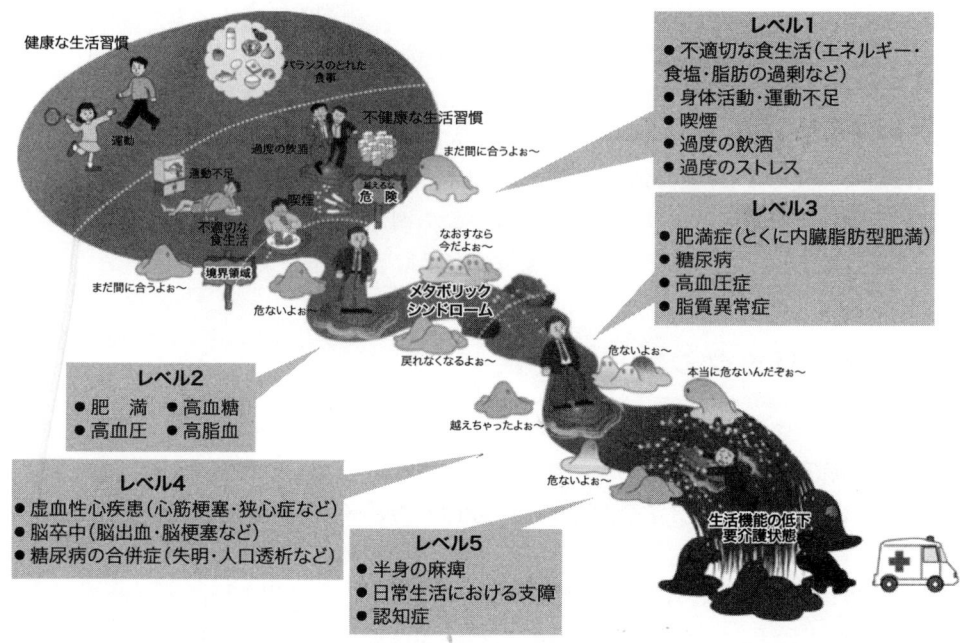

図3 生活習慣病のイメージ（厚生労働省ホームページより引用）

症率が急増することが特徴である[2]（図2）。さらに，メタボリックシンドロームの判定基準の値は，単独の脂質異常症，高血圧症，糖尿病と診断される値ではないにもかかわらず（ちなみに，そのような場合，高脂血，高血圧，高血糖と呼んでいる），それらの値がメタボリックシンドロームの基準であれば，同様に心疾患や脳血管疾患の発症率が増加する。両疾病とも致死性が高く，生存しても発症後のQOLは著しく低く，さらに医療費の負担も大きい。したがって，従来の疾病概念である糖尿病などと診断される前に，虚血性心疾患や脳卒中などの予防としてメタボリックシンドロームとういう概念を用いることができる（図3）。

2. メタボリックシンドロームとメタボリックシンドロームの概念との差

特定保健指導では，メタボリックシンドロームの概念に該当する者（メタボリックシンドローム該当者）のみを対象に保健指導を行う。メタボリックシンドローム該当者と保健指導の対象にならないメタボリックシンドローム罹患者との差は，腹

図4 メタボリックシンドロームの概念の該当基準

囲以外の測定項目が医療の対象とならない程度であることである。たとえば，男性で，腹囲88 cm，収縮期血圧130 mmHg，拡張期血圧87 mmHg，中性脂肪120 mg/dL，HDLコレステロール55 mg/dL，血糖値220 mg/dLの場合は，腹囲が基準（85 cm）よりも大きく，拡張期血圧が基準（85 mmHg）より高く，血糖値も基準（110 mg/dL）より高いので，一般的にはメタボリックシンドロームと診断される。しかし，特定保健指導におけるメタボリックシンドロームの概念に該当しない。その理由は，この人は血糖値が高く，疾病である糖尿「病」の可能性が高いからである。このような人は，従来と同様に，空腹時血糖値の再測定や糖負荷試験を行うために医療機関への受診を勧奨するべきである。特定保健指導では病者を対象としないのが原則であり，医療の外で行うのが基本である。図4に高血圧症，糖尿病，脂質異常症と記していないのが，それを表している。

今次のメタボリックシンドローム対策が医療費の増加を加速させる可能性を唱える人もいるが，そうではないのではないだろうか。図5，図6にあるように，健康診断受診者と非受診者の医療費を比べると，受診者のほうが医療費が少ない。図7は筆者らがウォーキングイベントへの参加者の血糖値を測定した結果である[3]。この図から，60歳以上の高齢者では，一般人では糖尿病が疑われる人の割合が高くなるが，ウォーキング実践者ではかなり低く，ウォーキング実践による糖尿病予防効果が明らかである。しかし，「たまたま」家族にイベント会場に連れて来られた50歳台男性の糖尿病が疑われる人の割合は，一般人と等しかった。これらの人は，自分の血糖値が高いことを知らなかった人がほとんどであり，これらの人の健診受診率の低さがうかがわれた。もちろん，受診者の健康に対する意欲等，交絡因子があると推測されるが，健診受診率を向上させることは，医療費を削減するためにも，

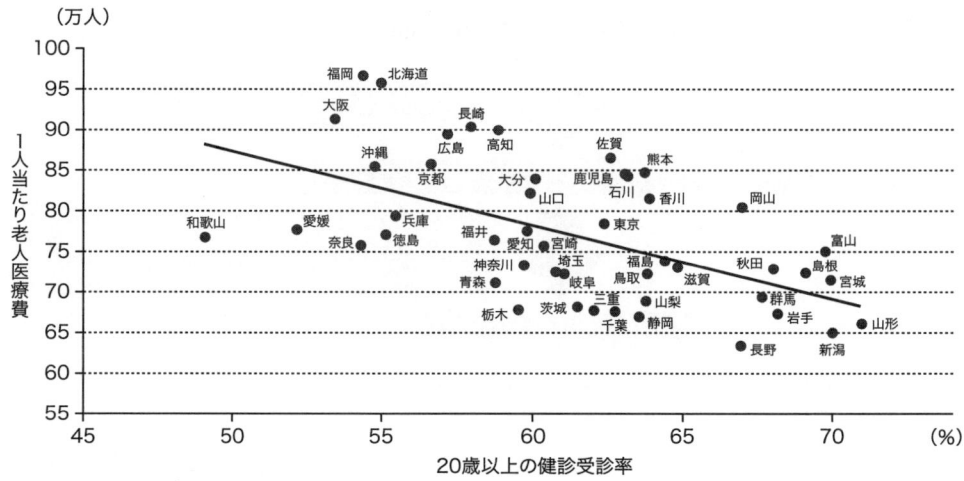

図5 都道府県別，1人当たりの老人医療費と健康診断受診率（20歳以上）の相関関係（厚生労働省ホームページより引用）

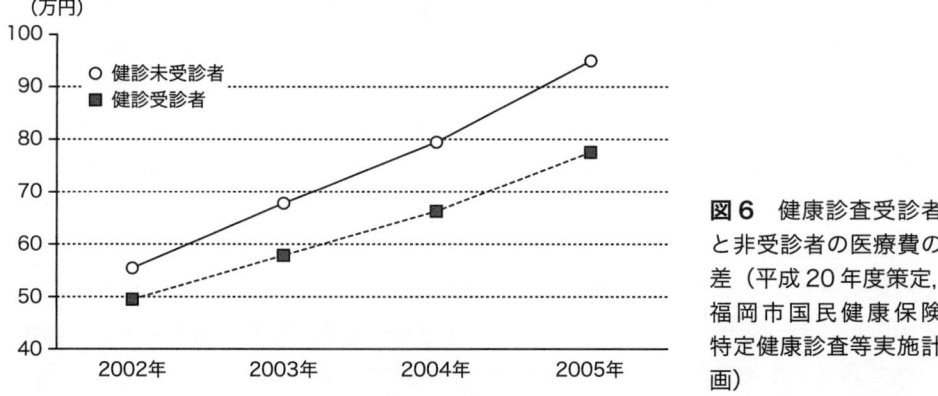

図6 健康診査受診者と非受診者の医療費の差（平成20年度策定，福岡市国民健康保険特定健康診査等実施計画）

高齢者の生活の質を確保するためにも重要である．地方自治体が運営する国民健康保険では受診者が10％程度のところも多い．これら健康診断未受診の人が受診すれば，将来の医療費の削減に大きく寄与するものと考えられる．実際に，国民健康保険料は自治体で2倍程度差があるようになっている．

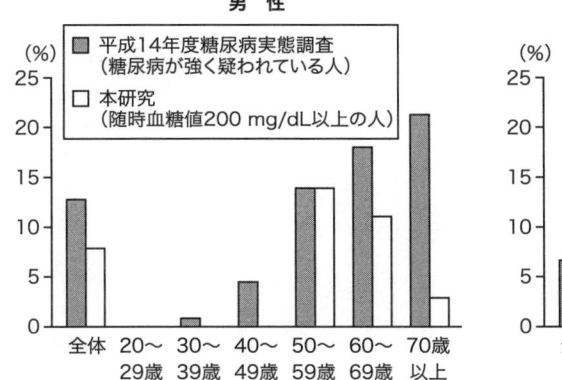
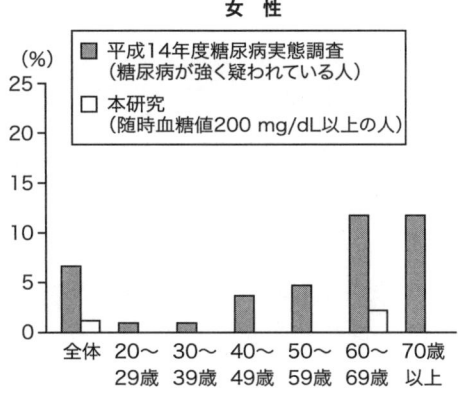

図7 ウォーキングイベントに参加したウォーカー（本研究）とそれ以外の人のなかで，糖尿病が疑われる人の割合（文献3より改変）

3. 内臓脂肪症候群
―メタボリックシンドロームにおける内臓脂肪の意味―

　心疾患や脳血管疾患の発症の危険因子として多くの指標が挙げられている。脂質異常症，高血圧，糖尿病，肥満，喫煙，ストレスなどである。これらの多くが関係して，メタボリックシンドロームのアウトカムである心疾患や脳血管疾患が発症する。これらの指標は，互いに影響を与えていることもあるが，一応並列で記載されている。実際に，国内外の各学会団体が提案しているメタボリックシンドロームの判定基準は，各指標が並列に記されていることもある。一方，わが国のメタボリックシンドロームの判定基準[1]とIDF（International Diabetes Federation）の基準（2006）[4]は，肥満の指標である腹囲（日本の基準では内臓脂肪量の指標である臍囲）を必須としている。

　これは，メタボリックシンドロームのアウトカムである心疾患や脳血管疾患の危険因子の上流（発現機序）に内臓脂肪型肥満があるという考え方である[5]。たとえば，肥満によるインスリン感受性の低下は，① 肥満になると，脂肪細胞から分泌されて骨格筋の糖代謝能を低下させるTNFαやレジスチンが増加すること，② 一方，肥満度と反比例してアディポネクチン（骨格筋の糖代謝能を向上させる）の分泌量が低下することが原因であるという説明である。この論理について異論がないわけではないが，肥満とメタボリックシンドロームの関係を理解するには明解であ

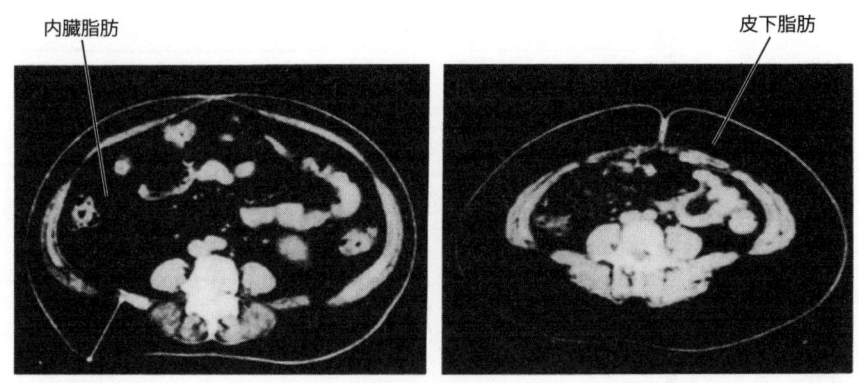

図8 内臓脂肪と皮下脂肪。左：内臓脂肪型肥満者，右：皮下脂肪型肥満者の腹部CT写真（下村吉治 著：スポーツと健康の栄養学，第3版．ナップ，2011より改変）

る。

さらに，肥満（身体に脂肪が過剰に蓄積した状態）による心疾患や脳血管疾患発症の危険率や，それらに関する危険因子の数は，内臓脂肪（図8）のほうが皮下脂肪より影響が大きいことが示されている[6〜12]。また，内臓脂肪の指標としてウエスト周径囲（実際には臍の位置の周径囲）が入ったことから，後に厚生労働省は内臓脂肪症候群と命名した[13]。これがいわゆる「メタボリックシンドローム＝腹部肥満」となった所以である。

次に，日本肥満学会は内臓脂肪が100 cm^2 を超えると，高血糖，高脂血，高血圧等の合併が多くなる（1つ以上）ことから[14]，「BMI 25以上で，肥満による健康障害がある，または内臓脂肪面積100 cm^2 である場合」を肥満症の判定基準としている[15]。また，この値を超える男女とも危険因子が急増することから，この値を内臓脂肪症候群（メタボリックシンドローム）の判定基準とした。

4. 内臓脂肪100 cm^2 と腹囲（臍囲）の関係

このようにして得られた肥満症としての閾値100 cm^2 は，臍囲として男性では約85 cm，女性では90 cmに対応するとされている[14]（図9）。どうして臍囲かというと，内臓脂肪面積はCTで測定するが，日本で行う場合，臍の位置で実施されていることが背景にある。

従来，肥満の指標としてBMI〔body mass index：体重（kg）÷身長（m）^{2}〕が用いられてきたが，それが臍囲になった理由は，内臓脂肪面積と最も相関係数が高

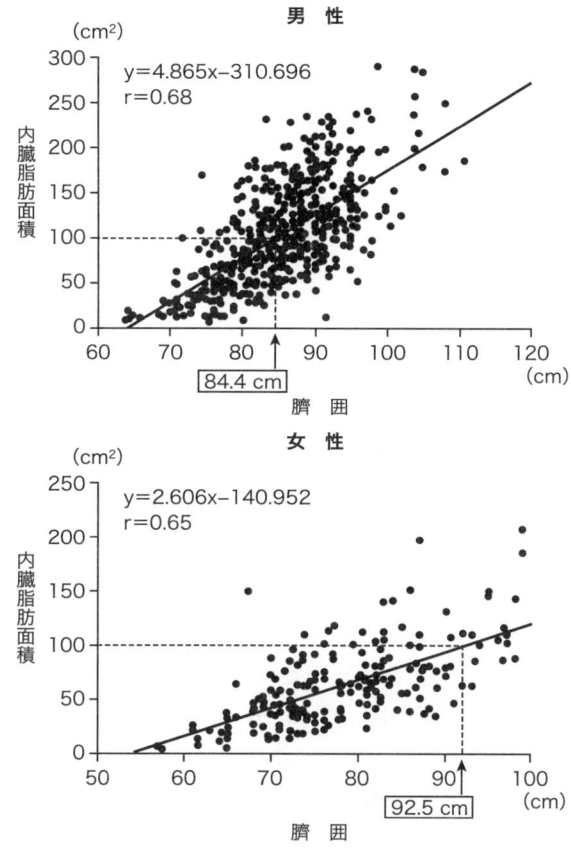

図9 内臓脂肪面積（cm²）と臍囲（cm）との関係
（文献14より引用）

かったのが臍囲であったからである（男性 $r = 0.68$，女性 $r = 0.65$）。ただし，この対象範囲では，BMIも男性で相関係数が0.61，女性で0.63であり，この報告から見れば，臍囲が計れない場合はBMIが25という基準でも判定が可能であるとも考えられる（図10）。日本で，危険因子が重なるほど心疾患の発症危険度が高くなることを示した研究でも，肥満の指標としては腹囲ではなくBMIが用いられている。

図9にみられるように，高血糖，高脂血，高血圧等の合併が多くなると，内臓脂肪の量100 cm²に対応する腹囲は男性では72 cmから98 cmまでばらつきがあり，基準である85 cmと1つの点で判断することがいかに「無理」であるかがわかる。腹囲80 cm未満でも内臓脂肪100 cm²以上の人が相当いるということである。逆に腹囲が85 cmでも内臓脂肪が100 cm²以下の日本人も多くいることである。

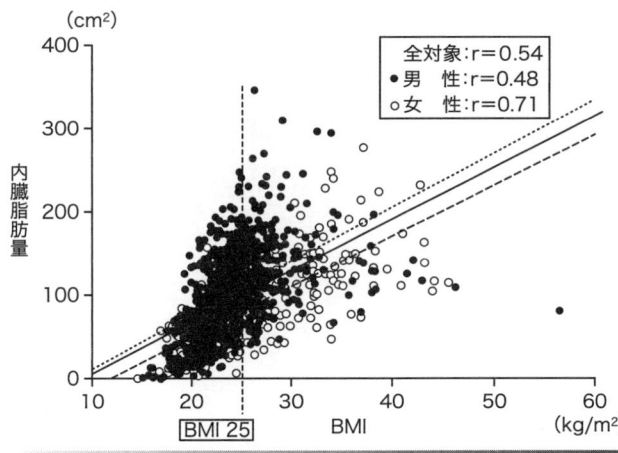

図10 内臓脂肪量とBMIの関係。内臓脂肪100 cm²はBMI 25（点線）とほぼ一致する。
（文献14より引用）

運動指導者はこのようなことも考えて指導すべきである。

5．メタボリックシンドロームの現状

　このような判定基準でメタボリックシンドロームの人は実際にどれほどいるかというと，図11に示すように，メタボリックシンドローム該当者と予備群を含めると，40歳台以上の男性の2人に1人，女性でも5人に1人いることがわかった（厚生労働省，平成17年度国民健康栄養調査）。国民の男性の半分が予備群であるということは，メタボリックシンドロームの予防ではなく，解消の取り組みが今必要であることを意味しており，そのための施策が健康診断後の運動指導・食事指導を中心とした保健指導である。

6．メタボリックシンドローム（内臓脂肪症候群）の概念と健康づくりのための運動指導の意味

　メタボリックシンドロームを内臓脂肪症候群と呼び，腹囲をメタボリックシンドロームの必須項目とし，高脂血，高血糖，高血圧の3つの危険因子がその従属指標であるとしたことにより，臍囲，すなわち内臓脂肪（氷山の全体）を減らすことにより他の3つ（氷山の一角）を根こそぎ改善することができるという論理である。メタボリックシンドロームという国民には難解な概念を，「運動と食事に関する生活習慣を改善することによって，すぐに計ることができ，身近に感じられる指標で

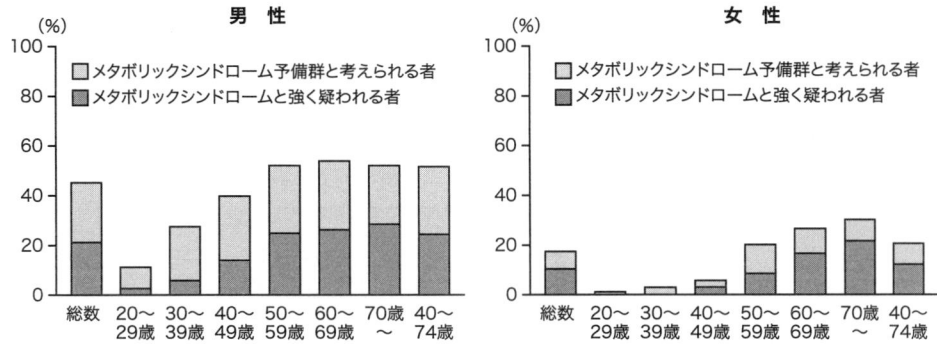

図11 メタボリックシンドロームの現状（平成17年度国民健康栄養調査より引用）

ある臍囲を減らすことができ，そのことによって重篤な疾病にかからなくなりますよ」というメッセージにまで落とし込むことができたことは，評価されるべきである。たとえば，ベルトの穴3cmが3kgの内臓脂肪（体重）の減少に相当するということなどは，保健指導においてとても有益な情報である。保健指導の効果を次年度の健康診査まで待つことなく自ら感じることができるからである。

メタボリックシンドロームの概念というものを用いることにより，包括的な広い保健指導が可能となった。

メタボリックシンドロームを，内臓脂肪症候群として，内臓脂肪を必須とする論理には強引な面もある。実際に，この判定準定に対して，権威ある学会などから異論も多く発表されている。これについては，各学会団体や政府（厚生労働省）の今後の動きを注視する必要がある。しかし，それを待っていては遅い。健康運動指導士は，まずこの基準をもとに，2008年から開始されているメタボリックシンドロームの概念を取り入れた保健指導に積極的に関与する必要がある。

7. メタボリックシンドロームと身体活動・運動施策

「健康づくりのための運動指針2006（エクササイズガイド2006）」にメタボリックシンドロームに関する記述が「参考」として記載された理由は，2008年度から始まる40歳以上の国民に義務化された健康診査により，メタボリックシンドローム該当者と判断された国民に保健指導を行う際のツールとして是非とも必要であったからである。当時「1に運動，2に食事，しっかり禁煙，最後にクスリ」というスローガンのもとに，健康づくりに「運動」を第1にもってきた（実際は，日本

人の食事摂取基準が5年ごとに改定さているように食事に関する施策はかなり行われてきた一方，健康づくりのための運動所要量が1989年に発表されて以来改定されていないということが表すように，生活習慣という観点から食事と両輪である運動についての厚生労働省の施策が貧弱だったという自戒の念をもって今回は運動を1番目としたといわれている）のに加えて，運動が効果的なメタボリックシンドローム対策についてのツールを整備する必要があったからである。

また，運動による体重減少のほうが，摂取エネルギー抑制による体重減少に比べて，内臓脂肪の減少量が大きい可能性を示した論文もある[16～18]。これについては，今のところメタ解析ができるほどの論文がそろっていない。今後の研究により明らかにされると考えられる。

おわりに

2008年度から始まった特定保健指導における運動指導は，メタボリックシンドロームの概念をもとに行われる。運動指導者はメタボリックシンドロームの概念を十分に理解して指導に当たることが期待されている。

文 献

1) メタボリックシンドローム診断基準検討委員会: メタボリックシンドロームの定義と診断基準. 日本内科学雑誌, 94 : 794-809, 2005.
2) Nakamura T et al: Magnitude of sustained multiple risk factors for ischemic heart disease in Japanese employees. Jpn Circ J, 65: 11-17, 2001.
3) 藤本恵理, 田畑 泉: ウォーキング大会参加者の随時血糖値. ウォーキング研究, 9: 195-199, 2005.
4) IDF (International Diabetes Federation) : The IDF consensus worldwide definition of the Metabolic syndrome, 2006. http://www.idf.org/webdata/docs/IDF_Meta_def_final.pdf
5) Despres JP, Lemieux I: Abdominal obesity and metabolic syndrome. Nature, 444: 881-887, 2006.
6) Wong S, Janssen I, Ross R: Abdominal adipose tissue distribution and metabolic risk. Sports Med, 33: 709-726, 2003.
7) Fujioka S, Matsuzawa Y, Tokunaga K et al: Contribution of intra-abdominal fat accumulation to the impairment of glucose and lipid metabolism in human obesity. Metabolism, 36: 54-59, 1987.
8) Kanai H, Tokunaga K, Fujio et al.: Decrease in intra-abdominal visceral fat may reduce blood pressure in obese hypertensive women. Hypertension, 27: 125-129, 1996.
10) Hayashi T, Boyko EJ, Leonetti D et al: Visceral adiposity and the risk of impaired glucose tolerance: a prospective study among Japanese Americans. Diabetes Care, 26: 650-655, 2003.

11) Hayashi T, Boyko EJ, Leonetti DL et al: Visceral adiposity and the prevalence of hypertension in Japanese Americans. Circulation, 108: 1718-1723, 2003.
12) Hayashi T, Boyko EJ, Leonetti DL et al: Visceral adiposity is an independent predictor of incident hypertension in Japanese Americans. Ann Intern Med, 140: 992-1000, 2004.
13) 瀬上清貴: メタボリックシンドローム対策と運動基準. 運動指針2006. 体育の科学, 56l: 987-992, 2006。
14) The Examination Committee of Criteria for "Obesity Disease" in Japan, Japan Society for the Study of Obesity: New Criteria for "Obesity Disease" in Japan. Circ J, 66: 987-992, 2002.
15) 日本肥満学会肥満症診断基準検討委員会: 新しい肥満の判定と肥満症の診断基準. 日本内科学雑誌, 94: 188-203, 2005.
16) Katzmarzyk PT, Leon AS, Wilmore JH et al: Targeting the metabolic syndrome with exercise: evidence from the HERITAGE Family Study. Med Sci Sports Exerc, 35: 1703-1709, 2003.
17) Ross R, Janssen I, Dawson J et al: Exercise-induced reduction in obesity and insulin resistance in women: a randomized controlled trial. Obes Res, 12: 789-798, 2004.
18) Giannopoulou I, Ploutz-Snyder LL, Carhart R et al: Exercise is required for visceral fat loss in postmenopausal women with type 2 diabetes. J Clin Endocrinol Metab, 90: 1511-1518, 2005.

(田畑　　泉)

第2章
メタボリックシンドロームにかかわる遺伝的因子

1. 肥満関連遺伝子とメタボリックシンドローム

1.1 日本人成人男女の肥満関連遺伝子

　肥満が体質，つまり遺伝に関連することは，古くから多くの研究によって明らかにされている。Maesらの大規模な疫学調査では，一卵性双生児のBMI（body mass index）の相関係数は0.74と非常に高いのに対して，二卵性双生児では0.32，兄弟間では0.25，夫婦間では0.19，養子では0.06であったと報告している[1]。このような肥満に対する遺伝の影響は，日本人を対象とした研究でも，約70％を占めるとの報告も認められる[2]。近年，ヒト肥満関連遺伝子マッピングの急速な発展により，2005年当時で数百種の肥満関連遺伝子多型がすでに挙げられており，そのうち，BMIなどの指標を用いて統計学上肥満との間に有意な関連が認められる遺伝子として，127種類が確認されている（図1）[3]。図2にみられるように，この数は年々増加しているが，その大半は欧米人が対象の研究であり，日本人としての報告は少ない。さらに，幅広い年代の健康な被検者を対象とした研究も稀少である。本稿では，18～85歳の成人日本人男女979名を対象に，7種類の肥満関連遺伝子

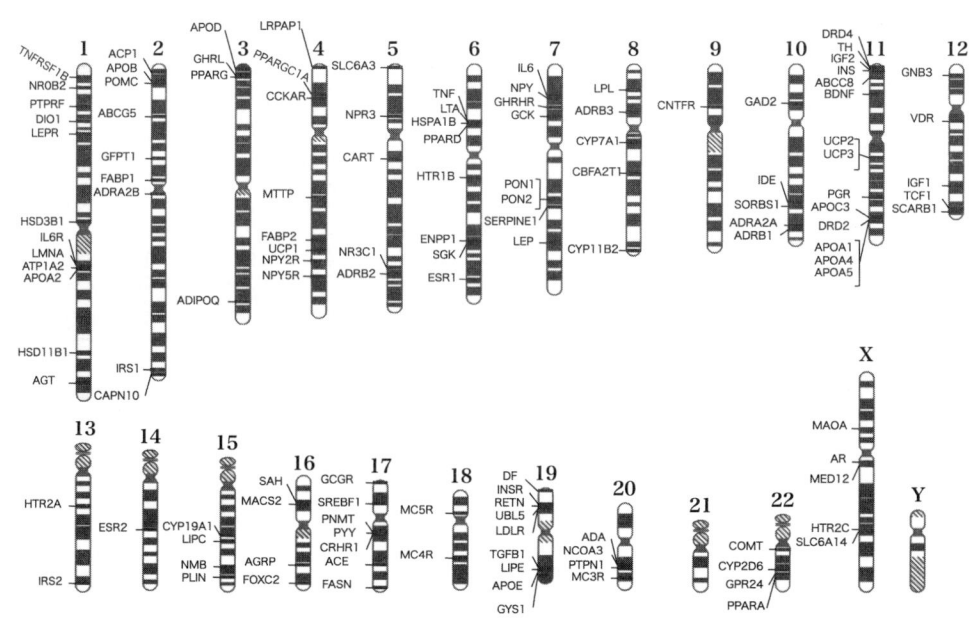

図1　肥満関連遺伝子マップ（文献3より引用）

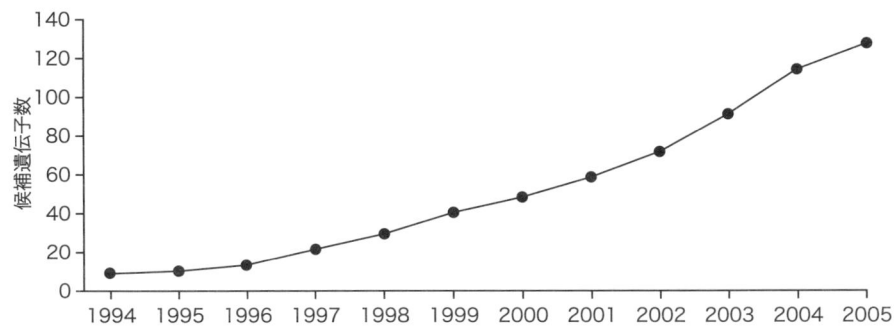

図2 肥満に関連する候補遺伝子数の推移（文献3より引用）

表1 解析を行った肥満関連遺伝子

分 類	遺伝子	機 能
脂肪取り込み系	ペルオキシソーム増殖剤応答性受容体γ（PPARG）遺伝子 C1431T 多型	白色脂肪細胞における脂肪の取り込みと分化に関与する
	ペルオキシソーム増殖剤応答性受容体γ（PPARG）遺伝子 Pro12Ala 多型	白色脂肪細胞における脂肪の取り込みと分化に関与する
	脂肪酸結合タンパク2（FABP2）遺伝子 Ala54Thr 多型	糖調節機能と脂質酸化に関連する
脂肪燃焼系	脱共役タンパク1（UCP1）遺伝子 A-3826G 多型	褐色脂肪細胞に分布し遊離脂肪酸を熱に変える
	脱共役タンパク2（UCP2）遺伝子 Ala55Val 多型	白色脂肪細胞に分布し遊離脂肪酸を熱に変える
	β3アドレナリン受容体（ADRB3）遺伝子 Trp64Arg 多型	白色脂肪細胞での脂肪分解を促す
摂食行動関連系	レプチンレセプター（LEPR）遺伝子 Glu223Arg 多型	食欲抑制に関与する
	グレリン（GHRL）遺伝子 Leu72Met 多型	レプチンの拮抗遺伝子で食欲増進に関与する

を解析し，メタボリックシンドロームリスクとの関連について示した。これらの遺伝子は，機能別に表1のように分類し，解析を行った。なお，メタボリックシンドロームは性別および年齢に強く依存することから，被検者を性別，年齢別（40歳未満と40歳以上の2群）に分類した。

表2 ペルオキシソーム増殖剤応答性受容体γ（PPARG）遺伝子C1431T多型のアレル頻度

			C1431T		
			CC	CT	TT
女性	40歳未満	n（%）	147（65.9）	72（32.3）	4（1.8）
		アレル頻度	0.821	0.179	
	40歳以上	n（%）	330（70.4）	124（26.4）	15（3.2）
		アレル頻度	0.836	0.164	
男性	40歳未満	n（%）	105（79.5）	23（17.4）	4（3.0）
		アレル頻度	0.883	0.117	
	40歳以上	n（%）	109（70.3）	39（25.2）	7（4.5）
		アレル頻度	0.829	0.171	

表3 ペルオキシソーム増殖剤応答性受容体γ（PPARG）遺伝子Pro12Ala多型のアレル頻度

			Pro12Ala		
			ProPro	ProAla	AlaAla
女性	40歳未満	n（%）	208（93.3）	15（6.7）	0（0.0）
		アレル頻度	0.962	0.038	
	40歳以上	n（%）	434（92.5）	34（7.2）	1（0.2）
		アレル頻度	0.966	0.034	
男性	40歳未満	n（%）	122（94.2）	10（7.6）	0（0.0）
		アレル頻度	0.971	0.029	
	40歳以上	n（%）	146（94.2）	9（5.8）	0（0.0）
		アレル頻度	0.962	0.038	

　これらの遺伝子は，The Human Obesity Gene Map: The 2005 Update[3]に基づき，肥満に対するポジティブなエビデンスが多いこと，もしくはアジア系被検者のアレル頻度が高いことから選択した．本研究では，血液中の白血球DNAからQIAamp DNA Blood Maxi Kit（QIAGEN社製）によってDNAを抽出し，遺伝子多型は，Real-time PCR（Applied Biosystems 7500）を用いてTaqMan probe法による遺伝子多型の判定を行った[4]．

　これらの遺伝子のアレル頻度は表2〜9に示した．このうち，PPARGのPro12Ala多型のアレル頻度は，欧州では7〜10％の範囲で確認されているが，日本人では4％前後ときわめて少ない結果であり，今回はメタボリックシンドローム

表4 脂肪酸結合タンパク2（FABP2）遺伝子 Ala54Thr 多型のアレル頻度

			Ala54Thr		
			AlaAla	AlaThr	ThrThr
女性	40歳未満	n（%）	85（38.1）	107（48.0）	31（13.9）
		アレル頻度	0.649	0.351	
	40歳以上	n（%）	204（43.5）	201（42.9）	64（13.6）
		アレル頻度	0.621	0.379	
男性	40歳未満	n（%）	56（42.4）	60（45.5）	16（12.1）
		アレル頻度	0.603	0.397	
	40歳以上	n（%）	62（40.0）	63（40.6）	30（19.4）
		アレル頻度	0.652	0.348	

表5 脱共役タンパク1（UCP1）遺伝子 A-3826G 多型のアレル頻度

			A-3826G		
			AA	AG	GG
女性	40歳未満	n（%）	56（25.1）	109（48.9）	58（26.0）
		アレル頻度	0.507	0.493	
	40歳以上	n（%）	129（27.5）	218（46.5）	122（26.0）
		アレル頻度	0.496	0.504	
男性	40歳未満	n（%）	30（22.7）	70（53.0）	32（24.2）
		アレル頻度	0.523	0.477	
	40歳以上	n（%）	40（25.8）	82（52.9）	33（21.3）
		アレル頻度	0.492	0.508	

との関連について解析することができなかった。PPARG の C1431T 多型は，アジア系人種で 15～25％ と幅広いアレル頻度が確認されている。本研究でも 12～18％ の違いが認められた。他の遺伝子多型については概ね HapMap における日本人データのアレル頻度に一致していた（http://hapmap.ncbi.nlm.nih.gov/）。

1.2　肥満関連遺伝子多型とメタボリックシンドローム該当者の人数と割合

　本研究では，前述した7遺伝子7多型とメタボリックシンドローム該当者の割合について χ^2 検定を用いて有意性の解析を行った。これは，ある遺伝子多型をもつ

表6 脱共役タンパク2（UCP2）遺伝子 Ala55Val 多型のアレル頻度

			Ala55Val		
			AlaAla	AlaVal	ValVal
女性	40歳未満	n (%)	60 (26.9)	105 (47.1)	58 (26.0)
		アレル頻度	0.515	0.485	
	40歳以上	n (%)	115 (24.5)	253 (53.9)	101 (21.5)
		アレル頻度	0.504	0.496	
男性	40歳未満	n (%)	33 (25.0)	78 (59.1)	21 (15.9)
		アレル頻度	0.506	0.494	
	40歳以上	n (%)	38 (24.5)	81 (52.3)	36 (23.2)
		アレル頻度	0.545	0.455	

表7 $\beta3$アドレナリン受容体（ADRB3）遺伝子 Trp64Arg 多型のアレル頻度

			Trp64Arg		
			TrpTrp	TrpArg	ArgArg
女性	40歳未満	n (%)	146 (65.5)	64 (28.7)	13 (5.8)
		アレル頻度	0.813	0.187	
	40歳以上	n (%)	309 (65.9)	145 (30.9)	15 (3.2)
		アレル頻度	0.798	0.202	
男性	40歳未満	n (%)	94 (71.2)	34 (25.8)	4 (3.0)
		アレル頻度	0.852	0.148	
	40歳以上	n (%)	112 (72.3)	40 (25.8)	3 (1.9)
		アレル頻度	0.841	0.159	

者のメタボリックシンドロームの割合が統計的に有意に高いのかを検討するものである．これらの結果は，性別，年代別に分けて表10～11に示した．表10は，女性の肥満関連遺伝子多型とメタボリックシンドローム該当者の人数と割合を示している．その結果，40歳以上の中高齢女性においてADRB3遺伝子のArgArg多型を保有する者のメタボリックシンドローム該当者の割合は13％であり，他の多型（4～8％）よりも有意に高い値を示した．同様に，UCP1遺伝子のGG多型におけるメタボリックシンドローム該当者の割合は10％であり，他の多型（2～5％）よりも有意に高い値を示した．男性においても，40歳以上の中高齢被検者においてADRB3遺伝子のArgArg多型を保有する者のメタボリックシンドローム該当者の

表8 レプチンレセプター（LEPR）遺伝子Glu223Arg多型のアレル頻度

			Glu223Arg		
			GluGlu	GluArg	ArgArg
女性	40歳未満	n（%）	3 (1.3)	53 (23.8)	167 (74.9)
		アレル頻度	0.141	0.859	
	40歳以上	n（%）	3 (0.6)	126 (26.9)	340 (72.5)
		アレル頻度	0.132	0.868	
男性	40歳未満	n（%）	2 (1.5)	34 (25.8)	96 (72.7)
		アレル頻度	0.116	0.884	
	40歳以上	n（%）	2 (1.3)	32 (20.6)	121 (78.1)
		アレル頻度	0.144	0.856	

表9 グレリン（GHRL）遺伝子Leu72Met多型のアレル頻度

			Leu72Met		
			LeuLeu	LeuMet	MetMet
女性	40歳未満	n（%）	146 (65.5)	68 (30.5)	9 (4.0)
		アレル頻度	0.792	0.208	
	40歳以上	n（%）	293 (62.5)	157 (33.5)	19 (4.1)
		アレル頻度	0.807	0.193	
男性	40歳未満	n（%）	74 (56.1)	51 (38.6)	7 (5.3)
		アレル頻度	0.839	0.161	
	40歳以上	n（%）	108 (69.7)	44 (28.4)	3 (1.9)
		アレル頻度	0.754	0.246	

割合は67％であり，他の多型（10〜15％）よりも有意に高値を示した（表11）。しかし，男性の場合は，UCP1遺伝子のA-3826G多型とメタボリックシンドロームについて有意な関連は認められなかった。

　UCPは，ミトコンドリア内膜のプロトンの電気化学的勾配を減弱することで呼吸鎖の電子伝達系とATP合成の脱共役を生じさせる。呼吸鎖の電子伝達系で得られたエネルギーは，プロトンが電気化学的勾配にしたがって通過するときに熱として放出され，これがnonshivering thermogenesis（非震え熱産生）となる。UCPファミリーの中のUCP1は褐色脂肪細胞にとくに発現し，この熱産生に関与するといわれている。UCP1のA-3826G多型は，メタボリックシンドロームのマーカーと

表10 肥満関連遺伝子多型とメタボリックシンドローム該当者の人数と割合（女性）

女性, 40歳未満	多型分類			多型1		多型2		多型3		$\chi^2 p$値
	多型1	多型2	多型3	健常者	メタボリックシンドローム	健常者	メタボリックシンドローム	健常者	メタボリックシンドローム	
PPARG (C1431T)	CC	CT	TT	146 (99%)	1 (1%)	72 (100%)	0 (0%)	4 (100%)	0 (0%)	
FABP2 (Ala54Thr)	AlaAla	AlaThr	ThrThr	84 (99%)	1 (1%)	107 (100%)	0 (0%)	31 (100%)	0 (0%)	
UCP1 (A-3826G)	AA	AG	GG	55 (98%)	1 (2%)	109 (100%)	0 (0%)	58 (100%)	0 (0%)	
UCP2 (Ala55Val)	AlaAla	AlaVal	ValVal	59 (98%)	1 (2%)	105 (100%)	0 (0%)	58 (100%)	0 (0%)	
ADRB3 (Trp64Arg)	TrpTrp	TrpArg	ArgArg	146 (100%)	0 (0%)	63 (98%)	1 (2%)	13 (100%)	0 (0%)	
LEPR (Glu223Arg)	GluGlu	GluArg	ArgArg	3 (100%)	0 (0%)	53 (100%)	0 (0%)	166 (99%)	1 (1%)	
GHRL (Leu72Met)	LeuLeu	LeuMet	MetMet	146 (100%)	0 (0%)	67 (99%)	1 (1%)	9 (100%)	0 (0%)	

女性, 40歳以上	多型分類			多型1		多型2		多型3		$\chi^2 p$値
	多型1	多型2	多型3	健常者	メタボリックシンドローム	健常者	メタボリックシンドローム	健常者	メタボリックシンドローム	
PPARG (C1431T)	CC	CT	TT	314 (95%)	16 (5%)	117 (94%)	7 (6%)	13 (87%)	2 (13%)	
FABP2 (Ala54Thr)	AlaAla	AlaThr	ThrThr	196 (96%)	8 (4%)	189 (94%)	12 (6%)	59 (92%)	5 (8%)	
UCP1 (A-3826G)	AA	AG	GG	126 (98%)	3 (2%)	208 (95%)	10 (5%)	110 (90%)	12 (10%)	0.0241
UCP2 (Ala55Val)	AlaAla	AlaVal	ValVal	107 (93%)	8 (7%)	240 (95%)	13 (5%)	97 (96%)	4 (4%)	
ADRB3 (Trp64Arg)	TrpTrp	TrpArg	ArgArg	298 (96%)	11 (4%)	133 (92%)	12 (8%)	13 (87%)	2 (13%)	0.0425
LEPR (Glu223Arg)	GluGlu	GluArg	ArgArg	3 (100%)	0 (0%)	116 (92%)	10 (8%)	325 (96%)	15 (4%)	
GHRL (Leu72Met)	LeuLeu	LeuMet	MetMet	277 (95%)	16 (5%)	148 (94%)	9 (6%)	19 (100%)	0 (0%)	

表11 肥満関連遺伝子多型とメタボリックシンドローム該当者の人数と割合（男性）

男性、40歳未満	多型分類			多型1		多型2		多型3		$\chi^2 p$値
	多型1	多型2	多型3	健常者	メタボリックシンドローム	健常者	メタボリックシンドローム	健常者	メタボリックシンドローム	
PPARG (C1431T)	CC	CT	TT	99 (94%)	6 (6%)	23 (100%)	0 (0%)	4 (100%)	0 (0%)	
FABP2 (Ala54Thr)	AlaAla	AlaThr	ThrThr	53 (95%)	3 (5%)	57 (95%)	3 (5%)	16 (100%)	0 (0%)	
UCP1 (A-3826G)	AA	AG	GG	28 (93%)	2 (7%)	68 (97%)	2 (3%)	30 (94%)	2 (6%)	
UCP2 (Ala55Val)	AlaAla	AlaVal	ValVal	32 (97%)	1 (3%)	75 (96%)	3 (4%)	19 (90%)	2 (10%)	
ADRB3 (Trp64Arg)	TrpTrp	TrpArg	ArgArg	91 (97%)	3 (3%)	31 (91%)	3 (9%)	4 (100%)	0 (0%)	
LEPR (Glu223Arg)	GluGlu	GluArg	ArgArg	1 (50%)	1 (50%)	33 (97%)	1 (3%)	92 (96%)	4 (4%)	
GHRL (Leu72Met)	LeuLeu	LeuMet	MetMet	69 (93%)	5 (7%)	50 (98%)	1 (2%)	7 (100%)	0 (0%)	

男性、40歳以上	多型分類			多型1		多型2		多型3		$\chi^2 p$値
	多型1	多型2	多型3	健常者	メタボリックシンドローム	健常者	メタボリックシンドローム	健常者	メタボリックシンドローム	
PPARG (C1431T)	CC	CT	TT	91 (83%)	18 (17%)	35 (90%)	4 (10%)	6 (86%)	1 (14%)	
FABP2 (Ala54Thr)	AlaAla	AlaThr	ThrThr	52 (84%)	10 (16%)	55 (87%)	8 (13%)	25 (83%)	5 (17%)	
UCP1 (A-3826G)	AA	AG	GG	22 (55%)	18 (45%)	55 (67%)	27 (33%)	26 (79%)	7 (21%)	
UCP2 (Ala55Val)	AlaAla	AlaVal	ValVal	32 (84%)	6 (16%)	69 (85%)	12 (15%)	31 (86%)	5 (14%)	
ADRB3 (Trp64Arg)	TrpTrp	TrpArg	ArgArg	95 (85%)	17 (15%)	36 (90%)	4 (10%)	1 (33%)	2 (67%)	0.0283
LEPR (Glu223Arg)	GluGlu	GluArg	ArgArg	1 (50%)	1 (50%)	27 (84%)	5 (16%)	104 (86%)	17 (14%)	
GHRL (Leu72Met)	LeuLeu	LeuMet	MetMet	93 (86%)	15 (14%)	37 (84%)	7 (16%)	2 (67%)	1 (33%)	

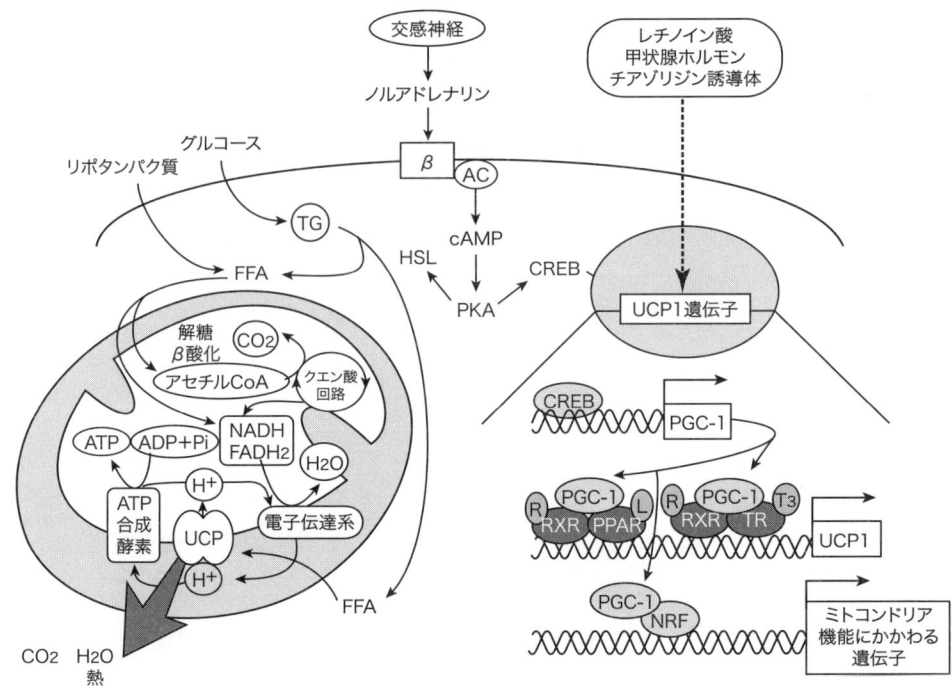

図3 UCPによるエネルギー散逸と褐色脂肪細胞遺伝子発現の調節。β：βアドレナリン受容体，AC：アデニル酸シクラーゼ，PKA：プロテインキナーゼA，CREB：cAMP応答配列結合タンパク質，TG：トリグリセリド，FFA：遊離脂肪酸，HSL：ホルモン感受性リパーゼ，PPAR：ペルオキシソーム増殖剤応答性受容体，PGC-1：PPARγコアクチベーター1，RXR：レチノイドX受容体，TR：T3受容体，R：レチノイン酸，L：PPARリガンド，NRF：nuclear respiratory factor（文献7より引用）

しても注目されているが[5]，肥満との関連がないとの報告も認められる[6]。図3のように，寒冷曝露や多食等による交感神経の活動亢進等によってADRB3が刺激されると，アデニル酸シクラーゼ→cAMP→ホルモン感受性リパーゼと一連の酵素が活性化され，細胞内中性脂肪から遊離脂肪酸とグリセロールに分解する[7]。すなわち本研究の結果から，中高齢被検者のADRB3遺伝子のArgArg多型を保有する者あるいはUCP1遺伝子のGG多型を有する者は，これらの遺伝子によるタンパク合成能が低下することによって褐色脂肪細胞における脂肪分解作用の低下を引き起こし，メタボリックシンドロームを引き起こす可能性が考えられる。

さらに，メタボリックシンドローム予備群該当者の人数と割合との関連について

も表12〜13に示した。中高齢女性では，メタボリックシンドローム該当者の場合と同様にADRB3遺伝子のTrp64Arg多型でその分布に有意性が確認されたが，メタボリックシンドローム予備群該当者の割合が最も高い多型はヘテロであるTrpArg（27％）であった。一方男性では，若年男性においてADRB3遺伝子のArgArg多型を保有する者のメタボリックシンドローム予備群該当者の割合が75％で，他の多型（15〜17％）よりも有意に高い値を示した（表13）。若年男性ではLEPR遺伝子のGlu223Arg多型におけるGluGlu多型を保有する者のメタボリックシンドローム予備群該当者の割合においても有意性が認められた。しかし，LEPRは食欲抑制に関連する遺伝子であることからこの正常群であるGluGlu多型におけるメタボリックシンドローム予備群該当者の割合が高かったことは，生理学的な機能とは逆の結果であり，その原因としては現在のところ不明である。被検者数を増やすなどして今後のさらなる検討が必要となる。

2. テーラーメイド運動処方プログラムの可能性

2.1 有酸素性能力とβ3アドレナリン受容体（ADRB3）遺伝子

　肥満は遺伝的要因のみによって決定されるのではなく環境的要因の影響も強く受けるため，遺伝的要因プラス環境的要因の曝露によって発生するものと考えられる。とくに飽食時代や車社会となった近年では，食環境や身体活動量，体力水準などの影響も強く関係すると考えられる。有酸素性能力とメタボリックシンドロームとの関係に関するこれまでの多くの報告では，低体力がメタボリックシンドローム該当の強い決定要因であることを示しており[8〜9]，有酸素性能力がメタボリックシンドロームの危険信号として活用できることが示唆される。しかし，有酸素性能力の有力な指標としては最大酸素摂取量があげられるが，これまでの研究で実測の最大酸素摂取量を測定した研究は少ない。本研究では，有酸素性能力の評価として実測の最大酸素摂取量を用いて，肥満関連遺伝子との関連について検討した。

　ADRB3遺伝子のTrp64Arg多型は，ヘテロ（TrpArg），ホモ（ArgArg）を合わせると肥満者以外の日本人で15〜22％，また肥満者では37％という高い頻度で認められている[10]。本研究においても，この多型は，40歳未満の女性で34.1％，40歳以上の女性で34.5％，40歳未満の男性で27.7％，40歳以上の男性で28.8％を示した（表7）。先行研究をみると，ADRB3遺伝子多型は，日本人の体重やBMIとの関連は認められないとする報告がある一方で[11]，メタ解析による報告ではBMIが0.26 kg/m^{2}低いことが確認されている[12]。これには，環境要因である

表12　肥満関連遺伝子多型とメタボリックシンドローム予備群該当者の人数と割合（女性）

女性, 40歳未満	多型分類			多型1			多型2			多型3			$\chi^2 p$値
	多型1	多型2	多型3	健常者	予備群該当者		健常者	予備群該当者		健常者	予備群該当者		
PPARG (C1431T)	CC	CT	TT	141 (96%)	6 (4%)		72 (100%)	0 (0%)		4 (100%)	0 (0%)		
FABP2 (Ala54Thr)	AlaAla	AlaThr	ThrThr	81 (95%)	4 (5%)		107 (100%)	0 (0%)		29 (94%)	2 (6%)		
UCP1 (A-3826G)	AA	AG	GG	53 (95%)	3 (5%)		108 (99%)	1 (1%)		56 (97%)	2 (3%)		
UCP2 (Ala55Val)	AlaAla	AlaVal	ValVal	59 (98%)	1 (2%)		102 (97%)	3 (3%)		56 (97%)	2 (3%)		
ADRB3 (Trp64Arg)	TrpTrp	TrpArg	ArgArg	144 (99%)	2 (1%)		60 (94%)	4 (6%)		13 (100%)	0 (0%)		
LEPR (Glu223Arg)	GluGlu	GluArg	ArgArg	3 (100%)	0 (0%)		53 (100%)	0 (0%)		161 (96%)	6 (4%)		
GHRL (Leu72Met)	LeuLeu	LeuMet	MetMet	143 (98%)	3 (2%)		66 (97%)	2 (3%)		8 (89%)	1 (11%)		

女性, 40歳以上	多型分類			多型1			多型2			多型3			$\chi^2 p$値
	多型1	多型2	多型3	健常者	予備群該当者		健常者	予備群該当者		健常者	予備群該当者		
PPARG (C1431T)	CC	CT	TT	272 (82%)	58 (18%)		95 (77%)	29 (23%)		13 (87%)	2 (13%)		
FABP2 (Ala54Thr)	AlaAla	AlaThr	ThrThr	166 (81%)	38 (19%)		162 (81%)	39 (19%)		52 (81%)	12 (19%)		
UCP1 (A-3826G)	AA	AG	GG	106 (82%)	23 (18%)		181 (83%)	37 (17%)		93 (76%)	29 (24%)		
UCP2 (Ala55Val)	AlaAla	AlaVal	ValVal	89 (77%)	26 (23%)		208 (82%)	45 (18%)		83 (82%)	18 (18%)		
ADRB3 (Trp64Arg)	TrpTrp	TrpArg	ArgArg	262 (85%)	47 (15%)		106 (73%)	39 (27%)		12 (80%)	3 (20%)		0.0124
LEPR (Glu223Arg)	GluGlu	GluArg	ArgArg	3 (100%)	0 (0%)		95 (75%)	31 (25%)		282 (83%)	58 (17%)		
GHRL (Leu72Met)	LeuLeu	LeuMet	MetMet	243 (83%)	50 (17%)		121 (77%)	36 (23%)		16 (84%)	3 (16%)		

表13 肥満関連遺伝子多型とメタボリックシンドローム予備群該当者の人数と割合（男性）

男性、40歳未満	多型分類			多型1		多型2		多型3		$\chi^2 p$値
	多型1	多型2	多型3	健常者	予備群該当者	健常者	予備群該当者	健常者	予備群該当者	
PPARG (C1431T)	CC	CT	TT	84 (80%)	21 (20%)	20 (87%)	3 (13%)	4 (100%)	0 (0%)	
FABP2 (Ala54Thr)	AlaAla	AlaThr	ThrThr	47 (84%)	9 (16%)	46 (77%)	14 (23%)	15 (94%)	1 (6%)	
UCP1 (A-3826G)	AA	AG	GG	22 (73%)	8 (27%)	61 (87%)	9 (13%)	25 (78%)	7 (22%)	
UCP2 (Ala55Val)	AlaAla	AlaVal	ValVal	28 (85%)	5 (15%)	66 (85%)	12 (15%)	14 (67%)	7 (33%)	
ADRB3 (Trp64Arg)	TrpTrp	TrpArg	ArgArg	78 (83%)	16 (17%)	29 (85%)	5 (15%)	1 (25%)	3 (75%)	0.0109
LEPR (Glu223Arg)	GluGlu	GluArg	ArgArg	0 (0%)	2 (100%)	30 (88%)	4 (12%)	78 (81%)	18 (19%)	0.0069
GHRL (Leu72Met)	LeuLeu	LeuMet	MetMet	59 (80%)	15 (20%)	43 (84%)	8 (16%)	6 (86%)	1 (14%)	

男性、40歳以上	多型分類			多型1		多型2		多型3		$\chi^2 p$値
	多型1	多型2	多型3	健常者	予備群該当者	健常者	予備群該当者	健常者	予備群該当者	
PPARG (C1431T)	CC	CT	TT	70 (64%)	39 (36%)	28 (72%)	11 (28%)	5 (71%)	2 (29%)	
FABP2 (Ala54Thr)	AlaAla	AlaThr	ThrThr	36 (58%)	26 (42%)	43 (68%)	20 (32%)	24 (80%)	6 (20%)	
UCP1 (A-3826G)	AA	AG	GG	22 (55%)	18 (45%)	55 (67%)	27 (33%)	26 (79%)	7 (21%)	
UCP2 (Ala55Val)	AlaAla	AlaVal	ValVal	26 (68%)	12 (32%)	53 (65%)	28 (35%)	24 (67%)	12 (33%)	
ADRB3 (Trp64Arg)	TrpTrp	TrpArg	ArgArg	75 (67%)	37 (33%)	27 (68%)	13 (33%)	1 (33%)	2 (67%)	
LEPR (Glu223Arg)	GluGlu	GluArg	ArgArg	1 (50%)	1 (50%)	18 (56%)	14 (44%)	84 (69%)	5 (31%)	
GHRL (Leu72Met)	LeuLeu	LeuMet	MetMet	73 (68%)	35 (32%)	28 (64%)	16 (36%)	2 (67%)	1 (33%)	

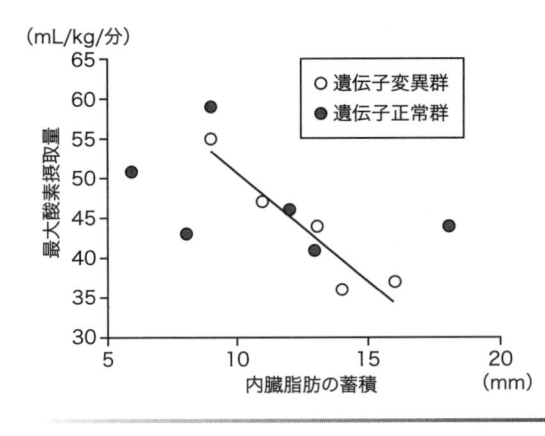

図4 β3アドレナリン受容体（ADRB3）遺伝子 Trp64Arg 多型が内臓脂肪の蓄積と有酸素性能力に及ぼす影響（文献13より引用）

体力水準，とりわけ有酸素性能力との関連が予想される。

われわれの研究グループでは以前，11名の運動習慣者を対象に ADRB3 多型と最大酸素摂取量や無酸素性作業閾値，および内臓脂肪蓄積の目安とされる超音波 B モード法を用いた腹膜前脂肪厚を測定し，ADRB3 遺伝子多型の有無と有酸素性能力，身体組成との関係について検討した[13]。その結果，ADRB3 遺伝子の TrpArg および ArgArg 多型を有する被検者の内臓脂肪の蓄積は，最大酸素摂取量や無酸素性作業閾値と有意に相関した（図4）。また，その相関の強さは安静時代謝量よりも高かった。しかし，これらの関係は ADRB3 遺伝子の正常ホモである TrpTrp 多型においては認められなかった。先行研究では，ADRB3 遺伝子の TrpArg および ArgArg 多型を有する者は正常ホモである TrpTrp 多型を有する者よりも，安静時エネルギー代謝量が有意に低かったと報告されている[14]。本研究の結果は，低体力が内臓脂肪の蓄積に関係すること，および肥満関連遺伝子変異を持つ被検者においても有酸素性能力を高く維持することでメタボリックシンドロームを予防できる可能性を示している。

2.2 有酸素性能力とペルオキシソーム増殖剤応答性受容体γ（PPARG）遺伝子

PPARG 遺伝子も同様に，ヒトを対象としたエビデンスが数多く認められる肥満関連遺伝子の1つである。PPARG 遺伝子は，核内受容体ファミリーに属する転写因子であり，脂質代謝や糖質代謝，脂肪酸輸送に関連する遺伝子である[15]。とくに，肝臓，骨格筋，脂肪組織で発現し，脂肪の取り込みや脂肪細胞の分化に関連することから，メタボリックシンドロームとの関連が指摘されている[16]。その主要な遺伝

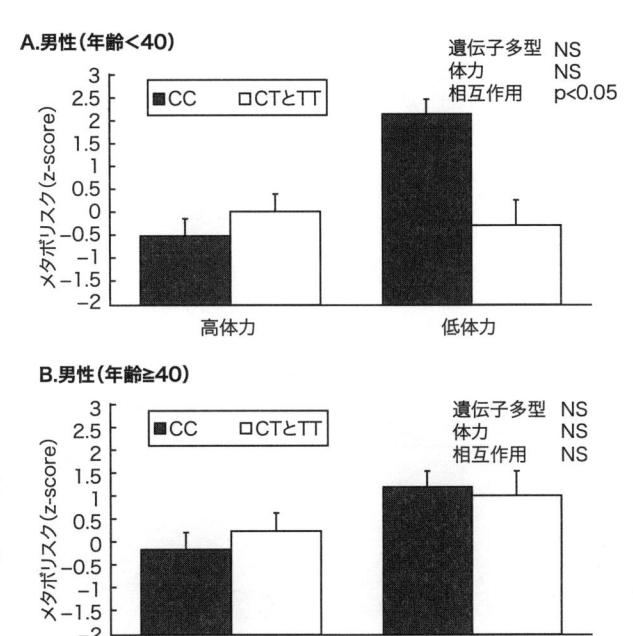

図5 ペルオキシソーム増殖剤応答性受容体γ（PPARG）遺伝子C1431T多型と有酸素性能力がメタボリックシンドロームリスクに及ぼす影響（文献24より引用）

子多型はPro12AlaおよびC1431T多型である。日本人におけるPro12Ala多型のアレル頻度は欧米人と比べて顕著に低いが、C1431T多型は日本人においても比較的高い頻度で認められ、肥満や糖尿病との関連が指摘されている[17〜23]。われわれの研究グループは、厚生労働省が発表した「健康づくりのための運動基準2006」に従い、被検者を体力の高い群と低い群に分類し、有酸素性能力およびPPARG遺伝子のC1431T多型とメタボリックシンドロームとの関係について検討した[24]。その結果、40歳以下の若年男性において、低体力とC1431T多型のCCタイプの両者を保有した場合、メタボリックシンドロームリスクが有意に増強されることを突き止めた（図5）。この場合のメタボリックシンドロームリスクは、BMI、HbA1c、TG／HDLコレステロール、平均血圧の4つのパラメータを使用し、それぞれの性別、年代別の平均値と標準偏差によってスコア化し（Zスコア）、合計したものである。たとえばBMIのZスコアの算出例は以下のとおりである。

計算式例

　　（個人のBMI値 − 性別年代別のBMI平均値）／性別年代別のBMI標準偏差

A. 男性（年齢<40）

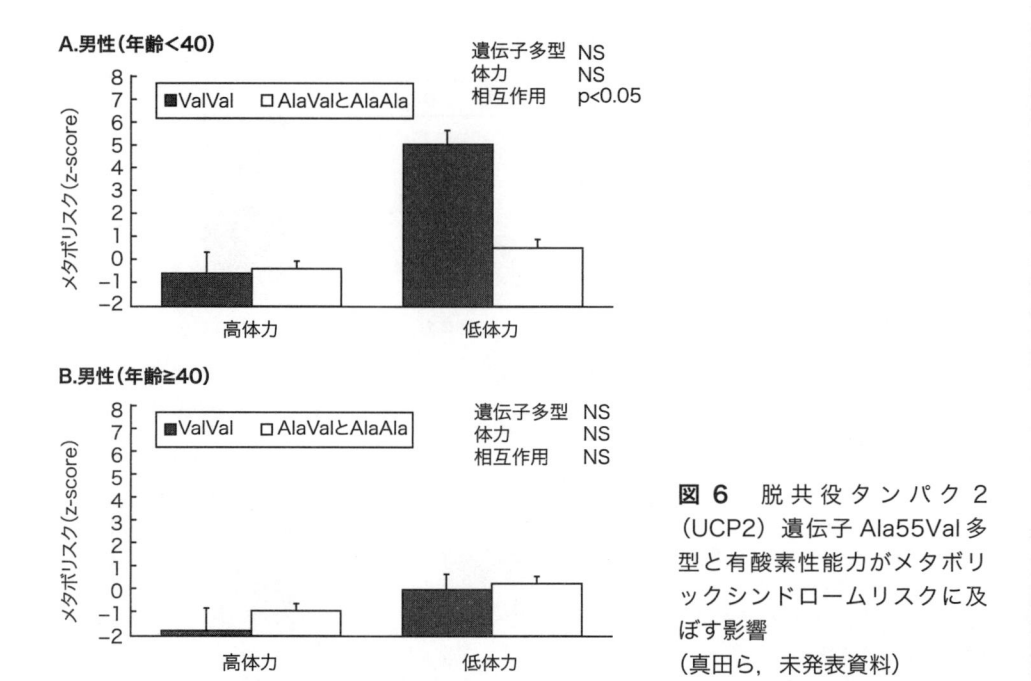

遺伝子多型	NS
体力	NS
相互作用	p<0.05

B. 男性（年齢≧40）

遺伝子多型	NS
体力	NS
相互作用	NS

図6 脱共役タンパク2（UCP2）遺伝子Ala55Val多型と有酸素性能力がメタボリックシンドロームリスクに及ぼす影響
（真田ら，未発表資料）

興味深いのは，このCCタイプは日本人の約80％が保有している点である。しかしこの関係は，中高齢者や女性においては認められなかった。女性ではメタボリックシンドロームのリスクが男性より低いことや，中高齢者では環境要因の曝露が若年者よりも長いことなどがその理由として考えられる。

2.3　有酸素性能力と脱共役タンパク2（UCP2）遺伝子

UCPの機能についてはすでに前述したとおりだが，UCP1は主に褐色脂肪細胞に分布するのに対して，UCP2は白色脂肪細胞，骨格筋，小腸などに幅広く存在する。同様に，UCP2もこれらの組織において脂肪分解にかかわると考えられるが，多くはまだ不明な点が多い。本研究では，PPARG遺伝子のC1431T多型と同様にUCP2遺伝子のAla55Val多型においても，40歳以下の若年男性で低体力とAla55Val多型のValValタイプの両者を保有していると，メタボリックシンドロームのリスクが増強されることが確認された（図6）。先行研究では，この遺伝子のValVal多型は他の多型と比較して，エネルギーバランス，年齢，性別，身体活動量を調整した24時間の呼吸商が低かったとの報告が認められる[25]。つまり，Ala55Val多型のValValタイプを保有していると，脂肪酸化能力が低い可能性が示

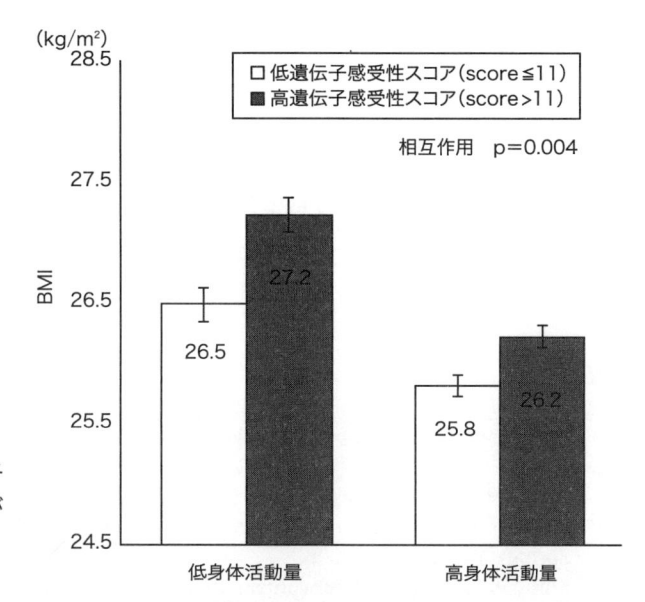

図7 12種の肥満関連遺伝子多型スコアと身体活動量がBMIに及ぼす影響（文献26より引用）

唆される。したがって，本研究で得られた低体力とValValタイプの保有がメタボリックシンドロームのリスクを増強させる理由として，ValValタイプの脂肪酸化能力の低下が関与している可能性が考えられる。

2.4 肥満関連遺伝子多型を用いたテーラーメイド運動処方プログラムの可能性

　これまでの結果は，肥満関連遺伝子多型と有酸素性能力の相互作用がメタボリックシンドロームのリスクに対して有意に関連することを示すものである。その一方で，身体活動量もまた，肥満やメタボリックシンドロームに関連する重要な要因の1つである。最近，ケンブリッジ大学の研究グループは，20,000人の男女（39～79歳）を対象に平均3.6年追跡調査し，肥満関連遺伝子多型の有無と身体活動量がBMIを指標とした肥満に及ぼす影響について検討した[26]。肥満関連遺伝子は，遺伝子チップを用いた過去のゲノムワイドスキャンによる網羅的解析の先行研究[27～31]から12種の多型を選択し，これらの遺伝子多型を数値化したものから遺伝子感受性スコアを算出した。その結果，身体活動量が低いグループで，かつ遺伝子感受性スコアが高いグループ（score＞11）は，BMIを増大させることが確認された（図7）。彼らの研究グループによると，身体活動量の増加は12種の肥満関連遺伝子多型をもとにした遺伝的影響を約40％打ち消すことが可能であると報告している。

医療の分野ではすでに「個の医療」すなわちテーラーメイド医療が実現しようとしている。テーラーメイド医療とは，個人の遺伝的な体質の違いを考慮して薬剤処方を変えるものである。前述したわれわれの研究結果も含めて，これまでに確認されている肥満関連遺伝子多型と有酸素性能力，あるいは身体活動量の変化と肥満フェノタイプとの関連を示す研究結果から，個人の体質に応じた運動処方プログラムを作成するテーラーメイド運動処方が可能であると考えられる。この分野の今後のさらなるエビデンスの蓄積が期待される。

文 献

1) Maes HH, Neale MC, Eaves LJ: Genetic and environmental factors in relative body weight and human adiposity. Behav Genet, 27: 325-351, 1997.
2) 大木秀一: BMIの遺伝規定に関する研究―遺伝/環境モデルによるBMI最大値・現在値および年齢要因の検討―. 肥満研究, 7: 119-124, 2001.
3) Rankinen T et al: The human obesity gene map: the 2005 update. Obesity (Silver Spring), 14: 529-644, 2006.
4) Iemitsu M et al: Polymorphism in endothelin-related genes limits exercise-induced decreases in arterial stiffness in older subjects. Hypertension, 47: 928-936, 2006.
5) Nagai N, Sakane N, Ueno LM et al: The -3826 A-->G variant of the uncoupling protein-1 gene diminishes postprandial thermogenesis after a high fat meal in healthy boys. J Clin Endocrinol Metab, 88: 5661-5667, 2003.
6) Argyropoulos G, Harper ME: Uncoupling proteins and thermoregulation. J Appl Physiol, 92: 2187-2198, 2002.
7) 斉藤昌之, 大橋敦子: 抗肥満創薬のターゲットとしてのミトコンドリア脱共役タンパク質UCP. 日薬理誌, 118: 327-333, 2001.
8) Lakka TA et al: Sedentary lifestyle, poor cardiorespiratory fitness, and the metabolic syndrome. Med Sci Sports Exerc, 35: 1279-1286, 2003.
9) Lee S et al: Cardiorespiratory fitness attenuates metabolic risk independent of abdominal subcutaneous and visceral fat in men. Diabetes Care, 28: 895-901, 2005.
10) Kadowaki H et al: A mutation in the beta 3-adrenergic receptor gene is associated with obesity and hyperinsulinemia in Japanese subjects. Biochem Biophys Res Commun, 215: 555-560, 1995.
11) Matsushita Y et al: The Trp(64)Arg polymorphism of the beta(3)-adrenergic receptor gene is not associated with body weight or body mass index in Japanese: a longitudinal analysis. J Clin Endocrinol Metab, 88: 5914-5920, 2003.
12) Kurokawa N, Nakai K, Kameo S et al: Association of BMI with the beta 3-adrenergic receptor gene polymorphism in Japanese: meta-analysis. Obes Res, 9: 741-745, 2001.
13) 真田樹義, 朽木 勤, 神戸義彦 他: 肥満関連遺伝子と超音波法による身体組成および運動時呼気ガス応答との関連. デサントスポーツ科学, 21: 201-209, 2000.
14) Yoshida T et al: Mutation of beta 3-adrenergic-receptor gene and response to treatment of obesity. Lancet, 346: 1433-1434, 1995.
15) Willson TM et al: The sutructure-activity relationship between peroxisome proliferator-activated receptor gamma agonism and the antihyperglycemic activity of thiazolidine-

diones. J Med Chem, 39: 665-668, 1996.
16) Evans RM, Barish GD, Wang YX: PPARs and the complex journey to obesity. Nat Med, 10: 355-361, 2004.
17) Altshuler D et al: The common PPARgamma Pro12Ala polymorphism is associated with decreased risk of type 2 diabetes. Nat Genet, 26: 76-80, 2000.
18) Deeb SS et al: A Pro12Ala substitution in PPARgamma2 associated with decreased receptor activity, lower body mass index and improved insulin sensitivity. Nat Genet, 20: 284-287, 1998.
19) Doney A et al: Haplotype analysis of the PPARgamma Pro12Ala and C1431T variants reveals opposing associations with body weight. BMC Genet, 3: 21, 2002.
20) Ek J et al: Homozygosity of the Pro12Ala variant of the peroxisome proliferation-activated receptor-gamma2(PPAR-gamma2): divergent modulating effects on body mass index in obese and lean Caucasian men. Diabetologia, 42: 892-895, 1999.
21) Evans D et al: Association between the P12A and c1431t polymorphisms in the peroxisome proliferator activated receptor gamma(PPAR Gamma) gene and type 2 diabetes. Exp Clin Endocrinol Diabetes, 109: 151-154, 2001.
22) Kao WH et al: Pro12Ala of the peroxisome proliferator-activated receptor-gamma2 gene is associated with lower serum insulin levels in nonobese African Americans: the atherosclerosis risk in communities study. Diabetes, 52: 1568-1572, 2003.
23) Tai ES et al: Differential effects of the C1431T and Pro12Ala PPARgamma gene variants on plasma lipids and diabetes risk in an Asian population. J Lipid Res, 45: 674-685, 2004.
24) Sanada K et al: PPAR{gamma}2 C1431T genotype increases metabolic syndrome risk in young men with low cardiorespiratory fitness. Physiol Genomics: 2010.
25) Astrup A et al: Impact of the v/v 55 polymorphism of the uncoupling protein 2 gene on 24-h energy expenditure and substrate oxidation. Int J Obes Relat Metab Disord, 23: 1030-1034, 1999.
26) Li S et al: Physical activity attenuates the genetic predisposition to obesity in 20,000 men and women from EPIC-Norfolk prospective population study. PLoS Med, 7: 2010.
27) Frayling TM et al: A common variant in the FTO gene is associated with body mass index and predisposes to childhood and adult obesity. Science, 316: 889-894, 2007.
28) Loos RJ et al: Common variants near MC4R are associated with fat mass, weight and risk of obesity. Nat Genet, 40: 768-775, 2008.
29) Scuteri A et al: Genome-wide association scan shows genetic variants in the FTO gene are associated with obesity-related traits. PLoS Genet, 3: e115, 2007.
30) Willer CJ et al: Six new loci associated with body mass index highlight a neuronal influence on body weight regulation. Nat Genet, 41: 25-34, 2009.
31) Thorleifsson G et al: Genome-wide association yields new sequence variants at seven loci that associate with measures of obesity. Nat Genet, 41: 18-24, 2009.

(真田　樹義)

第3章
メタボリックシンドローム対策に必要な栄養生化学的知識

はじめに

　メタボリックシンドロームは，内臓脂肪が大量に蓄積する腹部肥満，脂質異常（中性脂肪高値，HDLコレステロール低値），高血圧，高血糖などの動脈硬化性疾患の危険因子が個人に集積した状態であり，2型糖尿病および循環器系疾患の発症率を高め[1]，危険因子が集積するほど死亡リスクが高まることが示されている[2]。近年，日本において動脈硬化性疾患は増加の一途をたどっている。2009年の厚生労働省の死因統計では，心疾患と脳血管疾患を合わせた動脈硬化性疾患は全死亡の約27％を占め，悪性新生物による死亡に匹敵している[3]。その動脈硬化性疾患の発症阻止の対策として注目されている病態が，メタボリックシンドロームである。

　このような背景から，メタボリックシンドロームを予防するための対策が急務とされており，運動・スポーツの重要性が理解されつつある。運動がメタボリックシンドローム対策に有効であるとされるのは，1つには，運動によって使われた筋で糖代謝が亢進するためである。運動を一定の期間，一定の頻度で繰り返し行うことによって，骨格筋における糖輸送体（GLUT4：glucose transporter-4）の発現が増加し[4]，糖取り込み能力が向上することが知られている。このような筋の質的変化は，運動によって初めて生じるものであるため，その点では運動は栄養・食事とは無関係に効果を発揮すると考えられる。

　一方，過剰に蓄積された体脂肪を減らすことも，有効なメタボリックシンドローム対策となる。この場合，体脂肪の減少は運動の積み重ねだけで達成しうるものではない。たしかに運動を行うと，筋を動かすために，安静にしているより多くのエネルギーを消費することができる。しかし，運動によって消費した以上に食事からエネルギーを摂取してしまうと，体脂肪は減るどころか，かえって増加する可能性がある。そうなると，健康づくりのための運動が，メタボリックシンドロームのリスクを高め，身体に悪影響を及ぼしかねない。したがって，運動によるエネルギー消費の効果が得られるかどうかは，エネルギー摂取，つまり栄養・食事をどのようにとるかにかかってくる。メタボリックシンドロームは内臓脂肪症候群ともよばれるように，危険因子が集積する上流に，過剰に蓄積された内臓脂肪の存在が考えられている[5]。したがって，内臓脂肪を含めた体脂肪の減少は，メタボリックシンドローム対策における最重要課題であり，運動・スポーツに取り組む場合，その効果を十分に得るためには，栄養・食事との兼ね合いが非常に重要となる。

　本章では，メタボリックシンドロームを構成する腹部肥満（内臓脂肪蓄積），脂質異常，高血圧，高血糖のそれぞれについて，生化学的な見地から，栄養との関連

を述べる。

1. 腹部肥満（内臓脂肪蓄積）
1.1 体脂肪・内臓脂肪の役割

　ヒトにとって体脂肪は，エネルギー源の貯蔵庫としてだけでなく，体温の放散を防いだり，内臓を保護する役割をもつ。また，性ホルモン生成の場として生命を営むうえで機能的に重要な役割を果たしている。健康な成人男性で体重の約20％の，健康な成人女性では体重の約25％の体脂肪が，脂肪組織に蓄えられている。脂肪組織の重量は，非常にやせたヒトでは1 kgまで低下することがある一方，極端な肥満者では100 kgを超えることがある。脂肪組織には，成人で約250億〜300億個の白色脂肪細胞がある。1つひとつの脂肪細胞のなかには中性脂肪が蓄積されており，これが過剰に増加した状態が肥満である。

　体脂肪の多くは皮下と腹腔内の脂肪組織に存在する。このうち，腸を固定する腸間膜や内臓を包む大網など腹腔内に分布するのが内臓脂肪である。内臓脂肪は皮下脂肪に比べて脂肪合成・脂肪分解活性が高いため，一時的に余剰エネルギーを貯蔵し，必要に応じ全身へとエネルギーを送るのに適した性質を有している。しかし，皮下脂肪に由来する遊離脂肪酸は，末梢静脈，心臓，肺動脈，心臓動脈を経由して一部が肝臓へ到達するのに対し，内臓脂肪由来の遊離脂肪酸は，門脈を介してすべてが直接肝臓へと流入する。内臓脂肪が過剰に蓄積すると，肝臓に流れ込む遊離脂肪酸が増加するため，中性脂肪の合成が促されて脂質異常（中性脂肪高値）を引き起こす。また，脂肪酸が過剰になることは，一方ではインスリン抵抗性増大を招いて糖代謝異常を引き起こし，他方では腎臓での塩分再吸収を促進して高血圧を生じるものと考えられている。遊離脂肪酸が肝臓に直接流入するという内臓脂肪の解剖学的特徴が，内臓脂肪の蓄積が多くの代謝異常の原因であるという考え方の根拠の一部とされている。

　最近の研究によって，脂肪細胞は脂肪の貯蔵庫であると同時に，種々のアディポサイトカイン（脂肪組織から分泌される生理活性物質の総称）を分泌する内分泌細胞でもあることが明らかになってきた。それゆえ，脂肪細胞は生体最大の内分泌組織とも称される。肥満になると，つまり脂肪細胞が肥大すると，生体にとって不都合なアディポサイトカイン（TNF-α，レジスチン，アンジオテンシノーゲンなど）が増加する。それらは，糖・脂質代謝異常や血圧上昇をもたらすことが明らかになっている。一方，脂肪細胞の肥大は，アディポネクチンの分泌を低下させる。アデ

ィポネクチンは，アディポサイトカインの1種であり，骨格筋において糖取り込みを促進したり，インスリン感受性を高めたりするため，それらの代謝異常を改善するものと考えられている。その濃度が4.0 μg/mL未満だと，メタボリックシンドロームの頻度が増加することも明らかにされている[6]。このように，肥大した脂肪細胞は，これらアディポサイトカインの分泌を変化させることによって，脂質異常，高血圧，高血糖のリスクを高めるとともに，動脈硬化を進展させ，メタボリックシンドロームを引き起こすことが明らかにされつつある[5]。とくに，内臓脂肪においてアディポサイトカインの分泌が多いことも，内臓脂肪の蓄積がメタボリックシンドロームの危険因子が集積する温床であるという根拠の1つとなっている。以上が，内臓脂肪を含めた体脂肪の減少や蓄積の予防が，メタボリックシンドローム対策の根幹とされる理由である。

1.2 体脂肪・内臓脂肪の成因

　食事から体内に取り込まれたエネルギーは，筋などで消費される他に一部は蓄えられ，必要に応じて身体にエネルギーを供給している。糖質はグリコーゲンとして筋や肝臓に貯蔵されるが，身体全体のグリコーゲンの貯蔵量はわずか1,000～2,000 kcalであるため，過剰に摂取した分は脂肪へと変換されて，脂肪組織に貯蔵される。タンパク質は，筋組織に貯蔵することはできるが，適切なレジスタンストレーニングを行っている場合においてのみである。それゆえ，日々必要とされる量を超えて摂取されたタンパク質も，脂肪に変換され脂肪組織に貯蔵される。脂質やアルコールもまた，脂肪に変換され脂肪組織に貯蔵される。このように，身体は飢餓から身を守るために，超過して摂取したエネルギー源栄養素を体脂肪として脂肪組織に蓄えるようにできている。

　内臓脂肪を含めた体脂肪の蓄積は，運動不足や過食などの生活習慣によって，エネルギー摂取量がエネルギー消費量を上回る状態が長期間続いた結果，過剰なエネルギーが脂肪細胞へ蓄えられて起こる。図1は，エネルギー摂取およびエネルギー消費の構成要素を示している[7]。図1の左側に示すように，エネルギー摂取は，食事などによって摂取された糖質，脂質，タンパク質，アルコールが体内で酸化分解されて得られたエネルギーである。もっとも，タンパク質は筋や骨などの身体の構成成分となり，エネルギー源としての役割は糖質や脂質に比べると小さい。一般に，糖質，脂質，タンパク質，アルコールの1 gあたりのエネルギー生成量は，それぞれ4，9，4，7 kcalとしてエネルギー計算に用いられ，摂取エネルギーはそれら栄養成分の産生するエネルギーの総和として求められる。

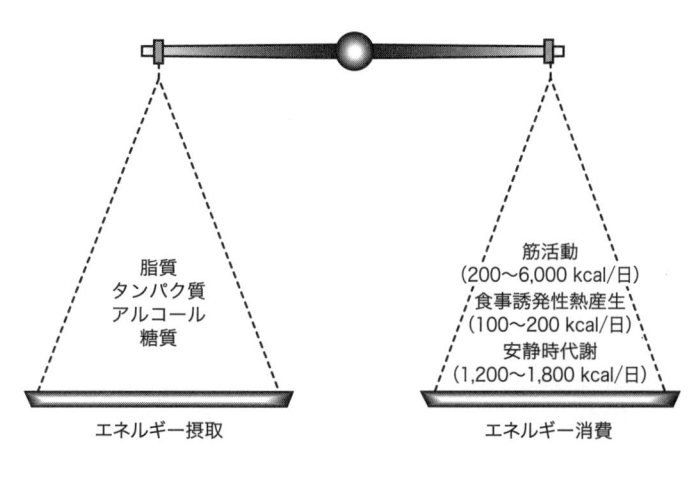

図1 エネルギーバランス。エネルギーバランスは，エネルギー消費に対するさまざまな食品からのカロリー摂取によって決定される。安静時代謝や食事誘発性熱産生は比較的一定の数値であるのに対し，筋活動によるエネルギー消費は個人の選択によって非常に大きく変動する。エネルギー消費が摂取を上回った場合に体重減少が起こる。
（文献7より一部改変）

エネルギー摂取：脂質，タンパク質，アルコール，糖質

エネルギー消費：筋活動（200〜6,000 kcal/日），食事誘発性熱産生（100〜200 kcal/日），安静時代謝（1,200〜1,800 kcal/日）

　一方，エネルギー消費は，図1の右側に示したように，安静時代謝量，食事誘発性熱産生，そして筋活動によるものである。通常，安静時代謝量は，1時間に体重1 kgあたり約1 kcalである。食事誘発性熱産生は，食物の消化・吸収過程で必要なエネルギーであり，摂取したエネルギーの一部がそのために使われる。この代謝量は，食物中に含まれている糖質，脂質，タンパク質のエネルギー比率によって異なり，糖質だけを摂取した場合には，エネルギー摂取量の約5〜10％に達し，脂質で3〜5％，タンパク質で20〜30％とされている。したがって，タンパク質をアミノ酸から新生する場合や，糖質をグリコーゲンとして蓄積する場合に比べて，脂質が中性脂肪として蓄えられる場合は，エネルギーのロスが少ないといえる。そして，エネルギー消費を構成する要素のうち，最もエネルギー消費の変動が大きいのは筋活動である。座りがちなヒトでは，日常生活における活動で1日にわずか200〜300 kcalしかエネルギーを消費しないが，運動習慣のあるヒトは，1日に数百から数千kcalのエネルギーを余計に消費する。

　エネルギー摂取量がエネルギー消費量を上回ったとき，すなわちエネルギーバランスが正になったときに，体脂肪の増加が生じる。仮に100 kcal/日の正のエネルギーバランスが1年間続いたとすると，1年（365日）後には36,500 kcalのエネルギーを余分に摂取することになる。体脂肪1 kgが増加する場合のエネルギーコストは12,000 kcalとされるため[8]，1年間に余分に摂取した36,500 kcalのエネルギーがすべて体脂肪として蓄積された場合，約3 kgの体重増加が起こると予想

される（36,500 kcal ÷ 12,000 kcal ≒ 3 kg）。

1.3 体脂肪・内臓脂肪を減らす栄養

　体脂肪を減らすためには，負のエネルギーバランス，つまりエネルギー消費量がエネルギー摂取量を上回る状態を作り出す必要がある。負のエネルギーバランス下では，脂肪組織に蓄積された中性脂肪は遊離脂肪酸となり，血液中に放出されアルブミンと結合して，筋や肝臓などの各組織へ送られてエネルギー源として利用される。幸いにも，内臓脂肪は，皮下脂肪に比べて代謝活性が高いため，負のエネルギーバランスをつくることで，容易に減らすことができる。10％の体重減少であっても，内臓脂肪は30％弱減少することが予想される[9]。したがって，わずかな体重減少であっても，内臓脂肪の減少を介してメタボリックシンドロームの予防・改善効果を大いに期待できると考えられる。

　体脂肪を無理なく減らすためには，運動と食事療法を併用して負のエネルギーバランスを作り出すのがよい。体重を1 kg減らす（≒腹囲を1 cm減らす）ためには，約7,000 kcalの負のエネルギーバランスが必要とされる[10]。仮に3 kgの体重を減らす場合，3 × 7,000 = 21,000 kcal分の負のエネルギーバランスを作り出す必要がある。それを2ヵ月で達成する場合，21,000（kcal）÷ 2（ヵ月）÷ 30（日）= 350（kcal/日）となり，1日に作り出す負のエネルギーバランスを，たとえば運動・スポーツで150 kcal，食事で200 kcalというように振り分けることが可能である。

　摂取エネルギーを減らす際の食事の基本方針として，
1) タンパク質は身体構成上最も大切で，減らしてはならない
2) とくに脂肪からのエネルギー摂取を抑える（体内に糖質が少ない状態で激しい運動を行うと，筋を構成する体タンパク質を分解してエネルギーを供給するため，糖質を一定量確保することは重要である）
3) エネルギー代謝を円滑にするために，ビタミン・ミネラルを十分に摂取する

ということを理解しておきたい。実際には，エネルギーの摂取過剰につながっている食習慣を特定し，修正することが有効であろう。また，適切な体重減少量は，週に1 kgまでとされている[7]。急速かつ大幅に体重を減少させたとしても，その多くは体脂肪ではなく筋や水分による減少であるため，メタボリックシンドロームのリスクを回避することには結びつかない。そればかりか，筋組織の減少は，糖代謝機能の低下を招き，減量後の体重維持を難しくするため，リバウンドしやすいことが指摘されている。したがって，適切なペースで体重減少することもメタボリックシ

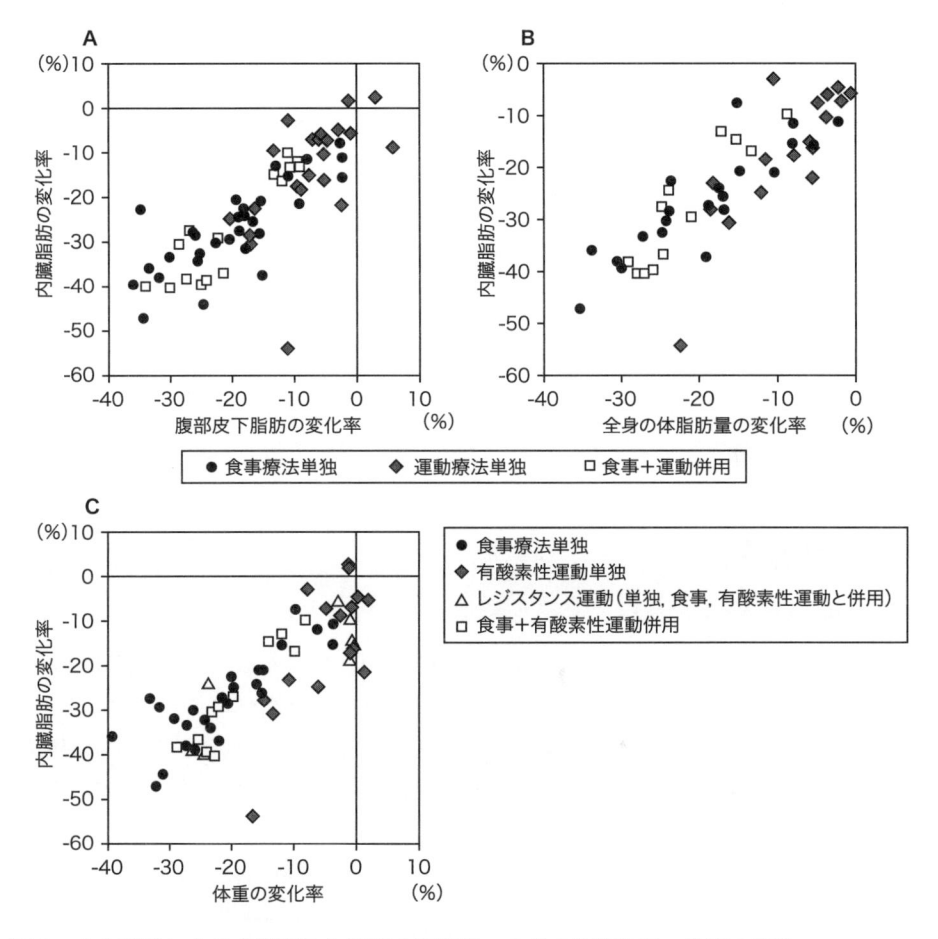

図2 介入試験による内臓脂肪と腹部皮下脂肪，全身の体脂肪量，体重の変化
（文献9より引用）

ンドローム対策において重要である。

 これまでのところ，内臓脂肪減少に及ぼす介入効果は，食事療法と運動療法とで大きな差は認められていない。勝川は，図2のように，運動かつ/または食事介入による3～16ヵ月間の介入試験でCT，MRIで内臓脂肪量を計測した35研究について，介入前後の内臓脂肪減少率を，腹部皮下脂肪，全身の体脂肪，体重の変化率に対比させて検証している[9]。それによると，内臓脂肪は腹部皮下脂肪や全身の体脂肪に比べて減少しやすいが，運動かつ/または食事の介入手段による差は明確ではなかった。したがって，負のエネルギーバランスを作り出すという点では，運動

も食事も同様の効果があり,内臓脂肪の減少は,介入手段によらず負のエネルギーバランスの大きさによるといえる。しかし,運動のみで多くのエネルギー消費を達成しようとすると,長時間,あるいは高強度の筋活動が必要である。それは,運動経験に乏しい人や肥満者,高齢者にとっては,筋や関節にかかる負担が大きいため,運動継続を困難にする要因となる。したがって,運動・スポーツと食事療法を併用して行うことが,運動の継続を容易にし,その結果として効率よく体脂肪,内臓脂肪を減らすことができるだろう。

メタボリックシンドロームは,自覚症状のないまま進行する。内臓脂肪を含めた体脂肪の蓄積は,メタボリックシンドロームの唯一のシグナルである。したがって,日常生活において,その指標となる体脂肪率や腹囲の変化を知り,それらの増加を予防することがメタボリックシンドロームの有効な予防対策となる。

2. 脂質異常

2.1 血中脂質の役割

血液中に存在する脂質にはいくつかの種類があり,主なものはコレステロールと中性脂肪である。コレステロールは,細胞膜を構成する成分であると同時に,ホルモンや胆汁の原料にもなる。コレステロールも中性脂肪も,それ自体は水に溶けないので,血液中ではタンパク質とリン脂質に周りを覆われた粒子(リポタンパク)となって,水になじみやすい形で運ばれる。この粒子は密度で分類されており,タンパクの量が少なく,含まれる脂肪量が多いほどその比重は軽くなり(LDL),逆にタンパクが多いほど輸送体の比重は重くなる(HDL)。LDL は肝臓から末梢組織にコレステロールを運ぶ働きをし,最終的には肝臓に回収される。この粒子に含まれる LDL コレステロールが多くなりすぎると,血管壁にコレステロールがたまって動脈硬化を促進するため,「悪玉コレステロール」と呼ばれる。これに対して,HDL は末梢の細胞,たとえば血管壁の細部から余分なコレステロールを拾い上げて肝臓に戻す役目をする。この粒子に含まれる HDL コレステロール,いわゆる「善玉コレステロール」が多いと動脈硬化が進みにくいとされる。

2.2 血中脂質の成因

中性脂肪やコレステロールは主に肝臓で合成されるが,一部は食物から吸収されたものが全身に運ばれる。食物から糖質,脂質,タンパク質,アルコールなどエネルギー源栄養素を過剰に摂取すると,肝臓で中性脂肪に変換され,血液中へ放出さ

れ中性脂肪値が上昇する。同様に，食物からコレステロールを過剰に摂取すると，血液中のコレステロールが増加する。しかしながら，体内で合成されるコレステロールの量は1日に約1gであるのに対し，食事からとるコレステロールは1日に0.3～0.5gと少ない。メタボリックシンドロームにおいては，インスリン抵抗性が脂質代謝異常を引き起こす一因として考えられている。インスリンは，脂肪組織への中性脂肪の貯蔵を促進する一方で，脂肪細胞に貯蔵されていた中性脂肪の分解を抑制することにより，血中遊離脂肪酸を低下させることが知られている。インスリン抵抗性によって，組織でのインスリン作用が低下すると，脂質代謝に異常が起こり，中性脂肪高値などの脂質異常を引き起こすと考えられる。

2.3 脂質異常対策としての栄養

　血中の中性脂肪の値が高いと，食事で脂肪をとらなければよいと考えがちであるが，糖質やタンパク質などもとりすぎれば，体内で中性脂肪に変換される。アルコールについては，血液中の中性脂肪を増やす一方，適量のアルコール摂取はHDLコレステロールを増やすことが知られている。HDLコレステロールの増加は動脈硬化の予防の面からは望ましいが，過剰なアルコール摂取は，悪玉コレステロールを増加させ，高血圧症や心疾患，肥満の原因となる。したがって，アルコールを飲まない人が無理をして飲む必要はなく，飲む人も適量にとどめるのがよい。また，HDLコレステロール値は，検査前の食事による影響はほとんどないが，中性脂肪値は食事の影響で大きく変動する。メタボリックシンドロームの診断基準の値は空腹時採血を前提にされている。正確な検診結果を得るためには，検査前の食事の注意事項を守ることが大切である。

　Okuraらは，メタボリックシンドロームの日本人中高年女性を対象として，食事療法（1日1食は170 kcalの栄養補助食品，残り2食はエネルギー摂取比率が糖質480 kcal，脂質240 kcal，タンパク質240 kcalの食事）のみを実施するグループ（食事グループ），およびこの食事に有酸素的な運動を加えたグループ（併用グループ）における内臓脂肪面積，中性脂肪，HDLコレステロールの2週間の変化を対比させて検討している[11]。その結果，表1に示すように，内臓脂肪の減少は食事グループ，併用グループでそれぞれ26％，32％であった。中性脂肪値は両グループにおいて低下が認められたが，HDLコレステロール値は併用グループのみで上昇が認められた。これらの結果は，中性脂肪値は介入手段とは無関係に，内臓脂肪の減少によって低下すること，一方，HDLコレステロールは介入手段によっては必ずしも増加せず，運動療法と食事療法を併用することが効果的であることを示して

表1 介入前と介入後のメタボリックシンドローム危険因子の変化

	食事グループ			併用グループ		
	介入前 (n=24)	介入後 (n=21)	p	介入前 (n=43)	介入後 (n=38)	p
メタボリックシンドローム 該当数(人) 非該当数(人)	24 0	6 15	<0.001	43 0	2 36	<0.001
年齢(歳)	52±8			55±6		
BMI (kg/m^2)	30.4±4.9	27.1±4.3	<0.001	29.2±2.3	25.8±2.2	<0.001
内臓脂肪面積 (cm^2)	161±52	119±45	<0.001	136±24	92±26	<0.001
収縮期血圧 (mmHg)	150±15	133±11	<0.001	147±19	133±16	<0.001
拡張期血圧 (mmHg)	91±10	87±9	<0.05	89±10	81±10	<0.01
中性脂肪 (mg/dL)	157±66	109±49	<0.001	194±83	97±26	<0.001
HDLコレステロール (mg/dL)	55±13	57±11	NS	55±13	58±11	<0.05
血糖 (mg/dL)	123±41	104±41	<0.01	126±38	101±20	<0.001
最大酸素摂取量 (mL/kg/分)	22.6±3.4	24.0±3.5	<0.05	22.9±3.2	27.0±3.8	<0.001

(文献11より一部改変)

いる。このように,同じ脂質異常であっても,中性脂肪高値とHDLコレステロール低値では,運動や食事の介入効果が異なることも理解しておく必要がある。

3. 高血圧

3.1 血圧の役割

　血圧は,血液が血管に対して作り出す圧を指し,心臓から送り出される血液量と末梢の血管抵抗とを掛けた値として表わされる。心臓が収縮して血液を送りだした時の血圧を「収縮期血圧」,血液を送り終えて拡張した時の血圧を「拡張期血圧」とよぶ。心臓から送り出された血液は,大動脈から細小動脈を通して各臓器の毛細血管へ流れる。細小動脈には平滑筋があり,その収縮と弛緩によって血圧は調節されている。

3.2 血圧の成因

　栄養成分のなかで,とくに血圧に大きくかかわっているのは,ナトリウムとカリ

ウムのミネラルである。ミネラルは，糖質や脂質，タンパク質とは異なり体内でエネルギーを産生することはないが，ヒトの身体機能の維持・調整にとって必要不可欠な栄養成分である。ナトリウムは，体内の各組織，血液中，細胞内に存在し，筋・神経の興奮性維持や細胞外液のpH，浸透圧の調整などを行っている。ナトリウムは，正式には塩化ナトリウムと呼ばれ，ナトリウムと塩素が化合したものである。ナトリウム 1 gが食塩2.54 gに相当するので，食塩量(g)＝ナトリウム量(g)×2.54と計算される。疫学研究により，食塩を過剰に摂取している地域では高血圧の頻度が高く，一方，1日の食塩摂取量が 3 g未満の集団では，高血圧が発症しないことが知られている[12]。食塩を過剰に摂取すると，血液の塩分濃度が濃くなるので，生体は血管の中の水分量を増やして濃度を調節する。血液の量が増えるが，血管の太さは変化しないために，血圧が上昇する。一方，カリウムは筋や細胞内液に多く存在し，ナトリウム排泄の促進や血管拡張などにより，血圧を低下させる働きをしている。メタボリックシンドロームにおいては，内臓脂肪の蓄積によって，脂肪細胞からアディポサイトカインの1種であるアンジオテンシノーゲンの分泌が増加し，血管が収縮し，血圧が上昇する。さらに，内臓脂肪の蓄積に伴って増加する血中のインスリンは，血液中のナトリウムを腎臓に貯留させ，塩分を尿として排泄する機能を阻害するため，血液量が増加して血圧が上昇する。血圧の高い状態が続くと，血管壁にかかる高い圧に対抗して血管は固く脆くなり，動脈硬化が進展する。

3.3　高血圧対策としての栄養

　高血圧を予防・軽減するためには，減塩と，カリウムの適正な摂取，アルコール制限（1日30 cc以下：ビール大瓶1本または日本酒1合まで），また直接には血圧を下げる効果はないものの，飽和脂肪酸やコレステロールの摂取制限なども，動脈硬化予防の観点から重要とされている。塩分の生理的必要量は1日に0.5 g未満とされるが，実際には，日本食での極端な塩分の制限は味覚を損ねることから実行が困難である。現在のところ，高血圧予防の観点から，男性では1日9 g未満，女性では1日7.5 g未満が日本人成人の塩分摂取量の目標値とされている[13]。高血圧患者では，1日6 g未満に制限することが勧められている[14]。しかし，日本人の塩分摂取量は，平均で1日あたり10.7 gと[15]，依然として高いままである。ナトリウムの大部分は，調理の段階で料理に加わるので，調理ではうす味を心がけるようにすべきである。また，ほとんどの保存加工食品に食塩が添加されているため，それらの摂取頻度を極力減らすべきである。一方，カリウムは，細胞内のナトリウムを尿中に排泄するため，降圧作用が認められている。カリウムは一般に野菜や果物，

表2　生活習慣の改善により予測される最大血圧（mmHg）の低下

1	ナトリウム摂取を100 mmol減らすと3 mmHgの低下 （食塩摂取を3.5 g減らすと1.8 mmHgの低下）
2	カリウム摂取を15 mmol増やすと1 mmHgの低下 （カリウム摂取を1 g増やすと1.7 mmHgの低下）
3	純アルコール摂取を30 mL減らすと5 mmHgの低下
4	BMI（body mass index）が1低下すると2 mmHgの低下
5	速歩を毎日30分行うと5 mmHgの低下

（1，2は文献16より，3～5は文献17，18より作成）

芋類に多く含まれる。なお，アルコール制限については，女性，少量の飲酒で顔面紅潮をきたすなどアルコール代謝能力の低い人，65歳以上の高齢者においては，より少量の飲酒が適当であるとされている[12]。

　アメリカの高血圧合同委員会，国際高血圧学会，WHO（世界保健機構）によると，肥満，食塩・カリウム，アルコール，有酸素性運動の4つが，血圧低下のための生活習慣因子として認められている。この4点に取り組んだ場合，個人の最大血圧がどの程度低下するかを表2のように予測することができる[12]。

4. 高血糖

4.1　血糖の役割

　血糖とは，血液中のブドウ糖（グルコース）のことである。脳・神経組織，赤血球などは通常はエネルギー源として血糖しか利用できないため，グルコースはそれらの組織が正常な機能を営むために必須のものである。通常血液中のグルコース濃度（血糖値）は，常に一定に保たれるように調節されている。糖質を含む食事の摂取によって血糖値が上昇すると，インスリンの分泌が高まり，肝臓や骨格筋へ取り込まれたグルコースは，グリコーゲンという形で貯蔵される。肝臓に貯蔵されたグリコーゲンは，血糖値が低下するとグルコースに転換されて血液中へ放出され，血糖値の維持に利用される。一方，筋に貯蔵されたグリコーゲンは，運動時にエネルギーとして利用される。体内の糖質は大部分がグリコーゲンとして貯蔵され（200～400 g），グルコースとして存在する量はごくわずかである（5 g）。

4.2 血糖の成因

　食事中の糖質は，単糖類（グルコース，フルクトース，ガラクトース）を構成単位として，それらが2つ連結した二糖類（麦芽糖，ショ糖，乳糖）と，複数つながった状態の多糖類（でんぷんなど）に分類される。それらは食事として摂取されると，消化によって，通常は単糖類に分解されて吸収され，グルコースとして血液中を流れる。血糖値は空腹時において，70〜80 mg/dLに維持されており，糖質摂取後には120〜150 mg/dLに上昇するが，インスリン分泌が正常であれば2〜3時間後にはもとのレベルにまで低下する。2型糖尿病は，インスリン抵抗性によって筋や脂肪組織がグルコースをうまく取り込めず，持続的な血糖上昇が起こった状態である。血糖値が170〜180 mg/dL以上になると，腎尿細管からのグルコース再吸収の閾値を超えるために，過剰のグルコースは尿へ排泄される（尿糖）。また，血液中のブドウ糖は，タンパク質に付着する性質があり，血液中の糖濃度が高くなると，糖化タンパクが増え，血管を傷つけやすくなるため動脈硬化が進展する。メタボリックシンドロームにおいては，内臓脂肪の蓄積によって，遊離脂肪酸濃度が上昇し，インスリン抵抗性が生じると考えられている。インスリン抵抗性によって高血糖状態が続くと，酸化ストレスが増大してLDLが酸化される。酸化LDLは血管内皮を傷つけ，それによって動脈硬化が促進される。

4.3 高血糖対策としての栄養

　血糖の主たる供給源は食事中の糖質であるが，糖質摂取と糖尿病の発症には明確な関係は認められない。一方，肥満は，糖尿病リスクの増加に確実に関係する因子であることが報告されている。したがって，高血糖が，肥満が原因で引き起こされている場合は，体脂肪を減少させることによって，血糖値は低下する。表3は，「食事・栄養と慢性疾患予防―FAO（国際連合食糧農業機関）/WHO合同専門家会議報告書」[17]において報告されている，2型糖尿病発症のリスクと科学的根拠のレベルのうち，生活習慣因子を抜粋して示したものである。これによると，栄養・食事面では，まず肥満を避けること，次に食物繊維（非デンプン性多糖類）の摂取不足と飽和脂肪の摂取過剰に注意すべきであることがわかる。食物繊維は，野菜や芋，きのこ類などに多く含まれており，飽和脂肪は肉類や乳製品の脂肪に多く含まれている。また，運動を行う際は，食前より食後のタイミングに行うほうがよいとされている。食後の運動では，食事によって上昇した血中グルコースをエネルギーとして利用するため，食後の高血糖が解消され，より良好な血糖コントロールが得られる。

表3　2型糖尿病発症のリスクと科学的根拠のレベル

科学的根拠	リスクの減少	リスクの増加
確　実	過体重および肥満の人々の自発的な体重減少 身体活動	過体重および肥満 腹部肥満 低い身体活動
高い可能性	非デンプン性多糖類（食物繊維）	飽和脂肪
可能性あり	n-3系脂肪酸 低グリセミックインデックス食	総脂肪摂取量 トランス型脂肪酸
不十分	ビタミンE クロム マグネシウム 適度なアルコール摂取	過度なアルコール摂取

（文献19より抜粋して作成）

　メタボリックシンドローム対策では，通常は体脂肪を減らすことが最重要課題となる。しかし，体脂肪を減らすだけでなく，筋量を増やすこともメタボリックシンドロームリスクの回避，とくに糖代謝の改善に貢献する可能性がある。食事などで摂取した糖質の80％以上が骨格筋において処理されるように，筋は食事から摂取された糖質の大部分を処理しているため，その量が少ないと高血糖およびメタボリックシンドロームのリスクが増加することが示唆されている[20, 21]。前述したように，筋量の増加は，タンパク質の摂取増加のみで起こるものではなく，適切なレジスタンストレーニングが必要条件である。また，必要以上に摂取されたタンパク質は，体脂肪の増加を招くばかりではなく，腎臓に負担をかけることを忘れてはならない。

おわりに

　以上述べてきたように，栄養摂取は運動の効果を左右するため，メタボリックシンドローム対策として運動・スポーツに取り組む場合，食事との兼ね合いを考慮する必要がある。厚生労働省は，2008年4月より，「生活習慣病予防のためには，1に運動，2に食事，しっかり禁煙，最後にクスリ」というスローガンのもと，メタボリックシンドロームの概念を取り入れた新しい健康づくり施策を始めている。1の「運動」は，2の「食事」が適切に実施されてこそ，その本領を発揮するということを，運動指導にあたる人は理解しておく必要がある。

文 献

1) Alberti KG et al: Metabolic syndrome—a new world-wide definition. A consensus statement from the International Diabetes Federation. Diabet Med, 23: 469-480, 2006.
2) Ho JS et al: Relation of the number of metabolic syndrome risk factors with all-cause and cardiovascular mortality. Am J Cardiol, 102: 689-692, 2008.
3) 厚生労働省: 平成21年人口動態統計 (確定数) の概況. [http://www.mhlw.go.jp/toukei/saikin/hw/jinkou/kakutei09/dl/6hyo.pdf], 2009.
4) Dela F et al: GLUT 4 and insulin receptor binding and kinase activity in trained human muscle. J Physiol, 469: 615-624, 1993.
5) メタボリックシンドローム診断基準検討委員会: メタボリックシンドロームの定義と診断基準. 日本内科学会雑誌, 94: 188-203, 2005.
6) Ryo M et al: Adiponectin as a biomarker of the metabolic syndrome. Circ J, 68: 975-981, 2004.
7) Swain DP, Leutholtz BC: Exercise prescription for weight loss. In: Exercise Prescription: A Case Study Approach to the ACSM Guidelines, 2nd ed, Human Kinetics, Champaign, 2007. (日本語版: 坂本静男 監訳: 運動処方: ケーススタディでみる ACSM ガイドライン, ナップ, 2009)
8) Forbes GB: Human Body Composition: Growth, Aging, Nutrition, and Activity. Springler-Verlag, pp. 209-247, 1987.
9) 勝川史憲: 介入試験から見た内臓脂肪の減少効果. 肥満研究, 13: 10-18, 2007.
10) 厚生労働省運動所要量・運動指針の策定検討会: 健康づくりのための運動指針2006 —生活習慣病予防のために— (エクササイズガイド 2006).
11) Okura T et al: Effects of aerobic exercise on metabolic syndrome improvement in response to weight reduction. Obesity (Silver Spring), 15: 2478-2484, 200.
12) 健康日本21企画検討会, 健康日本21計画策定検討会: 21世紀における国民健康づくり運動 (健康日本21). [http://www1.mhlw.go.jp/topics/kenko21_11/pdf/all.pdf], 2000.
13) 厚生労働省「日本人の食事摂取基準」策定検討会: 日本人の食事摂取基準 (2010年版), 第一出版, 東京, pp. 189-191, 2010.
14) 日本高血圧学会高血圧治療ガイドライン作成委員会: 高血圧治療ガイドライン 2009 (JSH 2009), 日本高血圧学会, 東京, 2009.
15) 厚生労働省: 平成21年国民健康・栄養調査報告, 2011.
16) Elliott P et al: Intersalt revisited: further analyses of 24 hour sodium excretion and blood pressure within and across populations. Intersalt Cooperative Research Group. BMJ, 312: 1249-1253, 1996.
17) 上島弘嗣: (第2回高血圧患者の生活指導) 生活診断のポイントとその方法. 血圧, 5: 477-480, 1998.
18) Urata H et al: Antihypertensive and volume-depleting effects of mild exercise on essential hypertension. Hypertension, 9: 245-252, 1987.
19) WHO テクニカル・レポート・シリーズ: 食事・栄養と慢性疾患 (非感染性疾患；生活習慣病) 予防— FAO/WHO 合同専門家会議報告書. No.916, 2003.
20) Aoyama T et al: Association between muscular strength and metabolic risk in Japanese women, but not in men. J Physiol Anthropol, 30: 133-139, 2011.
21) Kalyani RR et al: Glucose and insulin measurements from the oral glucose tolerance test and relationship to muscle mass. J Gerontol A Biol Sci Med Sci, (in press).

(青山　友子, 樋口　満)

第4章
メタボリックシンドローム対策としての運動

はじめに

　肥満症を主たる徴候として，脂質異常，血圧高値，血糖高値のうち2つ以上を合併する病態をメタボリックシンドロームと定義付けている。また厚生労働省から「健康づくりのための運動指針（エクササイズガイド）」や「特定健診および特定保健指導」が呈示され，2008年4月からは「特定健診および特定保健指導」が実際に開始された。この実施の背景には，近年において肥満症[1～4]，脂質異常症[5～11]，高血圧症[12]，耐糖能異常や糖尿病[13～15]，冠危険因子[16, 17]，メタボリックシンドローム[18]，血管内皮機能障害[19～21]などの予防および治療において，運動・スポーツが有益な効果をもたらすという多くの報告がなされてきたことがある。それゆえこの章においては，とくにメタボリックシンドロームの診断基準にかかわる要素である肥満症，脂質異常，高血圧，耐糖能異常や糖尿病に対する運動・スポーツの効果に関して，記述する。

1. 内臓脂肪型肥満症と脂質異常症・高血圧症・糖尿病との関連

　内臓脂肪型肥満症患者では，肥満症が誘因となって脂質異常症，高血圧症あるいは糖尿病を発症しやすいと考えられている（図1）[22]。いずれも主に高インスリン血症の影響によって，体内への脂質蓄積がより亢進し，腎臓内の遠位尿細管でのナトリウム・水分の再吸収が亢進して血圧上昇が起こってくる。また膵臓内ランゲルハンス氏島β細胞も疲弊するに至ってβ細胞からのインスリン分泌が低下し，高血糖（あるいは糖尿病）に陥ることになる。

2. 内臓脂肪型肥満症と脂質異常症に対する治療法

　脂質異常症患者のカテゴリーにより，表1のように管理目標値が決められている[23, 24]。そして主に患者カテゴリーにより，治療方針が決められている。確定診断された動脈硬化性心疾患がある場合には，初期より生活習慣の改善が勧められ，薬物治療が考慮される。動脈硬化性心疾患が認められない場合には，まず生活習慣の改善を実践させ，管理目標到達の評価を行い，その結果により薬物治療が考慮される。このように，脂質異常症の治療基本方針は，動脈硬化性心疾患の有無にかかわらず，運動実践および適切な食事摂取といった生活習慣の適正化を確実に行ってい

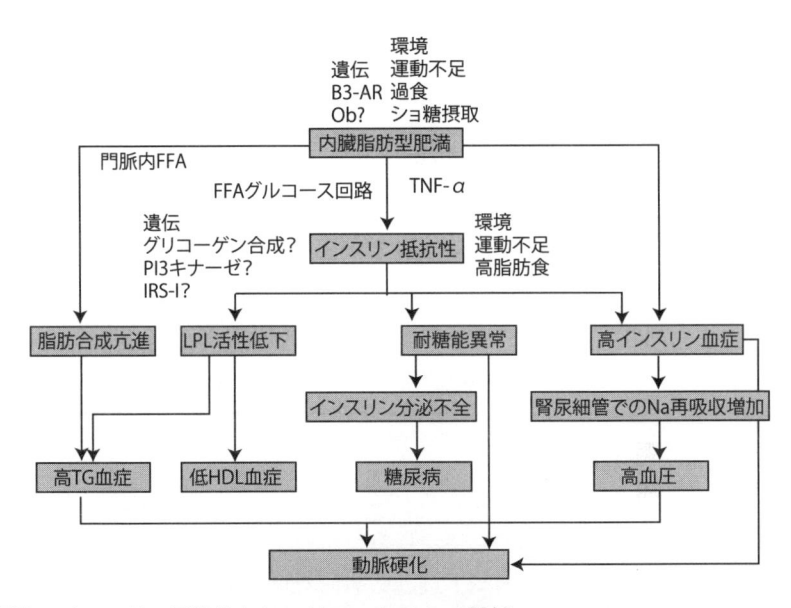

図1 肥満，インスリン抵抗性とシンドロームXとの関係

表1 リスク別脂質管理目標値

治療方針の原則	カテゴリー		脂質管理目標値（mg/dL）		
		LDL-C以外の主要危険因子*	LDL-C	HDL-C	TG
1次予防 まず生活習慣の改善を行った後，薬物治療の適応を考慮する	I 低リスク群	0	<160	≧40	<150
	II 中リスク群	1〜2	<140		
	III 高リスク群	3以上	<120		
2次予防 生活習慣の改善とともに薬物治療を考慮する	冠動脈疾患の既往		<100		

脂質管理と同時に他の危険因子（喫煙，高血圧，糖尿病の治療など）を是正する必要がある。
* LDLコレステロール（LDL-C）値以外の主要危険因子：加齢（男性≧45歳，女性≧55歳），高血圧，糖尿病（耐糖能異常を含む），喫煙，冠動脈疾患の家族歴，低HDLコレステロール（HDL-C）血症（<40 mg/dL）
・糖尿病，脳梗塞，閉塞性動脈硬化症の合併はカテゴリーIIIとする。
・家族性高コレステロール血症に関しては別途参照。
（日本動脈硬化学会 編：動脈硬化性疾患予防ガイドライン2007年版より引用）

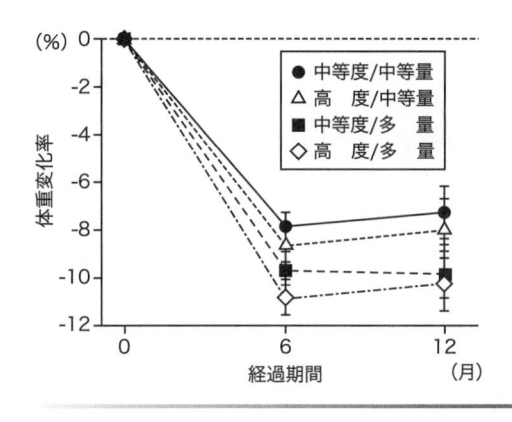

図2 運動強度と運動量が体重変化率に与える効果
（文献25より改変）

くことである。

　脂質異常症への対策の基本的な考え方は，バランスがとれた運動，栄養，休養の取り組みを行い，なるべく高いレベルにもっていくことを重視することである。肥満症を合併した脂質異常症に対しては，肥満症対策を主にしていくことが有益である。それは肥満症がインスリン抵抗性増大（あるいは感受性低下）を示し，高インスリン血症を介して脂質異常症の誘因あるいは原因になると考えられているからである。肥満症を合併していない脂質異常症単独の症例には，食事などによる摂取カロリー量よりも運動や生活活動による消費カロリー量を多くすることを主に考えていくことが重要である。

　生活習慣の改善によっても十分に効果が得られないときに，HMG-CoA還元酵素阻害剤やクロフィブラート系薬剤などの薬物療法を考慮すべきである。どの薬剤を使用するにしても，薬剤の副作用に注意を払うことが必要であり，薬剤治療を開始しても運動および食事療法を実施していかねば十分なコントロールは得られないということを，常に考えておくべきである。

2.1　肥満症および脂質異常症に対する運動・スポーツの効果

　脂質異常症を有していることで，運動実施が中止あるいは禁止されることはないと考えられる。脂質異常症を長く保有していて，そのために動脈硬化が進行し，動脈硬化性心疾患や脳血管障害を発症してしまった場合には，厳格な運動実施の可否判定が必要になる。

2.1.1　肥満症を合併した脂質異常症に効果的な運動

　Jakicicらによる報告[25]（図2，図3），Irwinらによる報告[26]（図4，図5）およ

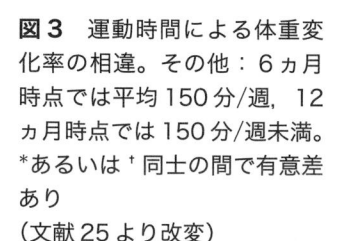

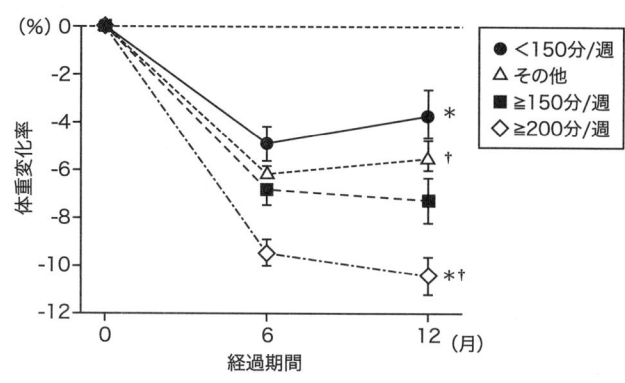

図3 運動時間による体重変化率の相違。その他：6ヵ月時点では平均150分/週，12ヵ月時点では150分/週未満。*あるいは†同士の間で有意差あり
（文献25より改変）

図4 スポーツ活動に費やす時間とフィットネスレベルの変化による12ヵ月間の総体脂肪の変化率。スポーツ活動時間：低活動≦135分/週，中活動136〜195分/週，高活動＞195分/週。フィットネスレベルの変化：低変化≦5％，中変化5.1〜16％，高変化＞16％。*対照と有意差あり。†低活動・低変化と有意差あり（文献26より改変）

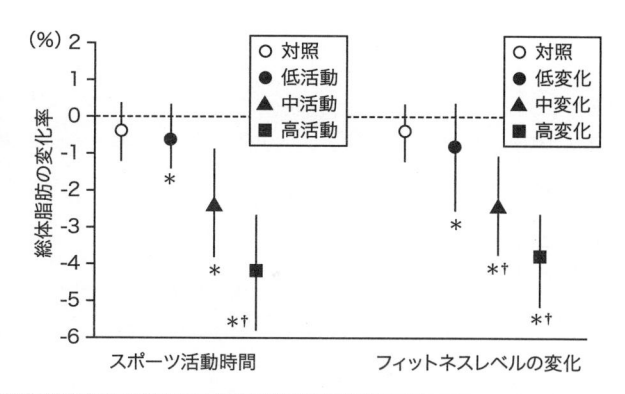

図5 スポーツ活動に費やす時間とフィットネスレベルの変化による12ヵ月間の内臓脂肪の変化率。スポーツ活動時間：低活動≦135分/週，中活動136〜195分/週，高活動＞195分/週。フィットネスレベルの変化：低変化≦5％，中変化5.1〜16％，高変化＞16％。*対照と有意差あり。†低活動・低変化と有意差あり
（文献26より改変）

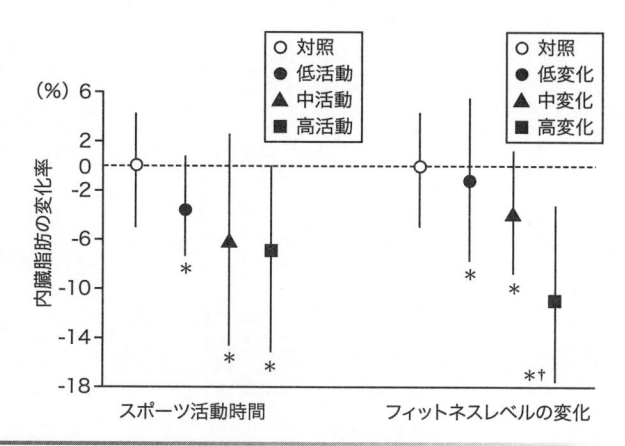

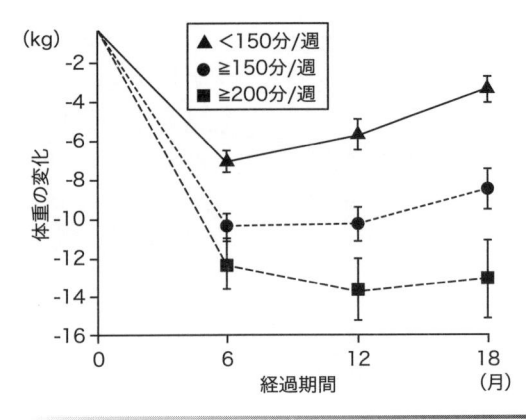

図6 18ヵ月間の各種運動時間（1週当たり）の体重減少に与える効果（文献27より改変）

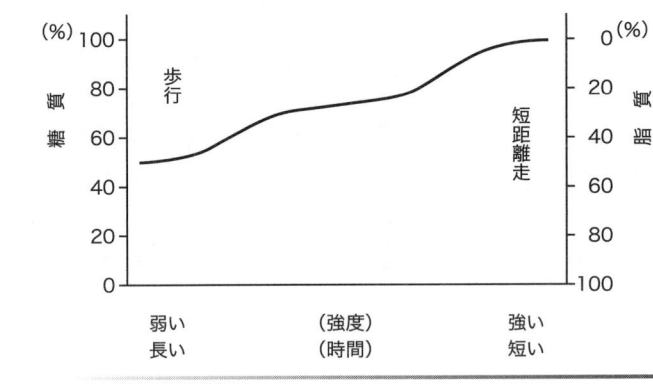

図7 運動強度と運動時のエネルギー源（文献28より引用）

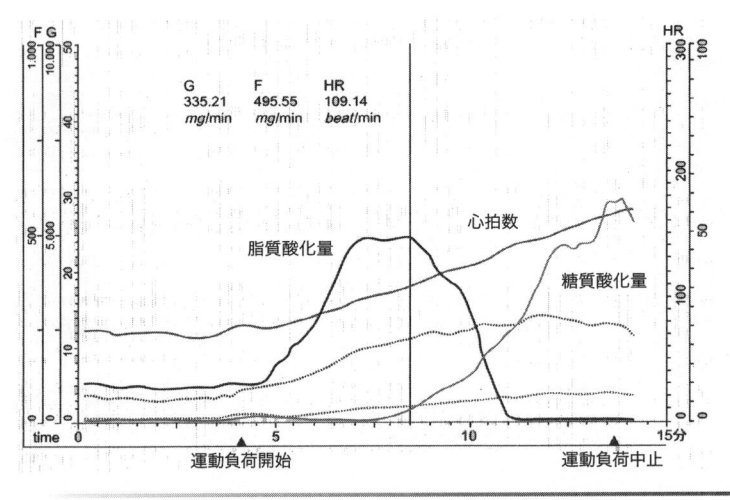

図8 脂質酸化量曲線の1例。G：糖質，F：脂質，HR：心拍数

び Jakicic らの報告[27]（図6）によれば，主として体脂肪を減少させるような減量のためには，中等度強度の運動でも高強度の運動にそれほど劣らずに効果が得られ，運動量が重要なキーファクターとなるように考えられる。

　肥満症に対する効果的な運動は，有酸素的種目を中等度強度で継続時間をなるべく長くしたものと考えられている（図7）[28]。そして肥満症に効果的な運動強度を決定するうえで，最大脂質酸化量を考慮することはきわめて重要である。筆者らは，ミナト医科学社製の呼気ガス分析装置を使用して図8のように最大脂質酸化量の強度を求めている。この強度は多くの対象でおおよそ50％ $\dot{V}_{O_2}max$ に相当し，スピードに相違があるもののウォーキングレベルになる。つまり有酸素性運動をこの運動強度で，なるべく継続時間を長くして実践すれば，すでに蓄積した過剰な脂肪を減少させるうえで非常に有用と考えられる。

　鈴木ら[29]は軽度肥満症の中高年者を対象に，肥満症に対する軽度食事制限・運動併用療法の有用性を検討している。その検討結果より，運動・食事併用療法は厳格な食事単独療法に比較して，体脂肪量の減少が大きく，除脂肪体重の減少が少なく，窒素バランスは良好な変化を示し，肥満症に対して良好な改善効果をもたらしたと，まとめている。

　肥満症を合併した脂質異常症に対して効果的な運動種目は基本的には有酸素的な持久性種目のトレーニングであり，それにより脂質酸化量が増加すると考えられている。その効果に関しては，以下の3種目ではウォーキング＞サイクリング＞ランニングの順になるといわれており[30,31]，運動種目を考慮することも重要になってくる。

　Borgら[4]は，肥満中年男性に対して2ヵ月間の超低エネルギー食によって体重減少をもたらし，その後の非運動群，ウォーキング群およびレジスタンストレーニング群の長期的な効果を比較検討している（図9）。脂肪量に関しては，その後の6ヵ月間ではとくにレジスタンストレーニング群では増加を認めず，ウォーキング群でもごくわずかの増加にとどまった。除脂肪体重に関しては，同様の期間においてはウォーキング群およびレジスタンストレーニング群ともに増加を示していたが，非運動群ではわずかではあったが減少していた。さらにその後の23ヵ月間では運動量の減少と食事摂取量の増加のためか，脂肪量は3群ともに同様の増加を示したが，除脂肪量に関しては3群ともに増加傾向を示し，非運動群に比較してウォーキング群およびレジスタンストレーニング群のほうがやや増加量が多い傾向を示した。以上の結果より，長期間の体組成に対する良好な運動効果を得るためには，良好な運動量を維持していくこととともに，適切な食事摂取量を継続していくことの

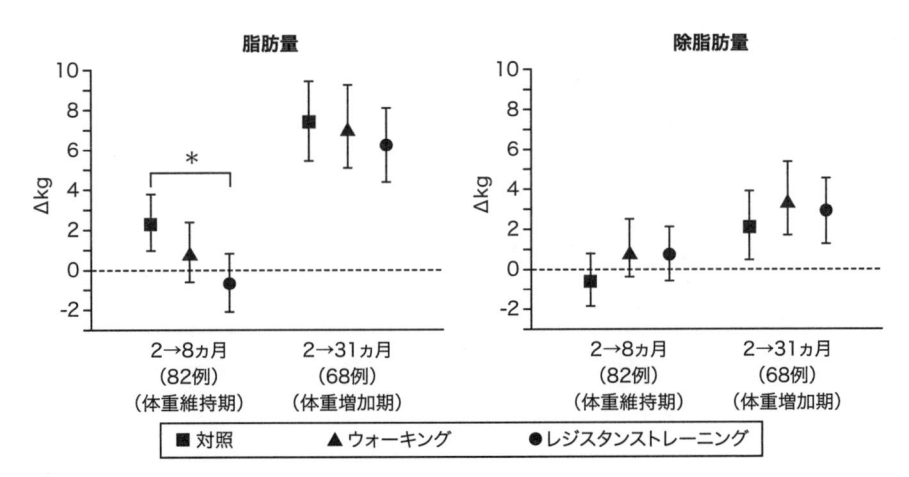

図9 各群における体重減少（超低エネルギー食による）後の脂肪量と除脂肪量の変化
* $p < 0.01$（文献4より改変）

重要性が再確認されたと思われる。

O'Learyら[2]は，中等度強度有酸素性運動の内臓脂肪および皮下脂肪に対する効果に関して報告している。この運動トレーニングにより，インスリン抵抗性の低下が起こり，皮下脂肪量および内臓脂肪量が減少し，とくに内臓脂肪の減少率が大きかったと結論付けている（図10，図11）。

運動強度と脂質酸化量に関する研究報告も，多くの研究者によってなされている。高強度よりも軽度～中等度強度（40～50％強度）の運動がより高い脂質酸化量を呈すると，多くの研究者が報告している[32～34]。

肥満症を合併した脂質異常症に対して有用な運動実施時間帯が空腹時なのか，あるいは食後（2～3時間後など）なのかに関しても，検討されている。多くの研究者の検討結果からみると，空腹時のほうがより脂質酸化量が高いことを示している。Bergmanら[35]によると，運動強度にもよるが，通常推奨されている軽度～中等度であれば，空腹時のほうが高い脂質酸化量を呈している。筆者らも，空腹時のほうが食後よりも中等度強度の持続運動中において高い脂質酸化量を呈していることを認めている（未発表）。脂質酸化量の点から考えれば，空腹時に運動を実践することがより効果的といえる。

2.1.2 肥満症を合併していない脂質異常症に対する運動療法

運動種目，運動強度，1回の運動時間，運動頻度などを特別に考慮せずに，運動

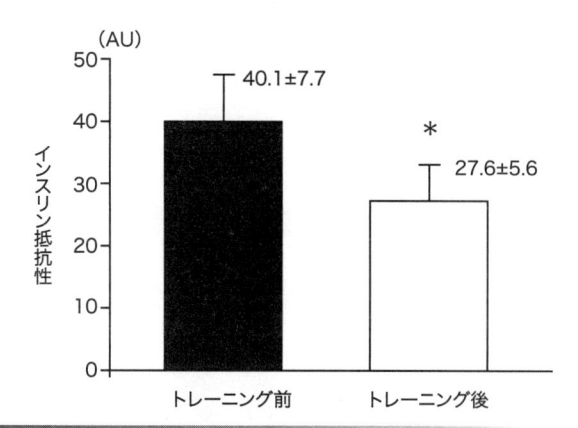

図 10 10 週間の運動トレーニング前後でのインスリン抵抗性の変化
*$p < 0.01$
(文献 2 より一部改変)

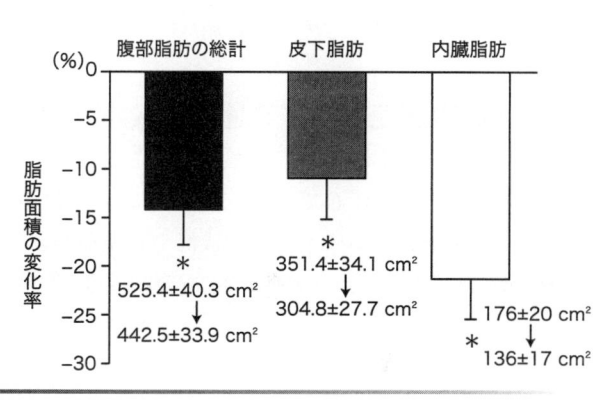

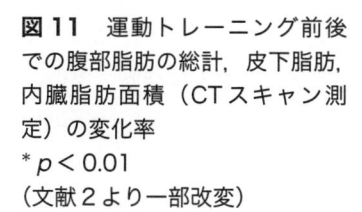

図 11 運動トレーニング前後での腹部脂肪の総計,皮下脂肪,内臓脂肪面積(CT スキャン測定)の変化率
*$p < 0.01$
(文献 2 より一部改変)

強度 × 運動時間の合計が多くなるようにしていくことが重要である。つまり食事などによる摂取カロリー量よりも,運動や日常生活活動を合わせた(細切れの短時間の動きでも,その多くの合計量)消費カロリー量のほうが多くなるようにすれば,生体内への脂質の蓄積を予防することができ,肥満症を予防でき,脂質異常症に対する治療にも繋がるように考えられる。

2.2 運動を安全に実践させるには

　空腹時には血中遊離脂肪酸が高値となり不整脈が誘発されやすいと考えられており,また逆に食直後に運動を実践すると胃冠状動脈反射を起こして,中高年者では心筋虚血を起こしやすくなるとも考えられている。自律神経系支配の観点から起床直後や就寝前に関しては,生体が運動するにふさわしい状態ではないとか,熟睡をもたらすことが困難になるということであまり推奨されてはいない。以上の点を考

慮すると，少々脂質酸化量の効率が低下しても，安全性を念頭において，一般的には食間（午前10時頃，午後3時頃といったいわゆる「おやつの時間帯」）に運動を実践することが好ましいといえる。

3. 高血圧症に対する治療法

　高血圧症に対する治療の基本的考え方は，定期的な運動実施，適切な食事摂取内容，そして禁煙・節酒といった嗜好品に対する考慮を重要視していくことである。そのような対処によっても十分な降圧が得られないときに，はじめて薬物療法が行われる。薬物治療を開始しても，良好な生活習慣を保っていくことが必要である。
　なお食塩摂取に関しては欧米では5g/日未満を推奨しているが，日本人の摂取量としてはとても難しい数値であり，9g/日未満を目指すことが実際的と考えられる。

3.1 高血圧症に対する運動・スポーツの効果

　高血圧症を長く保有していて，そのために動脈硬化が進行し，動脈硬化性心疾患や脳血管障害を発症してしまった場合には，厳格な運動実施の可否判定が必要になる。また血圧値のコントロール状況や網膜症などの重症度によっては運動実施が禁忌になる場合もあり，この点からも運動実施の可否判定が必要になることがある。

3.2 高血圧症に効果的な運動・スポーツ

　血圧調節に関係している因子には多数のものがあり（図12），これらのものが複雑に絡み合って高血圧に陥らせていると考えられる。少なくとも現時点では遺伝因子対策を行うことは難しく，環境因子対策が重要になる。つまり肥満症対策，定期的な運動実施，食事内容の適正化である。そのなかでもとくに運動は高血圧症対策として重要なものと考えられている。以下に，これまでに報告された高血圧症に対する運動の効果に関して記述する。
　鈴木[36]は，自然発症高血圧ラット（SHR）を使用して，高血圧症に対する運動の効果を検討している。このSHRに対して，生後5週頃より自由運動（水車のような運動器具を使用）を行わせると，非運動群（ケージのなかに入れたままにしておく）と比較して，各週齢で有意に低い血圧を示した（図13）。そしてSHRを生後10週頃に自由運動群と非運動群に分けて経過をみると，これ以降自由運動群のほうが非運動群と比較して，有意に低い血圧を示すようになった（図14）。さらにSHRを，自由運動群と強制運動群（ラット用トレッドミル上を走行させ，さぼると

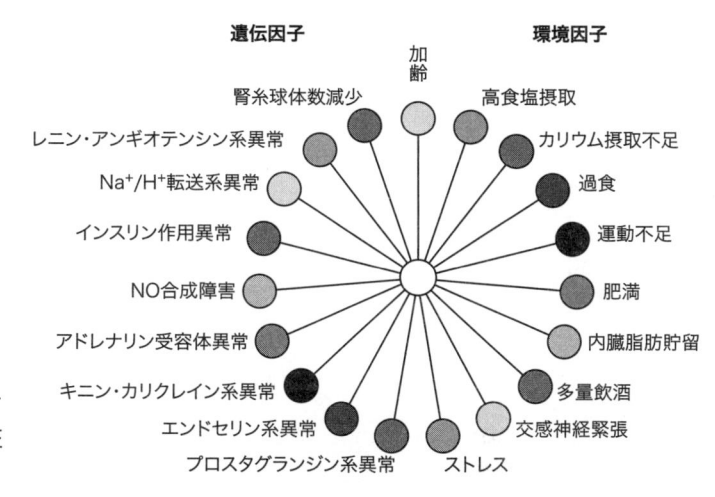

図12 複雑系としての血圧調節系と高血圧の成因

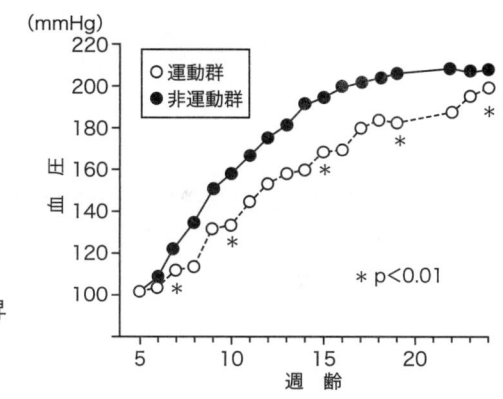

遺伝因子：腎糸球体数減少、レニン・アンギオテンシン系異常、Na$^+$/H$^+$転送系異常、インスリン作用異常、NO合成障害、アドレナリン受容体異常、キニン・カリクレイン系異常、エンドセリン系異常、プロスタグランジン系異常

加齢

環境因子：高食塩摂取、カリウム摂取不足、過食、運動不足、肥満、内臓脂肪貯留、多量飲酒、交感神経緊張、ストレス

図13 自然発症高血圧ラットの血圧上昇に対する自由運動の効果
（文献36より一部改変）

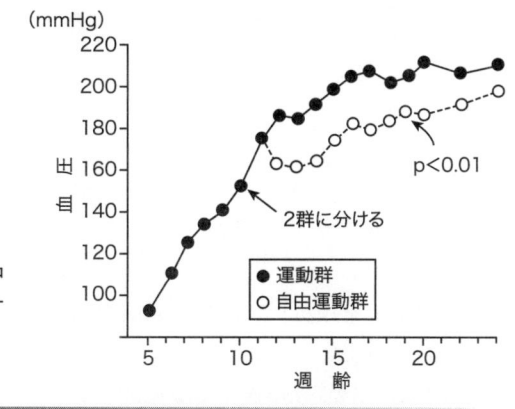

○ 運動群
● 非運動群
* $p<0.01$

図14 自然発症高血圧ラットに対する中途週齢からの自由運動の血圧上昇に及ぼす効果
（文献36より一部改変）

2群に分ける
$p<0.01$
● 運動群
○ 自由運動群

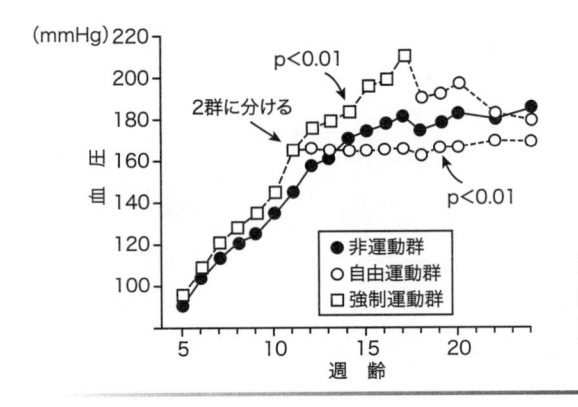

第4章 メタボリックシンドローム対策としての運動

図15 自然発症高血圧ラットの自由運動と強制運動の血圧上昇に及ぼす効果の相違
（文献36より一部改変）

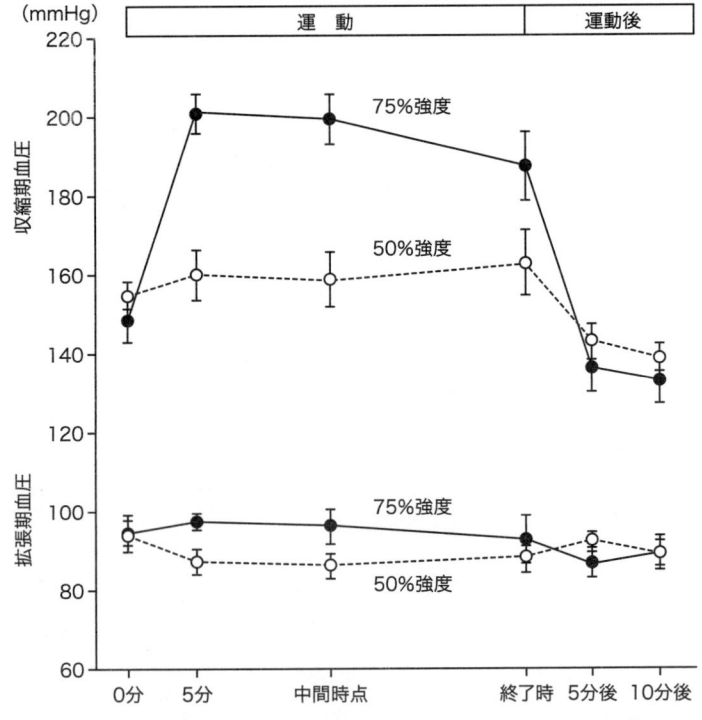

図16 運動強度による運動中の血圧上昇の相違（文献37より一部改変）

電気刺激を受ける）に分けて経過をみると，強制運動群では非運動群に比較しても逆に高い血圧を示した（図15）。これらの結果より，自由運動には血圧の上昇を抑制する効果があること，ある週齢（ヒトでは中年者に相当）から運動を開始しても

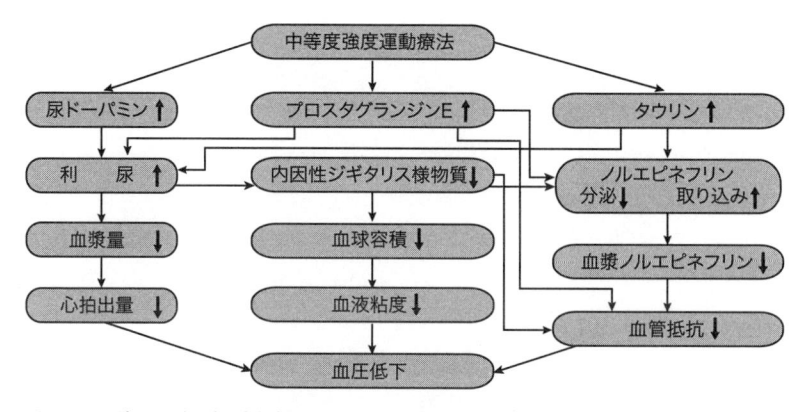

図17 運動による降圧の機序（文献38より一部改変）

効果のあること，運動を強制的に実施させた場合には逆にさらに血圧を上昇させてしまうことなどが判明したと結論付けている。

これまでのメタアナリシスによると，運動による降圧効果は血圧正常者ではごくわずかだが，高血圧症患者では収縮期血圧で10 mmHg前後，拡張期血圧で5 mmHg前後起こっている。

Tashiroら[37]は，運動強度の相違によって，運動中の血圧上昇にかなりの相違が認められると報告している（図16）。最大酸素摂取量の50％強度での運動中の収縮期血圧上昇はごくわずかであるが，75％強度では40～50 mmHgも上昇している。拡張期血圧に対しては両運動強度間で大きな相違は認められないが，75％強度のほうが50％強度よりも高い血圧を運動中に示している。

高血圧症に対する運動の降圧機序に関してはいまだ不明であるが，荒川[38]により以下のようなことが推測されている（図17）。運動トレーニングによって，① カテコラミンの減少，タウリンの増加により，交感神経活動度が低下する，② プロスタグランジンEの増加により，血管の拡張が起こる，③ プロスタグランジンEや心房性ナトリウム利尿ホルモンの増加により，利尿作用が働くなど。

3.3 高血圧症に対する運動療法

Clerouxら[12]は，高血圧症の予防およびコントロールのために運動を推奨する要点をまとめている（表2）。

高血圧症に対する基本的な運動処方は，有酸素的で等張性の運動を主とし，中等度強度で行い，強制的に行わせることを避けるべきである。運動中の息こらえを避

表2　高血圧症を予防あるいはコントロールするための運動として推奨される内容の要点

1	軽症高血圧症患者に対しては，血圧を低下させるために，動的運動（ウォーキング，自転車，非競技の水泳など）を処方するべきである
2	1回50〜60分，3〜4回/週，高強度よりも中等度強度の動的運動が，血圧を低下させる効果がより大きく現れるので，より好ましい
3	とくにβ-ブロッカーではない薬物療法を必要とするような高血圧症患者には，運動は補助的な治療法として処方するべきである
4	高血圧症や冠動脈疾患を保有していない人においては，運動は血圧を低下させる
5	高血圧症や冠動脈疾患を保有していない人においては，運動は冠危険因子を減少させる可能性がある
6	高血圧症を保有していないが，動脈硬化性疾患を発症している人は，循環器系疾患，再梗塞などの原因による死亡の危険性を減少させるために，身体活動量を増やすべきである

けることも重要である。

4. 糖尿病に対する治療法

　糖尿病に対する治療の基本は，適切な食事摂取，定期的な運動実施であり，この生活習慣の改善でも十分な血糖コントロールが得られない場合に，経口血糖降下剤やインスリン治療といった薬物治療が行われる。また神経症・網膜症・腎症といった糖尿病合併症の程度によっては，運動療法が禁忌になることもある。
　併用する食事摂取内容として考えておくべきことは，以下の点である。

1) 3大栄養素の摂取割合（カロリーとしての）を糖質（炭水化物）50〜60％，脂質20〜25％，タンパク質20％前後〔標準体重（kg）× 1.5に相当する重量（g）〕とする。
2) 1日摂取カロリー量（kcal）を，軽労作の場合，標準体重（kg）× 25〜30，重労作の場合，標準体重（kg）× 30〜35とする。

　血糖降下剤あるいはインスリンを使用している患者では，運動中や運動後の低血糖発作に十分に注意することが必要である。運動実施の時間帯は空腹時を避け，必要に応じて運動前に軽食をとることも推奨されている。

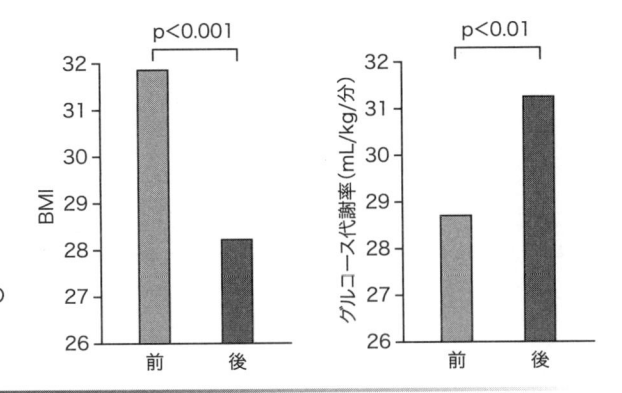

図18 運動トレーニング後のBMIとグルコース代謝率の変動（文献40より一部改変）

4.1 糖尿病に対する運動・スポーツの効果

　糖尿病の予防および治療において，運動実施は必須のことである。インスリン治療を含めて薬物治療を使用せざるをえない場合でも，多くの場合運動実施を併用していくことが重要である。また糖尿病は動脈硬化を進行させる要因であり，動脈硬化性心疾患や脳血管障害を発症してしまった場合には，厳格な運動実施の可否判定を行うことが重要である。

4.2 糖尿病に効果的な運動・スポーツ

　武越ら[39]は，インスリン非依存型糖尿病患者8名を対象にして，3ヵ月間の有酸素性運動トレーニングの効果を検討している。トレーニング前後での糖負荷試験の結果より耐糖能の変化を比較し，インスリン感受性に関して報告した。トレーニング後には，糖負荷後の血糖値の上昇が減少しており，同時にインスリン分泌反応も低下していた。これはインスリン感受性亢進を示し，等量のインスリンに対する血中のブドウ糖の骨格筋組織への取り込みが増加したためと，結論付けている。

　Riceら[14]は，16週間にわたって有酸素性運動（1回60分，5日/週）とレジスタンス運動（マシントレーニング，3日/週）を行い，これらの運動トレーニングの糖質代謝に対する効果を検討している。トレーニング前後で糖負荷試験を行い，食事療法のみと比較して，両群ともに糖負荷後の血糖値およびインスリン値が低値を示し，両運動トレーニングが糖質代謝に良好な効果を示したと報告している。

　佐藤と押田[40]は，単純肥満患者6名および肥満糖尿病患者9名に4～8週間にわたって食事制限（1,000～1,600 kcal）と運動トレーニング（2 km走あるいは1万歩/日の歩行）を実施させ，その前後にてインスリンクランプ法（euglycemic insulin clamp）によりグルコース代謝率の変化を検討している（図18）。トレー

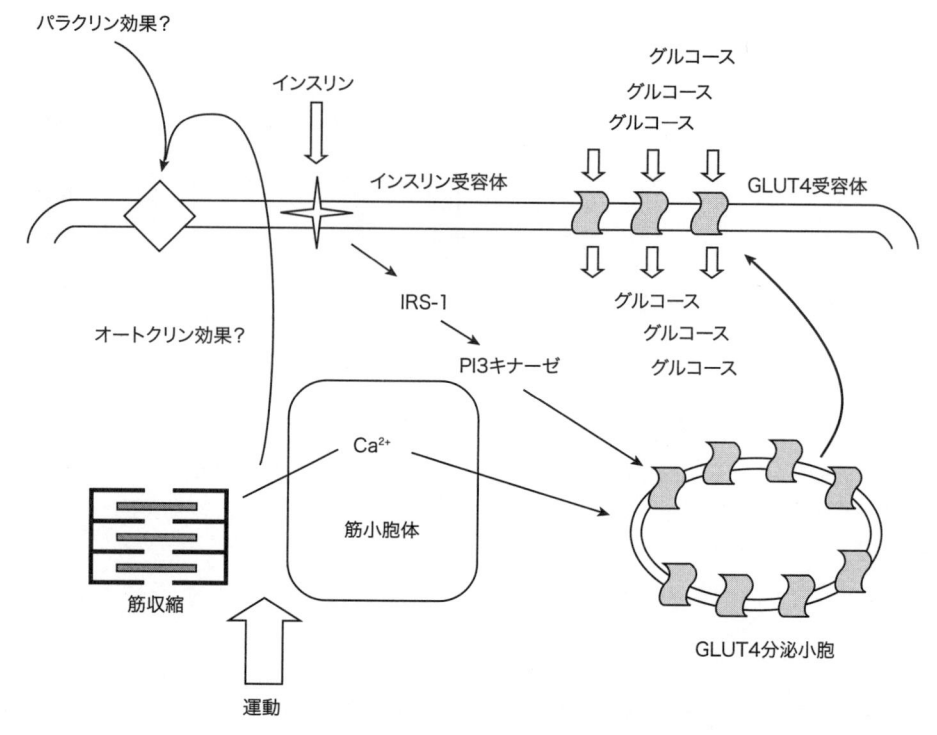

図19 骨格筋内へのグルコースの取り込み。IRS-1：インスリン受容体基質-1，PI3キナーゼ：ホスファチジルイノシトール3キナーゼ（文献41より一部改変）

ニング後にはグルコース代謝率が有意に増大しており，これはインスリン感受性亢進を示すと報告している。

　骨格筋におけるグルコース取り込みに関してGLUT4（糖輸送担体4）が果たす役割に関して，多数の研究が行われている。そのなかでGoodyearら[41]が報告しているものを図19に示している。血中インスリンが骨格筋細胞膜のインスリン受容体に結合すると，その情報がIRS-1（インスリン受容体基質1）やPI3キナーゼ（ホスファチジルイノシトール3キナーゼ）を介在してGLUT4分泌小胞に伝わり，GLUT4が分泌され，それが骨格筋細胞膜に到達し，骨格筋細胞膜よりのブドウ糖透過を可能にさせると考えられている。また運動を行った際には，血中インスリンがインスリン受容体に結合することとは独立して，筋小胞体への刺激によりCaイオンを介在し，GLUT4分泌小胞からのGLUT4分泌を促すとも考えられている。運動の効果として，このGLUT4も重要な役割を果たしていることになる。

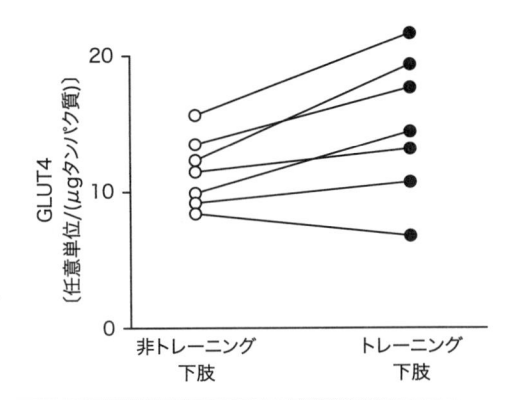

図 20 10週間, 片脚下肢の持久性トレーニングを行った7名の健常若年男性における外側広筋内の個々のGLUT4値 (文献42より一部改変)

運動トレーニングを行った側の下肢と行わなかった側の下肢の外側広筋の筋生検を行い, GLUT4濃度を測定したところ, その濃度は前者で多かった。その結果より, 運動トレーニングを継続することによってGLUT4が増加することを, Delaらが立証している[42] (図20)。

適切な有酸素性運動は, インスリン感受性亢進, GLUT4の増加をもたらし, また脂質代謝の改善を導くことになる。これらのことから糖尿病の治療法として運動トレーニングを食事療法とともに実施させることは, 有用なことと考えられる。

4.3 糖尿病に対する運動療法

基本的には有酸素性運動が推奨されている。ある程度の筋力および筋持久力も必要として, ウエイトトレーニングを勧める研究者も増えてきている。有酸素性運動と数種類のウエイトトレーニングを交互に行っていく, 油圧式マシンを使ったサーキット運動 (WRCE, 第6章12項参照) も, 徐々に取り入れられてきている。

運動時のエネルギー産生機構から考えると, 有酸素的に糖質を多量に利用していくためには, それほど強度の高い運動は推奨されない。Lampmanらの報告[43]によれば, インスリン感受性亢進は70%$\dot{V}_{O_2}$max以上の運動強度では得られなかった。これらより, 好ましい運動強度は50〜60%$\dot{V}_{O_2}$maxと考えられる。Houmardら[44]もインスリン感受性に対する効果的な運動内容に関して検討し, インスリン感受性を高めるためには, 中等度強度であればそれほど多量に運動量がなくても, 高強度・多量の運動内容と同等の効果が得られると, 報告している。

佐藤ら[40]は, スポーツ選手6名を対象に行ったトレーニング中断によるインスリン感受性への影響 (低下) の結果から, 運動頻度は3日/週以上が好ましいと推測

している。糖尿病に対してウォーキングやスイミングなどを実施する頻度は，他の生活習慣病と同様に3〜4日/週が推奨される。とくに糖尿病患者では，それ以外の日にも日常生活内での1万歩/日前後の歩行は必要である。

文　献

1) Solomon TPJ, Sistrun SN, Krishnan RK et al: Exercise and diet enhance fat oxidation and reduce insulin resistance in older obese adults. J Appl Physiol, 104: 1313-1319, 2008.
2) O'Leary VB, Marchetti CM, Krishnan RK et al: Exercise-induced reversal of insulin resistance in obese elderly is associated with reduced visceral fat. J Appl Physiol, 100: 1584-1589, 2006.
3) Goodpaster BH, Katsiaras A, Kelley DE: Enhanced fat oxidation through physical activity is associated with improvements in insulin sensitivity in obesity. Diabetes, 52: 2191-2197, 2003.
4) Borg P, Kukkonen-Harjula K, Fogelholm M et al: Effects of walking or resistance training on weight loss maintenance in obese, middle-aged men: a randomized trial. Int J of Obes, 26: 676-683, 2002.
5) Kelley GA, Kelley KS, Franklin B: Aerobic exercise and lipids and lipoproteins in patients with cardiovascular diseases: a meta-analysis of randomized controlled trials. J Cardiopulm Rehabil, 26: 131-144, 2006.
6) Kelley GA, Kelley KS, Tran ZV: Aerobic exercise and lipids and lipoproteins in overweight and obese adults: a meta-analysis of randomized controlled trials. Int J Obes, 29: 881-893, 2005.
7) Kelley GA, Kelley KS, Tran ZV: Exercise, lipids, and lipoproteins in older adults: a meta-analysis. Prev Cardiol, 8: 206-214, 2005.
8) Kelley GA, Kelley KS: Aerobic exercise and lipids and lipoproteins in children and adolescents: a meta-analysis of randomized controlled trials. Atherosclerosis, 191: 447-453, 2007.
9) Kelley GA, Kelley KS, Tran ZV: Aerobic exercise and lipids and lipoproteins in women: a meta-analysis of randomized controlled trials. J Womens Health, 13: 1148-1164, 2004.
10) Lee H, Park J, Choi I et al: Enhanced functional and structural properties of high-density lipoproteins from runners and wrestlers compared to throwers and lifters. BMB reports, 42: 605-610, 2009.
11) Cho K: Biomedicinal implications of high-density lipoprotein: its composition, structure, functions and clinical applications. BMB reports, 42: 393-400, 2009.
12) Cleroux J, Feldman RD, Petrella RJ: Recommendations on physical exercise training. CMAJ, 160: s21-s28, 1999.
13) Orozco LJ, Buchleitner AM, Gimenez-Perez G et al: Exercise or exercise and diet for preventing type 2 diabetes mellitus (Review). 2008 The Cochrane Collaboration, John Wiley & Sons, 2008.
14) Rice B, Hudson R, Janssen I et al: Effects of aerobic or resistance exrcise and/or diet on glucose tolerance and plasma insulin levels in obese men. Diabetes Care, 22: 684-691, 1999.
15) Salem MA, AboElAsrar MA, Elbarbary NS et al: Is exercise a therapeutic tool for

improvement of cardiovascular risk factors in adolescents with type 1 diabetes mellitus? A randomised controlled trial. Diabetology & Metabolic Syndrome, 2: 47-56, 2010.
16) Wister A, Loewen N, Kennedy-Symonds H et al: One-year follow-up of a therapeutic lifestyle intervention targeting cardiovascular disease risk. CMAJ, 177: 859-865, 2007.
17) Eriksson MK, Franks PW, Eliasson M: A 3-year randomized trial of lifestyle intervention for cardiovascular risk reduction in the primary care setting: the Swedish Bjoknas study. PloS ONE, 4 (4) :1-15, 2009.
18) Laaksonen DE, Niskanen LK, Lakka H et al: Low levels of leisure-time physical activity and cardiorespiratory fitness predict development of the metabolic syndrome. Diabetes Care, 25: 1612-1618, 2002.
19) Tyldum GA, Schjerve IE, Tjonna AE et al: Endothelial dysfunction induced by postprandial lipemia: complete protection afforded by high intensity aerobic interval exercise. J Am Coll Cardiol, 53: 200-206, 2009.
20) Woodman CR, Ingram D, Bonagura J et al: Exercise training improves femoral artery blood flow responses to endothelium-dependent dilators in hypercholesterolemic pigs. Am J Physiol Heart Circ Physiol, 290: H2362-H2368, 2006.
21) Woodman CR, Turk JR, Williams DP et al: Exercise training preserves endothelium-dependent relaxation in brachial arteries from hyperlipidemic pigs. J Appl Physiol, 94: 2017-2026, 2003.
22) Defronzo RA, Ferrannini E: Insulin resistance. A multifaceted syndrome responsible for NIDDM, obesity, hypertension, dyslipidemia, and atherosclerotic cardiovascular disease. Diabetes Care, 14: 173-194, 1991.
23) 日本動脈硬化学会: 高脂血症治療ガイド2004年版, 南山堂, 東京, 2004.
24) 日本動脈硬化学会: 動脈硬化性疾患予防ガイドライン2007年版, 日本動脈硬化学会, 東京, 2007.
25) Jakicic JM et al: Effect of exercise duration and intensity on weight loss in overweight, sedentary women: a randomized trial. JAMA, 290: 1323-1330, 2003.
26) Irwin ML et al: Effect of exercise on total and intra-abdominal body fat in post-menopausal women: a randomized controlled trial. JAMA, 289: 323-330, 2003.
27) Jakicic JM et al: Effects of intermittent exercise and use of home exercise equipment on adherence, weightloss, and fitness in overweight women: a randomized trial. JAMA, 282: 1554-1560, 1999.
28) Fox EL: Sports Physiology, WB Saunders, pp. 27-29, 211-221, 1979.
29) 鈴木慎次郎 他: 肥満治療のための運動と栄養の処方に関する研究. 体育科学, 4: 31-38, 1976.
30) Achten J et al: Optimizing fat oxidation through exercise and diet. Nutrition, 20: 716-727, 2004.
31) Knechtle B et al: Fat oxidation in men and women endurance athletes in running and cycling. Int J Sports Med, 25: 38-44, 2004.
32) Van Aggel-Leijssen DPC et al: Effect of exercise training at different intensities on fat metabolism of obese men. J Appl Physiol, 92: 1300-1309, 2002.
33) Schrauwen P et al: The effect of a 3-Month low intensity endurance training program on fat oxidation and acetyl-CoA carboxylase-2 expression. Diabetes, 51 :2220-2226, 2002.
34) Maffeis C et al: Nutrient oxidation During moderately intense exercise in obese prepubertal boys. J Clinical Endocrinol Metab, 90 :231-236, 2005.
35) Bergman BC, Brooks GA: Respiratory gas- exchange ratios during graded exercise in fed

and fasted trained and untrained men. J Appl Physiol, 86 :479-487,1999.
36) 鈴木慎次郎: 高血圧ラットに対する運動の効果. からだの科学, 89: 127-131, 1979.
37) Tashiro E et al: Crossover comparison between the depressor effects of low and high work-rate exercise in mild hypertension. Clin Exp Pharmacol Physiol 20:689-696,1993.
38) 荒川規矩男: 高血圧―スポーツと臨床応用―. 最新医学, 43: 2225-2229, 1988.
39) 武越　裕 他: 糖尿病のひと―病気のひとの運動と栄養の考え方. 臨床栄養, 65: 548-554, 1984.
40) 佐藤祐造, 押田芳治: トレーニングの運動効果―糖尿病運動療法の現状とその実際―. 臨床スポーツ医学, 5: 509-514, 1988.
41) Goodyear IJ, Kahn BB: Exercise, glucose transport, and Insulin sensitivity. Annu Rev Med, 49: 235-261,1998.
42) Dela F et al: GLUT4 and insulin receptor binding and kinase activity in trained human-muscle. Journal of Physiology, 469: 615-624,1993.
43) Lampman RM et al: The influence of physical training on glucose tolerance, insulin sensitivity and lipid and lipoprotein concentration in middle-aged hypertriglyceridemic, carbohydrate intolerant men. Diabetologia, 30: 380-385,1987.
44) Houmard JA et al: Effect of the volume and intensity of exercise training on insulinsensitivity. J Appl Physiol, 96: 101-106, 2004.

（坂本　静男）

第5章
メタボリックシンドロームにおいて重要なメディカルチェック

第5章 メタボリックシンドロームにおいて重要なメディカルチェック

はじめに

　日本人の体格は，老いていくにつれ下肢は筋量が減少して細くなり，腹部は筋量が減少し脂肪が蓄積して太くなる。「老いは足腰から」の言葉どおりの経年的な生理的変化ではあるが，これが今日のメタボリックシンドロームに至る経過である。脂肪組織は断熱作用を持ち，単にエネルギーの貯蔵庫であると思われてきたが，今日では人体最大の内分泌器官といわれるようになった。腹部脂肪（内臓脂肪）の蓄積が，門脈血中への遊離脂肪酸の過剰放出やアディポサイトカインの分泌異常をきたし，インスリン抵抗性をはじめとする病態から高血圧，糖尿病，脂質異常症を起こし，動脈硬化の進展から脳卒中，心筋梗塞といった致死的疾患へとドミノ倒しのように形成されていくことが明らかになってきた。

　メタボリックシンドローム対策には，食事療法だけでなく運動療法が不可欠である。内臓脂肪は皮下脂肪と比べつきやすいが落ちやすいことがわかっており，うまく取り組めば改善が期待できる。しかし，運動を始める前にはメディカルチェックを行い，運動に起因する事故を防ぐこと，またその結果が運動処方に反映され，安全で効果的な運動を行うことが重要である。

　メディカルチェックの目的として，アメリカスポーツ医学会（ACSM）の運動処方の指針[1]では次のようになっている。

1) 医学的に運動禁忌者を識別し除外すること。
2) 年齢，症状，危険因子の保有状況などから疾患のリスクが高く，運動開始前に医学的評価と運動負荷試験を実施すべき者を識別すること。
3) 臨床上明らかな疾患を有し，医学的監視下の運動プログラムに参加すべき者を識別すること。
4) 特別な配慮を要する者を識別すること。

1. スポーツ心臓 （図1）[2]

　スポーツ心臓とは，身体的トレーニングによってその適応現象の結果として心臓が形態的・機能的変化をきたしたものである。ランニング等の等張性運動（動的運動）とウエイトリフティングなどの等尺性運動（静的運動）では，心臓に与える影響が異なる。等張性運動では高心拍量により前負荷が増大する。そのため心腔は拡大し前負荷を軽減させる。血圧の上昇は軽度であり，代償機転としての心室壁肥厚

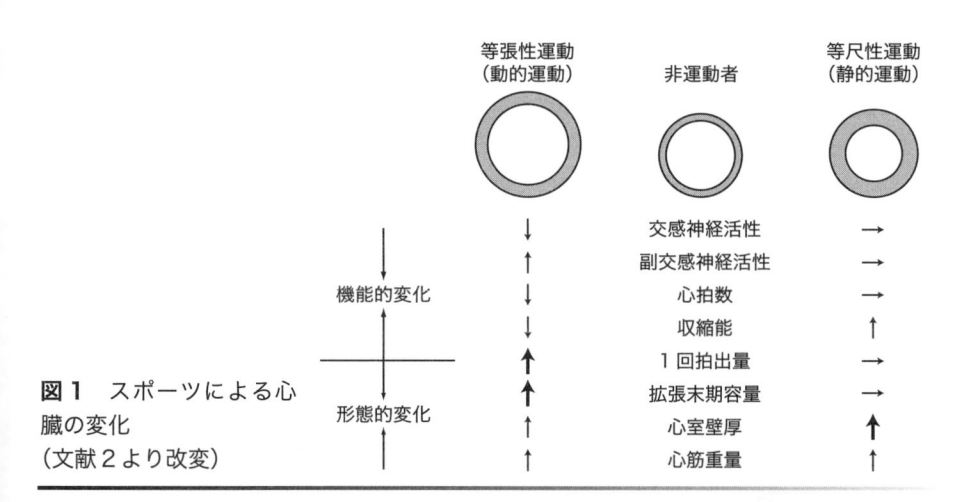

図1 スポーツによる心臓の変化
（文献2より改変）

	等張性運動 (動的運動)	非運動者	等尺性運動 (静的運動)
交感神経活性	↓		→
副交感神経活性	↑		→
心拍数	↓		→
収縮能	↓		↑
1回拍出量	↑		→
拡張末期容量	↑		→
心室壁厚	↑		↑
心筋重量	↑		↑

（機能的変化／形態的変化）

も軽度である。その結果，駆出分画は低下し，安静時の形態機能は拡張型心筋症様の所見となる。一方，等尺性運動では血圧が上昇し，後負荷が増大する。それに対し心室壁は肥大して後負荷を減少させる。安静時には血圧上昇は高度でないため，駆出分画は増加し，形態機能は肥大型心筋症様の所見となる。

　等張性運動では，交感神経活性は抑制され副交感神経活性が亢進しているので，心拍数は低下し洞徐脈，洞停止・洞房ブロック，房室ブロック（Ⅰ度，Wenckebach型Ⅱ度房室ブロック）などの徐脈性不整脈の発生が特徴的である。スポーツ心臓としては，その他に左室肥大，心室内伝導障害（右脚ブロック），ST-T上昇などの心電図所見がみられることが多い。スポーツ心臓は高度なトレーニングを長期間行ったために起こる変化であり，トレーニングを止めると数年以内にその形態機能はもとに戻ってしまう。したがって，メディカルチェックにおいて，現在は運動習慣のない中高年の人にみられた心電図異常を，若い頃の運動に起因する「スポーツ心臓」と考えるのはまちがいであり，心疾患の存在を疑うべきである。

2．突然死 （図2）

　運動中の突然死は最悪の事態である。メディカルチェックの目的は，まず第1に突然死を防ぐことであるといっても過言ではなく，ハイリスクの対象を見逃さないことに尽きる。突然死とは一般的に，症状出現から24時間以内の急性内因死をいう。運動による突然死は，最大運動時に限られたものではなく，運動後（直後から多くは5分以内）にも出現する。メタボリックシンドローム対策として気軽に行う

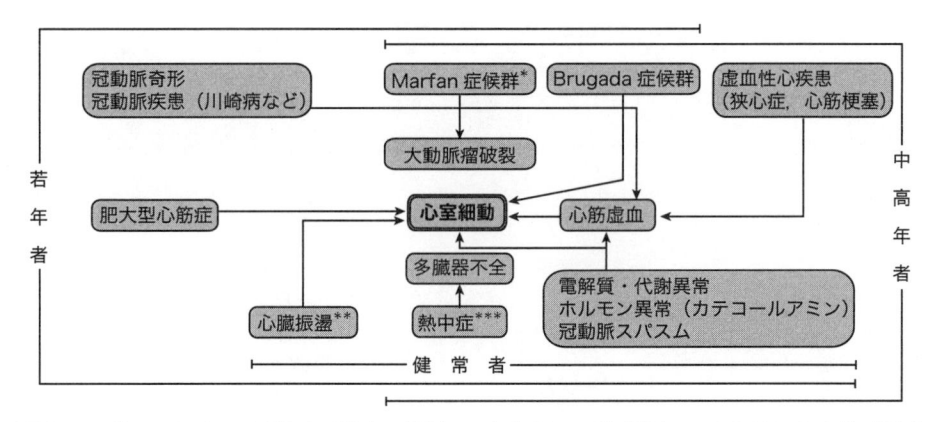

図2 スポーツによる突然死の機序。＊遺伝，高身長で四肢が長い。90％に心血管病変あり。＊＊胸部衝撃が原因で生じる。野球の競技中の発生が多い。＊＊＊重症で発汗停止，高体温，意識障害

運動は，ウォーキングやジョギングが多い。とくにジョギング人口は，近年の健康志向の影響を受け増加の一途をたどっているが，運動には予期せぬ事故（突然死やニアミス）があり，マラソン大会や運動療法中の事故がマスコミでも大きく報道されている。日常生活動作のなかで，運動は突然死のリスクが高い行為である。

スポーツに関連した突然死の報告は，高校生・大学生で1/30万〜1/40万人，社会人で1/4万〜1/5万人と，加齢による増加があり，男性に多いとされている。若年者から中高年者までの一般市民が利用し，健康度，種目，運動強度や時間もさまざまである地域の運動施設における事故調査では，心肺停止は1/360万人の頻度であった[3]。

突然死の多くは心臓に原因があり，若年者では肥大型心筋症，中高年では虚血性心疾患が重要である。これらの疾患があると，運動により致死的不整脈（心室頻拍・心室細動）が惹起されると推察されるが，まれに基礎心疾患がなくても心室細動が誘発されることがある。その他に，若年者に特徴的なものとして心臓振盪がある。これは胸郭形成が未熟な成人以下の年代にみられ，前胸部の非貫通性衝撃で心室細動が誘発されるものである。心臓，胸骨，肋骨には構造的損傷がみられない。衝撃の強さ（衝撃物のスピードや堅さ）が大きく，胸壁上の心臓中央の位置で，心電図上のT波のタイミングという条件がそろえば，心室細動誘発の可能性は高くなる。野球などの球技で多いが，空手，ボクシング，柔道でも発症報告がある。

中高年者では，虚血性心疾患からの突然死の発生が多いが，症状のない軽度の冠

動脈狭窄病変であっても，運動時の血圧上昇や脱水により不安定プラークの破綻をきたし，急性心筋梗塞に至ることがある。これは，運動負荷心電図検査を実施しても，メディカルチェックで全てを検出し予見することは不可能であるといわざるを得ない。

　肥大型心筋症は心機能が正常であることが多く，高いレベルのアスリートにも存在する。肥大型心筋症は，スポーツ心臓との鑑別が困難であることが少なくないため，いわゆるグレイゾーンとなり診断に苦慮し，最終的な判断を誤っている例が存在すると思われる。一方，拡張型心筋症は心不全症状を主徴とするためスポーツ参加は限られており，またメディカルチェックで診断することも肥大型心筋症ほど困難でない。

　突然死を防ぐためには，メディカルチェックを適正に実施すること，細かな体調の変化を捉えること，無理をしないことが大切である。現場での救急対策の1つは，AED（自動体外式除細動器）の設置と心肺蘇生の手技を習得した人員を配置しておくことである。心室細動には素早いAED作動が唯一の有効な治療といっても過言ではなく，多くの人の意識が人命救助につながる。

3. メディカルチェック項目

　メタボリックシンドローム予防・改善のための運動療法におけるメディカルチェックの項目として，内科系と整形外科系に大別される。メタボリックシンドローム患者およびその予備群では，対象者の年齢やその体型的特徴から，膝・腰といった荷重関節の障害がすでに存在すること，または運動実施に伴い出現してくることが経験され，運動継続が困難となることも多いのが現実である。それを考慮し，本稿では前半に内科系，後半に整形外科系チェック項目について解説する。

3.1　内科系メディカルチェック

　メディカルチェック項目は，一般の健康診断とほぼ同じである。メタボリックシンドロームの病態と運動の実施という観点から考慮すると，循環器系検査に重点を置くことになると思われる。

3.1.1　問　診
a) 既往歴
　リウマチ熱，川崎病，心筋炎，WPW（Wolff-Parkinson White）症候群，不整脈，

感染症（とくにウイルス）の既往の有無や，学校健診・職場健診の状況も確認する。

b）家族歴

家系に突然死がないかどうかは重要である。肥大型心筋症には遺伝がみられる。また，高血圧，脂質異常症，糖尿病などについても状況を確認しておく。

c）症　状

労作・運動に伴う症状はないか，息苦しさ，動悸，浮腫，失神，眼前暗黒感などについて聴取する。

3.1.2　理学的所見

胸部聴診で呼吸音，過剰心音（III，IV音）や心雑音，不整脈がないことを確認する。降圧剤を使用している対象者の場合は，血圧測定を行う際に服用時間を加味して評価する。その他，橈骨動脈，足背動脈を触知し，拍動の強さや左右差，末梢皮膚の色調や温度について調べておく。

3.1.3　尿検査

尿タンパク，糖，潜血の定性検査を行う。正常の場合はいずれも検出されない。尿タンパク陽性の場合は，腎疾患（腎炎，ネフローゼ等）の存在を考慮し再検査を要するが，必ずしも病的ではない。運動性タンパク尿は健常人にもみられ，運動強度に依存する。尿糖陽性の場合は高血糖が疑われ，血糖値の確認が必要である。潜血反応は腎疾患（腎炎，腎結石など）以外でも運動性血尿，骨格筋障害によるミオグロビン尿，足底部の衝撃によるヘモグロビン尿でみられる。

3.1.4　血液検査

a）血液一般検査

白血球数，赤血球数，ヘモグロビン，ヘマトクリット，血小板数がある。主に貧血や血液疾患を調べる。

b）生化学検査

肝胆道系障害を GOT（AST），GPT（ALT），γGTP，腎障害を BUN，クレアチニン，生活習慣病の状況を HDL・LDL コレステロール，中性脂肪，血糖，尿酸でみる。また骨格筋障害が疑われる場合には CPK，GOT（AST），LDH が指標となる。

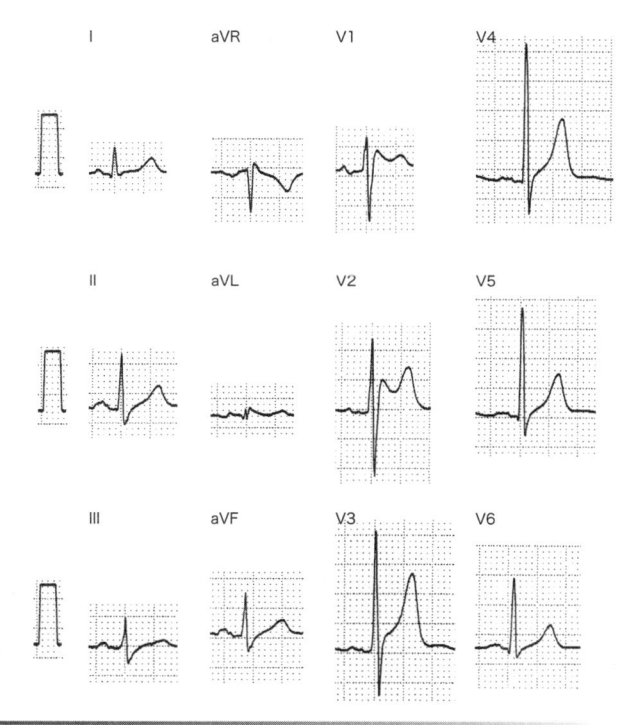

図3 Brugada型心電図。V1-V3でT波が陰性のcoved型と，陽性・2相性のsaddle-back型（本例）がある。

3.1.5 胸部X線

　肺野の病変，胸膜肥厚や癒着の有無をみる。疾患や手術により肺容量が減少している場合には運動処方に重要な情報となる。また心陰影や大動脈の形態異常に注意し，併せて心胸郭比の計測を行う。心胸郭比は通常50％未満であり，55％以上の場合は病的心拡大を疑うべきである。

3.1.6 安静時心電図

　心電図は心筋（作業筋および刺激伝導系）電気現象の記録である。リズム診断（不整脈診断）と波形診断（心筋虚血・障害，肥大，脚ブロック，WPW症候群）を行うが，心機能は評価できない。中高年の運動参加前の心電図所見として重要なものは，高血圧性心肥大，虚血所見が疑われるST-T変化，心筋症が疑われるST低下や陰性T波，異常Q波であり，これらがみられた場合は2次検査へと進むべきである。また，運動中の事故原因としての頻度は高くないが注意すべき心電図として，Brugada症候群があげられる。これは東南アジアで多いポックリ病の原因として近年注目されてきたもので，心室頻拍・心室細動から突然死をきたすものである。右

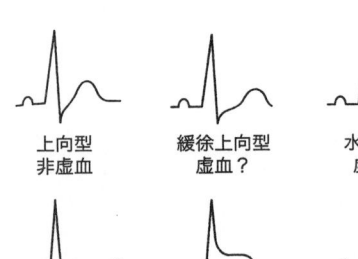

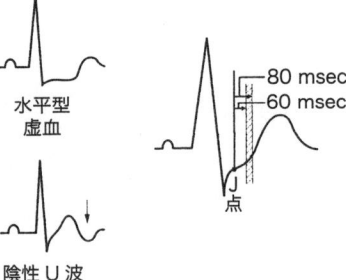

図4 虚血判定

(上段) 上向型非虚血／緩徐上向型虚血?／水平型虚血／80 msec／60 msec／J点
(下段) 下降型虚血／上昇型虚血／陰性U波虚血

脚ブロックに右側胸部誘導（$V_1 \sim V_3$）でST上昇を伴った特徴的な波形（Brugada型心電図，図3）を呈するが，この心電図を呈するもの全てがハイリスク群と診断されるわけではない。

心筋症や本症が考えられる心電図がみられた際には，突然死の家族歴，失神や眼前暗黒感，激しい動悸発作などの，致死的不整脈（心室頻拍・心室細動）が疑われる症状の有無を確認し，精査をするべきである。

3.1.7 運動負荷心電図検査

メタボリックシンドロームの中高年を対象としたメディカルチェックでは，必須検査とすべきである。中高年の運動時の事故原因として，虚血性心疾患が重要である。運動負荷心電図検査での虚血性変化の検出感度は70％程度ではあるが，本検査を実施する意義は大きい。本検査の目的は虚血変化のスクリーニング，運動誘発性不整脈の診断や運動処方である。数種の負荷装置やそれぞれのプロトコールがあるが，メタボリックシンドロームのメディカルチェックでは自転車エルゴメータやトレッドミルを用い，漸増式負荷（多段階法，ramp法）プロトコールを用い，症候限界または目標心拍数として（220－年齢）の85～90％まで観察するとよい。虚血判定はST変化の形態とU波の出現が重要である。ST変化では接合部（J点）から60～80 msecで1 mm以上の水平型または下降型ST下降，あるいはQ波のない誘導でのST上昇は虚血反応である（緩徐上向型は偽陽性が多いとされている）。また陰性U波の出現は高度狭窄病変を示唆するとされている（図4）。不整脈では主に上室頻拍，心房細動，心室期外収縮，心室頻拍の誘発を検討する。心拍数の増加とともにPQ，QT時間は短縮する。安静時心電図で徐脈がみられた場合，運動負荷によりP波の頻度が増加反応し，房室ブロックが消失し心拍増加反応が正常であ

れば機能的徐脈と考えられる。

3.1.8 その他（2次検査）

心エコー，ホルター心電図，自律神経反射試験があるが，2次検査とすべきものである。

a）心エコー

安静時心電図で左室肥大，胸部X線で心陰影や大動脈の形態異常，心陰影拡大があれば，心エコーを実施する。心機能・形態の解析に優れている。たとえば心電図でST-T異常を伴わないhigh voltageの場合，心室壁の動きや心室壁厚を計測することで心肥大，器質的心疾患の有無が解決される。心エコーは弁膜症，心筋症やMarfan症候群（大動脈瘤）の検出，重症度の判定に有用性が高い。

b）ホルター心電図

24時間記録可能な携帯型心電計で記録する。最近の機種は軽小化されており，通常の日常生活が可能であり不便はほとんど感じない。一過性，とくに夜間睡眠中の不整脈の検出に優れている。迷走神経が優位である夜間には洞停止，房室ブロックなどの徐脈性不整脈の出現が多くなる。安静時心電図で著明な洞徐脈の所見がみられ，その原因検索や他の徐脈性不整脈の合併が疑われる場合に有用である。また運動や労作に伴う動悸，胸痛などの胸部症状や失神がある場合には，記録時に症状の再現があれば心臓性か否かの原因確定ができる。

c）自律神経反射試験

2次検査項目ではあるが，水泳や水中運動（とくに潜水）のように顔を水に浸ける場合には調べておくべき検査に，自律神経反射試験の1つとして潜水反射試験（diving reflex）がある（図5）。これは5～6℃の冷水を入れた洗面器に息こらえをしながら30秒間，耳介付近まで顔面を浸水する。浸水をはさんで前後に心電図モニターを連続記録する。冷水刺激により三叉神経を介して迷走神経緊張が亢進し，徐脈が出現する。RR間隔が3秒以上に延長すると失神をきたす可能性がある。メタボリックシンドロームの運動療法として水泳・水中運動の参加者が多いと思われ，事故予防のための有用な検査の1つであると考えている。

以上のようであるが，内科的メディカルチェック項目については古くから推奨さ

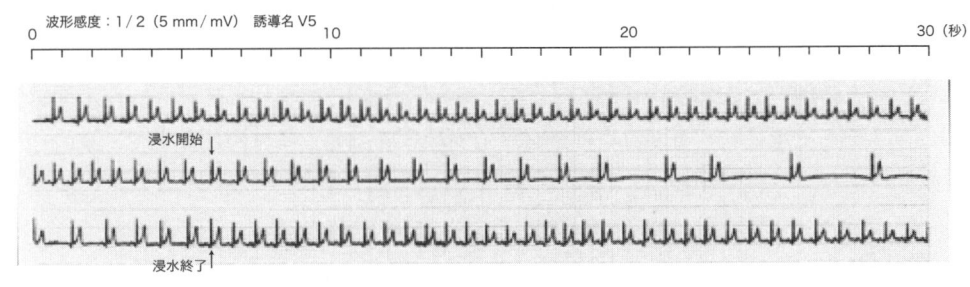

図5 潜水反射試験（diving reflex）。顔面浸水時に著しい徐脈が出現し，maxRRは2.5 secであった。

表1　メディカルチェックにおける基本検査項目	
検査	項目
血液学検査	赤血球数，ヘモグロビン，ヘマトクリット，白血球数 【注1】血小板数は対象により考慮する
生化学検査	GPT（ALT），GOT（AST），γ-GTP，総タンパク，総コレステロール，中性脂肪，尿酸，BUN，クレアチニン，血糖 【注2】アルカリフォスファターゼ，LDH，CPKは対象により考慮する 【注3】Fe，フェリチンを女性あるいは競技スポーツ選手で貧血が予想される場合に測定する 【注4】肝臓疾患が疑われたときは，原因ウイルスの検索（IgM HA抗体，HBs抗原，HCV抗体等），および以下の項目を選択する：アルブミン，コリンエステラーゼ，プロトロンビン時間またはヘパプラスチンテスト，総ビリルビン
尿検査	尿タンパク，尿潜血，尿糖 【注5】尿検査は対象により考慮する
胸部X線写真	
安静心電図	【注6】運動負荷心電図をすべての対象に行うことが望ましいが，施設，マンパワーの面で現状では完全に対応できないことから，安静心電図に異常の認められた例，40歳以上の男性，50歳以上の女性には基本検査とする

日本臨床スポーツ医学会学術委員会内科部会勧告（2005年10月発表）より。（文献4より引用）

れているものと，最近のものでは大きな差異はないようである．参考に日本臨床スポーツ医学会学術委員会内科部会勧告（2005）を挙げておく（表1）[4]．

3.2 整形外科系メディカルチェック

運動を始める際に，安全かつ効果的に行うためには，内科系メディカルチェックだけでなく整形外科系メディカルチェックが必要である．

メタボリックシンドロームでは整形外科的な評価を行うことはないが，腰椎椎間板ヘルニアや変形性膝関節症などの整形外科的疾患を合併していることが少なくない．また，現在症状がなくとも，運動療法が開始された後に疼痛が発生し，運動を継続できなくなることもある．運動・スポーツの種目の選択においても整形外科的メディカルチェックの意義は大きい．

基本的事項として，内科系メディカルチェックと同様にまず問診を行い，次に部位別のチェックを行う．その際，中高齢の女性では骨密度の検査も併せて行っておくことが望まれる．

詳細なチェックは専門医が行うが，ここではメタボリックシンドローム予防・改善のための運動参加のスクリーニングとして，部位別に簡単なチェック項目を記しておく．

3.2.1 問 診

既往歴として，運動器の過去の外傷・障害の有無，診断名，治療歴，後遺症の有無などを聴取する．さらに，現病歴として，現在有している運動器の症状，治療状況を聴取する．現在治療中の疾患については，診断名や治療内容を確認しておく．股関節，膝関節，足関節の変形性関節症や関節リウマチ，腰椎椎間板ヘルニア，脊柱管狭窄症などでは，担当医とのコンタクトを行い，治療内容，運動療法が可能であるか，避けるべき運動についての意見を交換することが必要である．

a）疼 痛

疼痛には自発痛や運動痛，圧痛がある．自発痛を有する場合には，運動を推奨できる状態ではない．運動痛では，どのような運動により疼痛が誘発されるかを聴取する必要がある．歩行による疼痛は運動の選択に重要な事項であるため，疼痛の有無，どれくらい痛みがなく歩行が可能であるか，時間や距離を確認する．圧痛は変形性関節症の状態や筋痛の程度を知る際に有用である．

b) 歩　行

　どれくらいの時間，距離の歩行が可能であるか確認する．その際，疼痛，体力，しびれ等の何が原因で歩行が困難になるのか聴取する．腰部脊柱管狭窄症では，数十～数百メートル歩くと下肢に疼痛が誘発され，前屈して休むとまた歩き出すことが可能になる間欠性跛行がみられる．自覚していることが少ないため，休みながら歩行をしているのか等，具体的に聴取するとよい．

　膝関節部においては，歩行中に急に力が抜け「ガクッ」となる膝くずれ現症（giving way）がある．膝周囲の筋力低下だけでなく，靱帯損傷などによる膝関節の不安定性や半月板損傷などの病態が隠れていることもあるので確認をする．

　脊髄症状では，つまずきやすいといった症状からはじまることがある．また，脊髄症状等により筋力低下を合併している場合には，靴がつま先だけ磨り減っていることがあるので，靴の状態にも眼を通しておくとよい．

3.2.2　部位別チェック項目

　運動器に対する既往歴や現病歴がまったくない場合はまず問題ないが，関節疾患の既往歴や現病歴を有している場合には，一通りの評価が必要となる．

　運動器の評価は，アライメント（骨の並び），腫脹，疼痛，関節可動域，徒手筋力テスト，症状誘発テストからなる．腰部および膝部の評価が重要であるが，関節リウマチ等では，手のこわばり等から症状が始まることもあり，全ての関節をみる必要がある．

a) 頸　部

　頭頸部が左右に傾いていないか，前方からアライメントをみる．頭頸部を左右に動かして動きに異常がないか，痛みがないかをみる．次に後方に動かして，肩部，背部および上肢に違和感やしびれ感がないか評価する．後方に曲げた際に検者の手で頭部に下方に向かって圧迫を加えてもよい．これを Jackson test とよぶが，上肢にしびれを誘発した場合は，頸椎椎間板ヘルニアが疑われる．

b) 肩　部

　肩関節は可動域が大きい関節である．運動療法やスポーツの種類によっては，肩関節の運動制限があるとできない種目もある．「バンザイ」などの動作を用いて前後方向，左右方向に上肢を動かし，違和感や動きの制限がないか確認する．次に，頭の後ろで手を組めるかどうか外旋動作を確認し，背中で手を組めるか内旋動作を

チェックする。その際，疼痛を誘発したり，外旋，内旋動作ができない場合は，肩関節周囲炎などが考えられる。上腕を45°程度外側に開いた状態で，検者が内方へ抵抗をかけて，三角筋の筋力をみる。筋力の低下は，頚部の神経症状を示している。

c) 肘　部

　肘関節の曲げ伸ばしで，動きと痛みやしびれが誘発されないか確認する。手掌を上に向けた前腕回外の状態で，検者が抵抗をかけ肘関節を曲げて，上腕二頭筋の筋力をみる。検者が逆に抵抗をかけながら肘関節を伸ばして上腕三頭筋の筋力をみる。筋力の低下は頚部の神経症状を示すことが多い。

d) 手　部

　手指を広げて，指や手関節に変形がみられないか確認する。手指を曲げ伸ばしして動きに異常がないか，また違和感や痛みを伴わないか確認する。朝のこわばりがあったり，明け方痛みで目が覚めてしまう場合には，関節リウマチや手根管症候群が疑われる。

e) 胸腰部

　立位で左右に傾いていないか，前方からアライメントを確認する。また，後方からみて，肩部の高さ，骨盤の高さに左右差がないか確認する。左右差がある場合には，側弯症が疑われる。次に，側面からみて生理的弯曲に異常がないかも確認する。運動動作の確認として，前後方向，左右方向に動かして，動きの異常や痛みがないか確認する。膝を伸ばした状態で両手を床につけるように指示し，FFD（finger-floor distance：指床間距離）をみることで柔軟性の評価ができる。前屈して下肢に疼痛やしびれが誘発された場合は，腰椎椎間板ヘルニアが疑われ，後方に反らす伸展動作を行って腰椎部に疼痛が誘発される場合には，腰椎分離症や腰椎すべり症が疑われる。下肢にしびれや疼痛を認めた場合には，背臥位の状態で膝関節を伸ばしたまま下肢を片側ずつ上げ，下肢に痛みやしびれが誘発されないか確認する。これをSLR（straight leg raising：下肢伸展挙上）テストとよび，筋の柔軟性低下による疼痛ではなく，坐骨神経痛症状の出現により挙上が制限された場合，腰椎椎間板ヘルニアが疑われる（図6）。

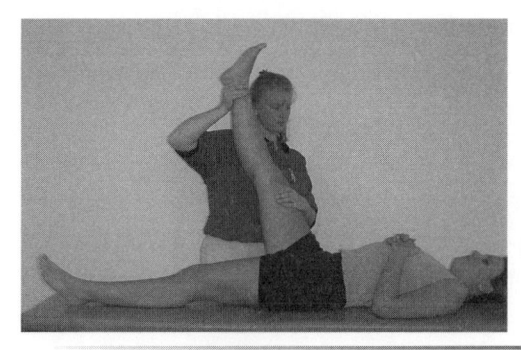

図6 SLR（straight leg raising）テスト（中里伸也 監訳: スポーツ外傷・障害評価ハンドブック, ナップ, 2005より転載）

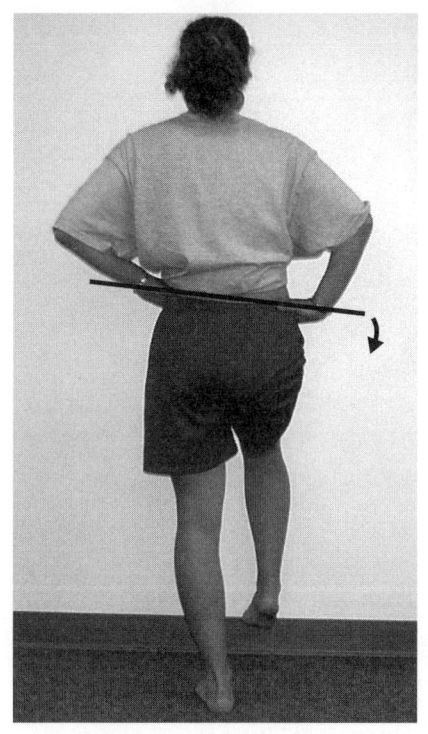

図7 Trendelenburg sign（中里伸也 監訳: スポーツ外傷・障害評価ハンドブック, ナップ, 2005より転載）

f) 股関節

下肢を前後に動かして異常がないか，股関節を開く外転動作に左右差がないか確認する。前後の屈曲・伸展および外転動作のいずれかに左右差がある場合には，変形性股関節症が疑われるため2次的なチェックが必要となる。殿部の筋力低下があると片脚立ちが困難なため手すりを軽くつかんだ状態で片脚立ちを行う。その際，脚を上げた側の骨盤が下がっていたら，中殿筋の筋力低下が考えられる（Trendelenburg sign：図7）。

g) 膝関節

立位の状態で下肢のアライメントに異常がないかチェックする。極度のO脚，X脚は変形性膝関節症を意味する。膝関節の腫脹は全体的にみられるため，しわや膝関節全体の大きさに左右差がみられるときには水腫等が考えられる。運動動作では，膝関節の曲げ伸ばしで異常がないか確認する。自動運動で完全に伸びきらない場合を伸展不全（extension lag）と呼び，大腿四頭筋の内側広筋の筋力低下が考えられる。変形性関節症では膝関節の内側関節裂隙に圧痛がみられるため，膝蓋骨遠位部から水平に走る関節裂隙の窪みを探し母指で押して痛みの強さを確認する。

h) 足　部

足関節，足部を裸足の状態でチェックする。足関節や足部の変形がある場合には，慢性関節リウマチや変形性足関節症が考えられる。足関節や足指を上下に動かして異常がないか確認する。足関節を顔のほうへ曲げて（背屈），検者が抵抗をかけ，前脛骨筋の筋力をみる。また，母趾を曲げ伸ばしして，検者が抵抗をかけ，長母指伸筋，長母指屈筋の筋力をみる。いずれかに左右差が認められる場合には，腰椎部の異常が考えられる。

3.2.3 骨密度

メタボリックシンドロームでは，運動量の低下や年齢を考慮すると，骨粗鬆症の合併が考えられる。とくに中高齢の女性では必須の検査であると思われる。運動中の転倒によって大腿骨頚部骨折をきたすことがあっては，本末転倒になってしまう。骨粗鬆症がみられた場合は，たとえば水中運動をすすめる等，運動療法やスポーツの種類を考慮する必要がある。

おわりに

　中高年のメタボリックシンドロームを対象としたメディカルチェックについて記述した．事故なく安全に運動の参加ができ，適切な運動処方が得られ，内臓脂肪の減少とともに整形外科的疾患の克服もでき，運動を楽しんで続けることができれば幸いである．

文　献
1) American College of Sports Medicine: ACSM's Guidelines for Exercise Testing and Prescription, 7th ed., Lippincott Williams & Wilkins, Baltimore, 2005.
2) Keul J et al: The athletes heart-haemodynamics and structure. Int J Sports Med, 3: 33-43, 1982.
3) 高田英臣 他: 運動施設における事故調査. 日本臨床スポーツ医学会誌, 19: 114-119, 2011.
4) 村山正博 他: 日本臨床スポーツ医学会学術委員会内科部会勧告. 日本臨床スポーツ医学会誌, 14: 93-118, 2006.

　　　　　　　　　　　　　　　　　　　　　　　　（高田　英臣，小林　直行）

第6章
メタボリックシンドロームに対して有効な運動・スポーツの実際

1 ジョギング・ランニング

1.1 不向き？

　ジョギング・ランニングなどメタボリックシンドロームにはとんでもないと考える人が多い。多くの人がきつい運動であるとの認識があるからであろう。実は，ジョギング・ランニングはウォーキングに勝るとも劣らない，メタボリックシンドロームの解消に最も有効な運動である。

　Margariaら[1]は歩行と走行のエネルギー消費量について興味深い結果を示している。図1に示したように，歩行の場合，スピードに対するエネルギー消費量の関係は，低速の間はスピードに応じて直線的に増加するが，5 km/時を超えると急増し始める。一方ランニングは，どんなに速く走ろうとエネルギー消費量は直線的に増加する。

　角度0％の平地歩行をみてみよう。「ぶらぶら歩き（3 km/時）」，「通勤時の歩行（4 km/時）」，「さっさと歩く（5 km/時）」といったところでは，スピードに対するエネルギー消費量の増加量は直線的で，1 km/時の上昇に対して0.5 kcal/kg・時ずつ増加する。この関係から，通常の歩行では，よほど速く歩かない限り，1 kmの移動で体重当たり0.5 kcalのエネルギー（正味）を消費していることになる[1]。

　一方ランニングは，スピードとエネルギー消費量の関係は，1 km/時の上昇に対

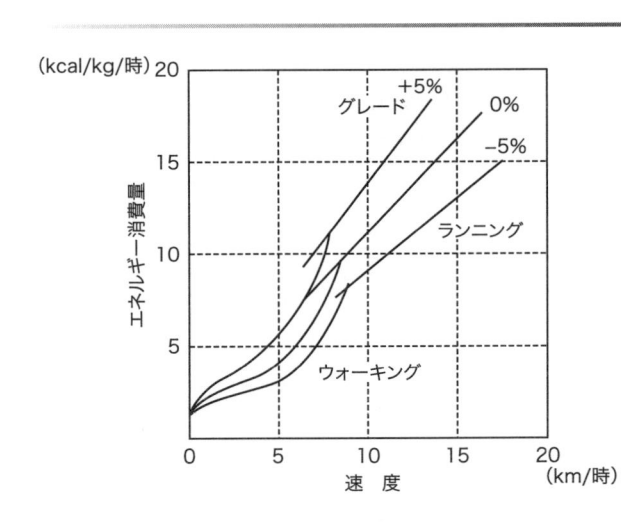

図1 ウォーキングとランニングのスピードとエネルギー消費量の関係。平地（0％），5％の上り（＋5％），5％の下り（－5％）のトレッドミル上での計測（文献1より引用）

して 1 kcal/kg/時ずつ増加する。つまりランニングの場合はスピードに関係なく 1 km の移動で体重当たり 1 kcal のエネルギーを消費することになる。

このようにしてみると，ランニングは同じ距離を移動すればウォーキングの倍のエネルギーを消費することになる。しかもエネルギー消費量の計算は実に簡単で，スピードに関係なく 1 km 移動すれば 1 kcal/kg であるから，走行距離に体重をかけた値がエネルギー消費量となる。たとえば体重 80 kg の人が 5 km ランニングした場合は

$$80 \text{ kg} \times 5 \text{ km} \times 1 \text{ kcal/km} = 400 \text{ kcal}$$

一方，同じ距離をウォーキング（時速 5 km/時以内）した場合は

$$80 \text{ kg} \times 5 \text{ km} \times 0.5 \text{ kcal/km} = 200 \text{ kcal}$$

である。

1.2 ゆっくり走る

Margaria ら[1]の研究では，ランニングは約 8 km/時からのデータである。通常ヒトが走り出す速度が 8 km/時以上であることは，このデータから容易に想像できる。たとえばヒトが走り出すことを想定してみよう。「バスに乗り遅れる」，あるいは横断歩道で「赤信号に変わりそう」という場合であろう。つまり速く移動するには，同じスピードでもエネルギー消費量が少なくて済むから走り出すのである。ところが，よほど体力がないかぎり，7 km/時を超えるスピードのランニングは強い運動になってしまうので，「きつい」から「無理」となってしまいかねない。

しかし歩くような速さで走れば，あるいは歩くより遅い速度で走れば，誰でも楽に走ることができる。それでは，エネルギー消費量はどうなるだろう？ 実際には，そのようなデータは筆者の知る限り見当たらない。そこで，8 km/時以下のスピードとエネルギー消費量の関係を調べてみた（図 2）。エネルギー消費量は METs【注】強度で示している。7 km/時以下でも，それ以上と同様に直線関係がある。すなわち，超スローのジョギングからランニングまで一貫して 1 km/時増すごとに一定のエネルギー消費量（およそ 1 MET）の増大が認められる。だからゆっくり走れば誰でも楽に走れることになり，しかも同一の走行距離を走ればどんなに速く走ろうと，どんなにゆっくり走ろうと変わらず，1 km 当たり，体重 1 kg あたり 1 kcal で

METs（メッツ）：身体活動強度を表す単位。1 MET =安静時の酸素摂取量= 3.5 mL/kg/分

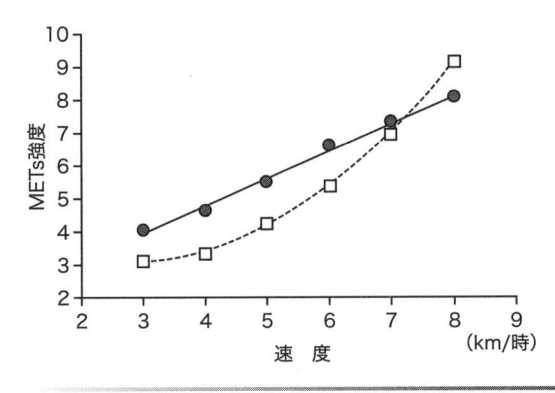

図2 ウォーキングと低速ランニングのスピードとエネルギー消費量（METs強度）の関係。□—：ウォーキング，●—：ランニング
（福岡大学身体活動研究所資料より引用）

ある。

　歩く速度あるいは歩くよりも遅い速度で走っても効率が変わらないということは，ランニングは遅く移動することにも，速く移動することにも向いている移動方法といえよう。一方ウォーキングは，遅い移動方法としては効率がよいものの，速く移動するには向いていない移動方法である。

1.3　スロージョギングでエネルギー消費量を稼ぐ

　ジョギングとはゆっくり走ることであるが，すでに述べたように一般に7 km/時以上でしか走る経験がないので，みた目にジョギングの範疇にありながら，高強度の運動になってしまっているため，あえてさらにゆっくり走ることをスロージョギングと称することにしている。スロージョギングでもランニングでも同一の移動距離であれば，通常歩行に比べ2倍のエネルギー消費量を稼げることになる。

　たとえば体重80 kgのヒトが，1日300 kcalのエネルギー消費量の運動を行おうとした場合，ウォーキングであれば8 km弱の距離を歩かなければならない。一方ランニングであればその半分の4 km弱でよいことになる。しかもどんなにゆっくり走ってもよい。しかも一度に走らなくてもよいので，1 kmごとに小分けしたり，走る＋歩くと交互に行う方法もよい。とくに初めて走る場合には，50 m走って50 m歩くことを繰り返すようにアドバイスしている。そうすると，歩行のみで同じ距離を移動した場合に比べ，約1.5倍のエネルギーを消費することができる。こうして4～5 km稼ぐことを勧めている。2～3週間もすれば，歩行による休憩を入れることなく，スロージョギングを継続してできるようになる。

図 3 スロージョギング（300〜400 kcal）とダイエット（−300〜−400 kcal）の併用例
（福岡大学身体活動研究所資料より引用）

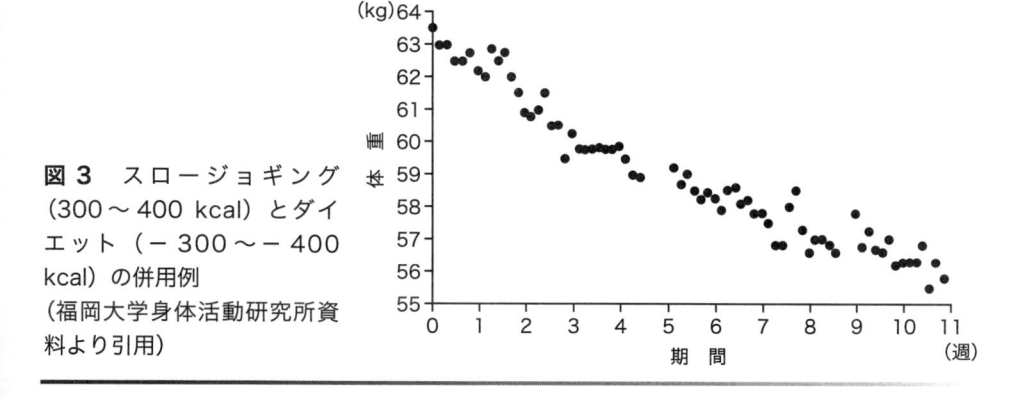

1.4 時間走にする

　図 3 は筆者の減量記録である．ジョギングにより 5〜7 km（300〜400 kcal/日）とダイエット（食事制限：300〜400 kcal）で月に 3 kg の減量を目標とした．方法は早朝と夕方の 2 回，1 回 30 分の時間走にした．エネルギー消費量はおよそ距離×体重であるから，減量してくればおのずと一定距離のランニングで消費されるエネルギー量は低下してくる．しかし幸いなことに減量できればそれだけ楽に走れることになるので，同じ主観的強度で走っていれば，自然と速く走れる．つまり，距離走でなく時間走にすれば，体重が軽くなった分多く走れることになり，1 回あたりのエネルギー消費量は変わらなくなる．また，いつのまにか速く走っている自分に気づくことは楽しみであり，継続するインセンティブが働く．

1.5 体力を高める

　体力，とりわけ有酸素性体力を高めることは，内臓脂肪の除去による危険因子改善効果と独立した意味合いを持つ．いいかえれば，たとえ内臓脂肪が減少しなくても，体力改善によりメタボリックシンドロームの改善効果が期待できる．さらに，内臓脂肪の減少効果と体力増加効果が加われば，理想的なメタボリックシンドロームの改善策ということになろう．

　体力を高めるには，乳酸閾値を超える強度の運動が必要である．低体力者にはウォーキングで十分この強度の刺激が得られる．しかし，ある程度体力が高まると，ウォーキングでは無理な動きになりかねず，重量負荷などの工夫が必要である．

　一方ランニングは，先にも述べたようにスピードに関係なく走効率が変わらないので，主観的強度が一定であれば，体力の増加とともにランニングスピードが自然

と速くなる。いつのまにか時速7 kmがニコニコペースになってしまう。こうすれば占めたものである。健康的な体力水準を確保したことになる。

文　献
1) Margaria et al: Energy cost of running. J Appl Physiol, 18: 367-370, 1963.

（田中　宏暁）

2　ウォーキング

2.1　「ウォーキング」と「歩行」

　2009年9月に内閣府が実施した「体力・スポーツに関する世論調査」によると，この1年間に行った運動やスポーツについては，「ウォーキング（歩け歩け運動，散歩等を含む）」を挙げた者の割合が48.2％と最も高く，以下，「体操（ラジオ体操，職場体操，美容体操，エアロビクス，縄跳びを含む）」(26.2％)，「ボウリング」(15.7％)等の順となっている。また，笹川スポーツ財団（SSF）のスポーツライフデータ2008[1]によると，「週2回以上定期的に実施している愛好者」の推定人口は，「散歩（ぶらぶら歩き）」が2,057万人（19.9％），「ウォーキング」が1,685万人（16.3％）となっている。このように，ウォーキングは，国民に最も普及している運動・スポーツであるといえる。

　ところで，厚生労働省は「健康づくりのための運動指針2006（エクササイズガイド2006）」のなかで，「生活活動」としての「歩行」と，「運動」としての「速歩」に区分している。

　一般に，日本語のウォーキングというカタカナ表記には，英語のwalkingという語における単なる「歩く/歩いている」という意を超越して，何か特定の目的のために歩くというような含意があるが，健康運動指導という文脈でウォーキングと表記する場合には「健康づくりのための運動」としての「歩行運動」を意味するのであろう。一方，エクササイズガイドが定義づけるように，生活活動としての「歩行」も，健康増進のための重要な要素である。

　1日の歩行歩数は，個々人の生活様式によってその値はさまざまであり，日常生活が活動的であるかどうかの目安となっている。平成20年国民健康・栄養調査報告[2]によると，日本人（20～59歳）の1日歩行歩数の平均値は，男性7,800歩，女性6,750歩であり，健康日本21が定めた目標（成人男性：9,200歩以上，成人女性：8,300歩以上）に及ばないだけではなく，この10年間で漸減傾向にある。また，健康日本21では，「1日1万歩」を活動的な生活の目安としているが，それを達成しているのは，20.5％である。

　日々の身体活動を活発にするためには，ジョギングやウォーキング等の運動を習慣づけることも大切であるが，生活活動としての日常の何気ない歩行を増やすこともまた重要である。

2.2 ウォーキングに関する研究の動向

アメリカスポーツ医学会（ACSM）は，2008年7月に発行した機関誌において「米国におけるウォーキングと健康づくりに関する研究の動向」をまとめた[3]。その概要は原田ら[4]によって紹介されているが，要約すると，次のようになる。

- ウォーキングは公衆衛生において重要な役割を果たす。
- ウォーキングは2型糖尿病のリスクを軽減する。
- 1日の歩行歩数の基準としては，以下のように区分できる。
  1) 5,000歩未満：座位中心レベル
  2) 5,000～7,499歩：低活動
  3) 7,500～9,999歩：やや活動的
  4) 10,000～12,499歩：活動的
  5) 12,500歩以上：非常に活動的
- 人々のウォーキング行動は居住環境の影響を受ける。たとえば，居住密度が高かったり多用途な土地利用が行われている地区では，ウォーキング実施者が多い傾向にある。
- ウォーキング行動を促すためのさまざまな介入が行われているが，今後は個人レベルのテイラー化介入とマスメディアキャンペーンとの併用，インターネットを媒体とした介入等が重要となる。
- ウォーキング行動の評価に関してはさまざまな新技術が開発されている。
- 中高齢者だけではなく，子どもを対象としたウォーキング促進も重要課題である。

著者らも，この10年近くにわたり，日本人を対象としてさまざまなウォーキング促進プログラムを開発実践してきた。

まず，岡[5]が提唱した枠組みに基づいてさまざまな行動科学的技法を組み入れた集団指導型ウォーキング教室を試行した[6]のを皮切りに，通信教育型プログラムの開発と効果検証[7]，ウォーキングプロモーションビデオの開発と検証[8,9]，携帯メールを利用したウォーキングプログラムの開発と実践[10～13]等，単なる対面集団指導にとどまらず，さまざまなメディアを通じたウォーキング促進プログラムの可能性について検証してきた。また，その間に，ウォーキングに関するソーシャルサポート尺度[14]やセルフエフィカシー尺度[15]を開発するとともに，ウォーキングとは一見無関係な「食事・栄養情報の提供」でも行動科学的観点を導入することでウォーキングの実施に誘う効果があることを見出した[16]。

と同時に，「せっかくプログラムを作ってもそこに参加するのはウォーキング実

践者ばかり」ということでは意味がないので，運動習慣を持たない者，身体活動に対する行動準備性が低い者（無関心者），さらには健康行動自体に関心を持たない者に対してどのような働きかけができるのかということも重要な課題であった。各プログラムに「誰が参加するのか？」という観点からさまざまな検証を進めた結果，通信教育型のプログラムでは教室型集団指導プログラムに比べて行動変容ステージの前熟考期，熟考期の人々の参加が多いこと[17]，携帯メールプログラムでは前熟考期，熟考期の参加者も多いが，準備期以上の参加者に比べると参加率が低く，準備期以上の参加者に限っていうと，セルフエフィカシー（高いほど参加率高）やテレビ視聴時間が参加率に影響することがわかった[18]。また，神戸での震災慰霊を目的とする（ウォーキング自体を主目的としない）イベントが，一般のウォーキングイベントでは集まりにくかった非実践者を集める効果を有するとともに，その参加をきっかけとしてその後のウォーキング参加が促される可能性も示唆された[19]。

また，ウォーキング習慣者であっても意外に内臓脂肪蓄積型肥満者が多い[20]ということも，その間の発見であった。ただ，それらの肥満ウォーカーは，じつは食習慣スコアが低く，彼らに対して簡単な食事・栄養教育を行ったところ，わずか3ヵ月で食習慣が改善して内臓脂肪が減少した[21]。おそらく，肥満ウォーカーであってもウォーキングが習慣化されている者は健康への意識が高く，栄養教育に対する感受性が高かったのであろう。

ところで，あえて「ウォーキング」を行っていない者であっても，実のところ日常生活場面では歩いているわけで，それを意識化することができれば，ウォーキングのセルフエフィカシーを高めることが期待できる。そこで，日常生活におけるウォーキング行動を，「通勤・通学」，「仕事中」，「買い物」，「その他の移動」，「運動」という5つの場面に区分して，簡易な行動評価尺度を作成し[22]，人々のウォーキング行動を類型化して，その特徴を探った[23, 24]。その結果，婚姻状況，学歴，世帯収入等の生活状況がウォーキング様式に影響を及ぼし，運動のために歩くということよりも日常生活のさまざまな場面で歩くことを推奨したほうが，身体活動レベルを高める可能性があることがわかった。

2.3 「歩き」を促進する手法

運動としてのウォーキングであれ，生活活動としての歩行であれ，「歩き」を促進するための手法としては，① 支援者・指導者から与えられる支援メッセージ，② 環境整備，の2つのアプローチがある。

2.3.1 支援者・指導者による支援メッセージ

ここでいう支援者・指導者とは，個々人に対してヘルスプロモーションのメッセージ（情報）を提供する者の総称であり，個別指導の過程で言葉によってメッセージを伝える場合もあれば，ポスターやチラシ等の形で不特定多数の対象者にメッセージを伝える場合もある。

a) 動機付け

動機付けのための情報としては，一般の健康情報のなかに「歩くこと」を奨励するメッセージを含める場合と，ウォーキングに特化してその技法を伝える場合の2通りがある。

a-i) 健康情報

たとえば，「メタボリックシンドローム」→「内臓脂肪の減らし方」→「1 km歩くと自分の体重（kg）分のカロリー消費」等という表現によって，「歩くだけでもメタボ予防（解消）に役立つのか」というような信念を形成させることに役立つ場合がある。このようなアプローチで利用される情報（メッセージ）は，(A) 問題提示，(B) 解説，(C) 解決法の提示，という3つの要素によって構成されていることが多い。たとえば，(A) 問題提示メッセージとしては，以下のようなものがある。

- 生活習慣病
- 内臓脂肪（メタボリックシンドローム）
- 死の四重奏（高血圧・糖尿病・脂質異常症・肥満）
- 虚血性心疾患
- 医療費の増大（社会保障システムの破綻）
- 要介護状態の予防（寝たきり予防）

一般には，上記のような問題提示がなされた後に，引き続いてその解説 (B) のメッセージが記される。そのような，解説情報を述べた後で，「ウォーキング（歩くこと）によって解決します」という (C) 問題解決のメッセージを送ることで，ウォーキング（歩くこと）への意識を喚起させることができる。

厚生労働省が策定した「エクササイズガイド」は，(B) の解説情報として利用することができるし，(C) の問題解決手法に関する情報としては，「ウォーキング」以外にも，「食生活の見直し」「姿勢と健康」等といったメッセージを利用することもできる。

a-ii) ウォーキング技法

　ただし，前述のような一般健康情報だけでは，「歩くこと」に興味を抱いたとしても，「実際のウォーキング行動」に結びつかない場合が多い。「健康への興味・関心」を「ウォーキング（歩く）行動」に結びつけるための動機付けのメッセージも重要な意味を持つ。

　具体的には，以下のようなメッセージが挙げられる。これらは，チラシや情報誌等で文字情報として提供されることで「動機付け」のアプローチ手法ともなるし，直接の対面指導（後述）のなかで提供されることで，ウォーキングへの興味を高めたり，逆戻り予防のための手法ともなる。

- ●身体的技法
  - ・ウォーキングの効果
  - ・歩く姿勢
  - ・歩き方（歩幅，坂道，雨の日等）
  - ・シューズの選び方・履き方
  - ・歩きやすい道，時間
  - ・ウォーキングの服装（暑いとき，寒いとき）
  - ・水分補給
  - ・適切な速さと距離
  - ・ウォーキングの強度（目標心拍数）
- ●行動的技法（不活動時間を活動的にするためのメッセージ）
  - ・「階段を利用しましょう」
  - ・「通勤時に1駅分は歩きましょう」
  - ・「10分多く歩きましょう」
  - ・「休憩時間に歩いてみましょう」
  - ・「休日は屋外に出てみましょう」
- ●認知的技法（行動を開始・継続するためのメッセージ）
  - ・「自宅の近所で意外な発見」
  - ・「ウォーキングシューズは下駄箱にしまわない」
  - ・「歩いたことを記録しましょう」
  - ・「家族や友達に話しましょう」

b）対面支援（集団指導）

　対面でのウォーキング指導は，ほとんどの場合，「ウォーキング教室」等の集団

歩行実践として実施される。ここでは，先に述べた「ウォーキング技法」を言葉によって提供する場としても機能するが，それよりも，実際に身体を動かす体験の場としての意義が大きい。

ウォーキング実技指導には，屋内でのウォーキング指導と，戸外でのウォーキング体験指導の2種類がある。ウォーキングを単なる「運動」として位置づけるのであれば，屋内（体育館フロア等）での指導でもかまわないが，日常生活活動としての「歩く時間」を増やすという観点からは，戸外でのウォーキング実践によって「歩ける」という体験価値を積ませることのほうが有用である。

以下，戸外でのウォーキング引率指導についての要点を述べる。

b-i）コースづくり（準備）

戸外でのウォーキング指導において，何よりも重要となるのは，コースづくりである。適切なコースが用意されていれば，それだけで参加者の体験価値が高くなる。逆に，コース設定に不備があれば，参加満足が十分に得られないばかりか，せっかく教室に参加した気持ちを萎縮・逆戻りさせてしまうことにもなりかねない。

よいコースを作るための要点は以下の通りである。
- ●適切な距離
  - ・初回は 1～3 km（2時間の教室の場合）
  - ・慣れてきたら 5～6 km 程度まで距離を伸ばす。
- ●歩きやすい路
  - ・安全である（車道との区別）。
  - ・交通量・排気ガス・騒音等が少ない。
  - ・路面（アスファルト/土の路）
  - ・急坂がない。
  - ・日射や路面の照り返しが少ない（木陰等がある）。
- ●適度な休憩場所
  - ・水分補給
  - ・トイレ
  - ・参加者の交流

b-ii）体操

対面でのウォーキング指導を行う場合には，主運動としてのウォーキングの前後に体操を行うことが一般的である。

2.3.2　環境整備

　ウォーキング（歩くこと）は，「誰でも，どこでも，1人でもできる」として推奨されることも多いが，じつのところは，誰もが「できる」わけではない。地域のなかでウォーキング（歩く人の）人口を増やすためには，適切な環境を整えることも重要である。

a) 歩きやすい路

　「ウォーキングは身体によい」と知らされた（気付いた）としても，身近に歩ける道がなければ，歩くことができない。一般に，車道と歩道との分離がなされていない道路では，車の通行が優先されることが多い。「歩行者専用の路を造る」等というような「物理的環境」の変化は，行政の立場であっても大変な困難を伴うことであり，一指導者の役割を大きく超える。

　ところで，「歩きやすい路」という環境には，物理的な要因とともに認知的な要因も含まれている。たとえば，普段は通ることがなかった自宅近所の路地が，意外に歩きやすく楽しい路であることを発見することもある。このように，「歩きやすい路を見つける」という心持ちを持ってもらうことによって，行動の幅を大きく広げることができる場合も多い。

b) 歩きやすい雰囲気

　「歩くこと」を妨げる環境要因は，道路だけではない。たとえば，地方の農村等では，「無目的に出歩くこと」を理解できない（受け入れられない）地域もある。そのような土地で，妻（嫁）がウォーキングを始めたところ，「あそこの嫁は昼間から出歩いている」というような噂を立てられて歩けなくなったというケースもある。

c) クラブ組織

　「ウォーキングは1人でもできる」とはいえ，一緒に歩く仲間の存在は，歩き始めに感じるさまざまな不安要因を払拭するうえでも，また，逆戻り（歩かなくなること）を予防してウォーキングを継続するうえでも，とても大切である。

　一から組織を立ち上げることは困難を伴うが，各地域にどのような組織（ウォーキングクラブ，歩こう会等）があるのかという情報は，日頃から整備していくことが肝要である。

表1 歩幅の目安

歩く速さ	身長に対する歩幅の割合	身長		
		155 cm	165 cm	175 cm
普通に歩く（70 m/分）	37 %	57 cm	61 cm	65 cm
やや速く歩く（90 m/分）	45 %	70 cm	74 cm	79 cm
できるだけ速く歩く（110 m/分）	50 %	78 cm	83 cm	88 cm

（文献25より改変）

2.4 ウォーキングの特性
2.4.1 強度とエネルギー消費量

　ウォーキング時の毎分のエネルギー消費量は，速度の増加に伴って増大するが，単位距離あたりのエネルギー消費量は，通常歩行の範囲内においては概ね一定であり，1 kmあたりのエネルギー消費量は0.8 kcal/kgとなる。標準的な速さ（4 km/時＝67 m/分）で歩いた場合には，1 kmは15分（0.25時間）要するので，3.2 kcal/kg/時となる。

　すなわち，体重70 kgの人が30分間で2 kmを歩いた場合には，おおよそ112 kcal（3.7 kcal/分）となる。

2.4.2 速度と歩幅

　一般的には，速度を大きくすると歩幅が増大する（表1）。たとえば，「普通に歩く（70 m/分程度）」場合の歩幅は身長の37 %程度であるが，「できるだけ速く歩く（110 m/分程度）」場合には身長の50 %程度になることが知られている。

2.4.3 歩き方と姿勢

　歩き方は個人によって多様であり，生活活動としての「歩き」を奨励する観点からは，姿勢へのこだわりはないほうがよい。ただし，ウォーキングを「運動」としてとらえて，健康増進を目的としてウォーキング指導を行う場合には，以下のような基本フォームを示したうえで指導を行うとよいだろう。

- 普段よりもやや歩幅を広くする。
- 背筋を伸ばす。
- 目線はまっすぐ，やや遠くを見る。
- 肩は力を抜いてリラックスさせる。
- 肘を曲げて腕を軽く振る。

- 踵から着地して，しっかりとキックする。

2.4.4　ウォーキングにかかわる筋
　ウォーキングでは，腰部および下肢の筋群が活動する。主として動員されるのは，大腿四頭筋，大腿二頭筋，腓腹筋・ヒラメ筋，大殿筋等である。このうち，坂道や階段登降では大腿四頭筋や大殿筋への負荷が大きくなり，スピードを上げた（つま先の蹴り出しが強い）歩行の場合には腓腹筋・ヒラメ筋への負荷が高くなる。とくに，腓腹筋の疲労が蓄積してこわばってくると，筋の痙攣が起こりやすくなるので，ウォーキング終了時には十分にストレッチングを行ってリラックスするようにしたほうがよい。
　また，ウォーキング中に踵への衝撃が強く重なると，前脛骨筋が疲労して痛みを感じることもあるので注意が必要である。

2.5　指導上の注意事項
2.5.1　ウォームアップとクールダウン
　ウォーキングの集団指導を行う場合には，ウォーキング前の準備運動として，適切な体操を行う必要がある。一般にはウォームアップと呼ばれることもあるが，必ずしも体温を高めることを目的とするものではなく，使用する筋をほぐして血液の回りをよくすることを主眼とする。とくに，以下の部位のストレッチングは重要である。
- アキレス腱，ふくらはぎ
- 大腿四頭筋，ハムストリング
- 股関節内転筋群，腸腰筋群

　この他に，腹斜筋，広背筋，三角筋，上腕三頭筋，首周り等，上肢・体幹のストレッチングを付加することで，全身のさまざまな筋に刺激を与えることも有用である。
　ウォーキング後の体操の目的は，活動した筋をリラックスさせて筋のこわばりを予防することと，全身のリラックスである。ターゲットとなる筋群は以下のとおりである。
- ふくらはぎ（腓腹筋・ヒラメ筋）
- 大腿四頭筋，ハムストリング
- 大殿筋

2.5.2　歩くのに適した時間帯

　基本的には，1日のうちでいつ歩いてもかまわない。ただ，血圧が高めの人は，寒い日の早朝に歩く場合には，十分にウォームアップをして身体（体温）を暖めてから行うべきである。また，夜道を歩く場合には，車や他者の交通に気をつけて，事故を起こさないような注意が必要である。

2.5.3　シューズ・服装・装備

　ウォーキングを行う際に最も重要な装具は，シューズである。「歩きやすい靴」の要件としては，耐久性，衝撃吸収性，踵の安定性，ムレや臭いが出にくいこと，等が挙げられるが，最も重要なのはフィッティング（その人の足に合うこと）である。足長だけでなく，甲周り（足幅・甲高）等のさまざまなサイズが用意されているシューズを，両足ともに実際に履いてみて，その人の足形に適合するシューズを見つけることが肝要である。

　服装については，季節・気候環境に応じた選択が必要である。

　暑いときには，汗を発散させるような通気性の高いシャツが望ましい。また，日射を予防するために，通気性のよい帽子を着用する。汗を拭くためのタオルと，水分補給のための水筒も必須である。

　寒いときには，保温性の高い服装が望まれるが，ウォーキング中に体温が上がって汗ばむことがあるので，薄い生地の上衣を重ね着して，体感温や発汗に応じて着脱できるようにすることが望ましい。とくに寒い日の朝等は，手袋・耳当て等が必要になる場合もある。

　雨天のウォーキングにおいては，（両手を自由にできるという観点からは）合羽，ポンチョ等を着用することが一般的であるが，地域でのウォーキング等の場合には，傘をさして歩いてもかまわない（もちろん，戸外ウォーキングを中止してもよい）。

2.5.4　歩き方（1人で/仲間と/集団で/大会で）

　歩き方もさまざまである。ウォーキング指導を行う場合には集団歩行が基本であるが，指導の目標は「（教室参加時だけでなく）1人でも歩けるように意識を高めること」であるので，「1人で歩く」，「仲間と歩く」，「大会等で歩く」といったさまざまな歩き方についても，指導者としては理解しておくことが望ましい。

　1人で歩く場合には，
- 安全なコースを探して事故のないように注意する。
- 歩きながら，興味深い景色や事物等を発見して楽しむ。

- 歩いた距離・歩数や気付いたことを記録したり，知人に話したりして，楽しむ。

といったようなこと（技法）を教えるとよい。

数人の気の合った仲間で歩く場合には，上記に加えて，
- ペースの調整に気配りする。
- 互いが楽しさを共有できるようにする。
- 話に夢中になって事故を起こさないようにする。

といったことを注意するとよい。

ウォーキング大会に参加する場合には，
- 大会参加のルールに従う（ゼッケン，コース等）。
- 知らない人とも挨拶する。
- 無理に他人を追い越さない。
- コース中の景色を楽しむ。

といったことを知っていると，楽しい時間を過ごすことができる。

2.5.5　歩く場所（近所/公園等/郊外）

　1人ひとりが歩く場合には，自宅周辺が基本である。当然のことながら，自宅周辺であるから，周りの路や景色等は知っているはずであるが，注意して「歩く」と，意外に新たな発見がある。まずは，「近所の散歩」を楽しめるようになったら，「歩くこと」を生活の一部に取り入れることが容易にできるようになる。

　散歩といっても，休日の空き時間には限らない。通勤途上（帰宅時でもよい）の歩行であっても，周りに目を向ける心の余裕を持ったり，いつもとは違う路を通ってみたりすることができれば，「近所の散歩」の第1歩であるといえる。

　自宅や職場の近所に広い公園等があれば，ウォーキングには絶好である。公園内には車が入って来ないので，安心して「速歩」もできるし，ときどき立ち止まって「よそ見」を楽しむこともできる。

　「ウォーキング（歩くこと）」に馴染んできたら，ときどきは電車やバスに乗って，普段とは異なるウォーキングを楽しむとよいだろう。郊外の山や林をハイキングするのもよいし，市街地の旧跡や名所（評判施設を含む）を巡るのもよい。ウィンドウショッピングも，立派なウォーキングである。山や坂を歩いて普段よりも強めの負荷を感じて，自身の体力変化を実感する機会にもなるし，何気ない生活活動のなかに歩く機会を増やすきっかけにもなるだろう。

2.5.6 持ち物

　何よりも，「道具が不要」ということがウォーキングの利点であり，荷物は最小限にして身軽な服装で歩きたい．ただし，汗を拭くタオルや水分補給のための水筒やペットボトル，小銭等の最低限の持ち物は，リュックサックやウエストポーチ等を用意して持参したほうがよいだろう．

　遠出やハイキングの際，また暑いとき寒いときや，天候の変化が予想される際には，それぞれに必要なものを持参する必要がある．

文　献

1) SSF笹川スポーツ財団: スポーツライフデータ 2008.
2) 厚生労働省: 平成20年国民健康・栄養調査報告. 2011.[http://www.mhlw.go.jp/bunya/kenkou/eiyou/h20-houkoku.html]
3) American College of Sports Medicine: Walking and health: measurement and research isuues and challenges. Med Sci Sport Exerc, 40(supplement 17): S509-S605, 2008.
4) 原田和弘, 柴田愛, 李恩兒 他: 米国におけるウォーキングと健康づくりに関する研究の動向. ウォーキング研究, 12: 221-225.
5) 岡浩一朗: ウォーキング推進のための行動科学的アプローチ—行動変容のメカニズムの考え方—. ウォーキング研究, 7: 25-34, 2003.
6) 武田典子, 岡浩一郎, 酒井健介 他: 行動科学に基づいたウォーキングプログラムの開発. 運動疫学研究, 5: 58-65, 2003.
7) 秋山由里, 古一眞未, 宮地正弘 他: 行動科学に基づく個別通信教育型ウォーキングプログラムの効果. 体力科学, 56: 157-166, 2007.
8) 古一眞未, 酒井健介, 岡浩一郎 他: 行動科学に基づいたウォーキング推進ビデオの開発とその概要〜にこにこウォーキングのススメ〜. ウォーキング研究, 7: 131-139, 2003.
9) 古一眞未, 酒井健介, 岡浩一郎 他: 行動変容初期段階の動機づけの準備性に及ぼすウォーキングプロモーションビデオの効果. ヒューマンサイエンスリサーチ, 13: 235-244, 2004。
10) 山脇加菜子, 岡浩一朗, 中村好男: 携帯電話のメール機能を活用したウォーキングプログラムの開発. ウォーキング研究, 11: 231-237, 2007.
11) Yamawaki K, Oka K, Nakamura Y: Effects of the walking program with the e-mail function of cellular phone. International Journal of Sport and Health Science, 6: 264-273, 2008.
12) 李恩兒, 片山祐実, 山脇加菜子 他: ウォーキング習慣の定着を意図したウォーキング授業が大学生の身体活動に及ぼす効果. ウォーキング研究, 12: 213-220, 2008.
13) 片山祐実, 原田和弘, 中村好男: 趣味・余暇活動への興味を促すことを意図した介入が運動無関心者の心理的準備性に及ぼす効果. スポーツ産業学研究, 21: 27-39, 2011.
14) 板倉正弥, 古一眞未, 岡浩一朗 他: 運動ソーシャルサポートおよびウォーキング環境認知と身体活動・運動の促進との関係. 体力科学, 54/3, 219-228, 2005.
15) 山脇加奈子, 原田和弘, 李恩兒 他: ウォーキング行動の変容ステージとセルフエフィカシー尺度の開発—30〜49歳を対象としたインターネット調査による横断研究—. 日本健康教育学会誌, 17(2): 87-96, 2009.
16) 酒井健介, 岡浩一朗, 板倉正弥 他: ウォーキングプログラムの開発におけるゲートウェイとしての食事・栄養情報の活用. 日本健康教育学会誌, 12, 29-38, 2004.

17) 秋山由里, 宮地正弘, 古一眞未 他: 通信教育型ウォーキングプログラム参加者の特徴. ウォーキング研究, 8, 183-186, 2004.
18) Harada K, Yamawaki K, Akiyama Y et al: Determinants of participation in walking program with information technology. International Journal of Health and Sports Sciences, 6: 145-153, 2008.
19) 李恩兒, 原田和弘, 中村好男: ウォーキングを主目的としないイベントによるウォーカーの増大効果. ウォーキング研究, 14: 117-119, 2010.
20) 高泉佳苗, 原田和弘, 李恩兒 他: ウォーカーにおける内臓脂肪蓄積に関与する生活習慣の検討. ウォーキング研究, 11: 225-229, 2007.
21) 高泉佳苗, 原田和弘, 李恩兒 他: ウォーカーを対象とした通信型栄養教育による栄養情報が食習慣と内臓脂肪面積に及ぼす効果. 肥満研究, 14: 151-158, 2008.
22) 山脇加菜子, 武田典子, 秋山由里 他: ウォーキング行動評価尺度の開発. ウォーキング研究, 10: 109-113, 2006.
23) 小椋一也, 原田和弘, 柴田愛 他: ウォーキングに興味・関心のある30〜40歳代成人のウォーキング行動の特徴. ウォーキング研究, 13: 225-234, 2009.
24) 須藤英彦, 原田和弘, 岡浩一朗 他: 30-40歳代の日常生活場面におけるウォーキング行動の類型化. 体力科学, 59: 323-332, 2010.
25) 宮下充正: あるく―ウォーキングのすすめ―, 暮らしの手帖社, 東京, 1992.

〈中村　好男〉

3 ハイキング・登山

3.1 有酸素性運動としての登山の特性

　ハイキングや登山はウォーキングの一種と位置づけられる。ハイキングと登山との間には明確な区別があるわけではなく、歩行時間が3〜4時間程度の負担度の軽いものをハイキング、それよりも負担度の高いものを登山と呼ぶことが多い。本稿では以下、登山と総称する。

　通常のウォーキングに比べると、登山時にかかる負担はかなり大きい。たとえば、坂道を上り下りする、不整地面を歩く、荷物を背負う、長時間歩く、などである。これに加えて、低酸素、低温（あるいは高温）、風、雨、乾燥、日射といった、さまざまな環境的ストレスに曝される場合もある。

　図1は、平地ウォーキングと登山の心拍数を比べたものであるが[1]、一見して後者のほうが運動強度が高く、時間も長いことがわかる。運動強度をメッツの単位で表すと、平地での早歩きは3〜4 METs台、ジョギングは7 METs台であるのに対して、ハイキングは6 METs台、一般的な登山は7 METs台、本格的な登山は8

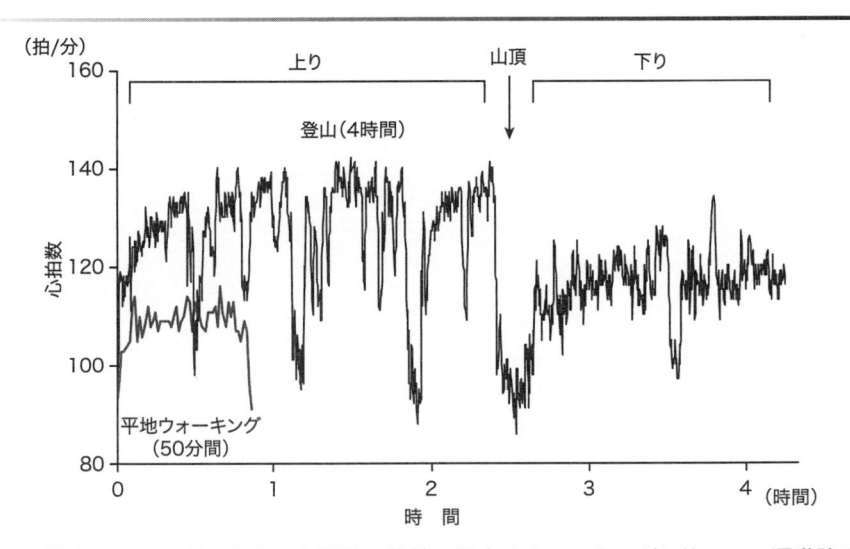

図1 平地ウォーキングと登山の心拍数の比較。登山はウォーキングに比べて、運動強度、運動時間ともに、より負荷の大きい有酸素性運動である。（文献1より引用）

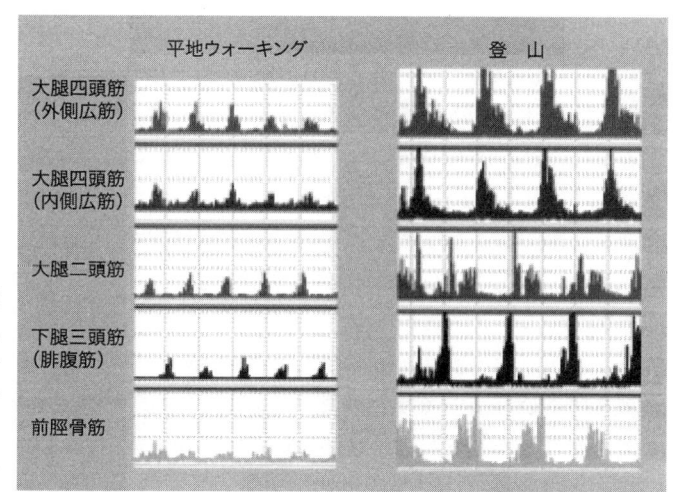

図2 平地ウォーキングと登山における脚筋群の筋電図。登山の場合，歩き方にもよるが，平地ウォーキングの2倍近い筋力を発揮する場合もある。
（文献3より引用）

図3 3種類の方法で1ヵ月の脂肪減量プログラムを行った際の効果。週に1回の登山は，毎日1時間の平地ウォーキングと同程度の脂肪減量をもたらす。
（文献5より引用）

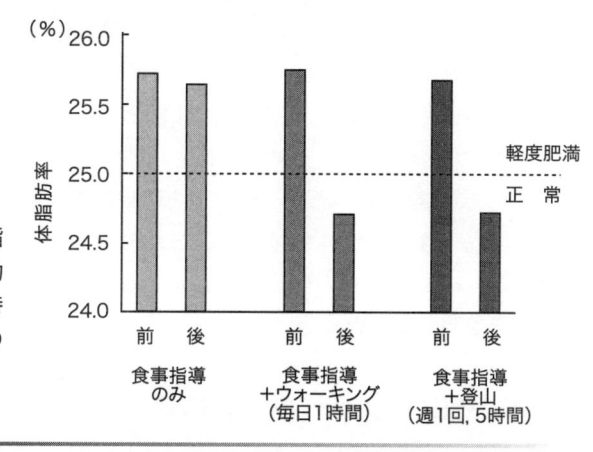

METs台である[2]。つまり登山の運動強度は，初歩的なものではウォーキングとジョギングの中間に位置し，本格的なものではジョギングよりも高いことになる。

図2は平地ウォーキングと登山中の下肢筋における筋電図を示したものである[3]。登山の場合，全ての筋でウォーキングよりも高いレベルの筋活動，つまり大きな筋力発揮が行われている。登山の主働筋の1つである大腿四頭筋では，最大筋力の30％以上の筋力を発揮することが多く，下りではウォーキングの2倍近い筋力発揮を行う場合もある[4]。最近の研究では，平地でウォーキングをしているだけでは，加齢による脚の筋力低下は防げないことが指摘されている。この点，登山は脚筋力

の改善にとっても効果の高い運動といえる。

　図3は，ウォーキングと登山が体脂肪の減量に及ぼす効果を比べた実験結果である[5]。毎日1時間の平地ウォーキングと，週1回5時間程度の登山とをそれぞれ1ヵ月行うと，両者で同程度の脂肪の減量が起こることがわかる。

　この他にも，週に3～5回ずつ2ヵ月にわたり，登山の上り運動のみ（短縮性の筋収縮が中心となる運動）を行うと脂質代謝が，同様に下り運動のみ（伸張性の筋収縮が中心となる運動）を行うと糖質代謝が，それぞれ改善するという報告もある[6]。

　以上のことを考えると，登山は，ウォーキングに慣れて体力の向上が頭打ちになった人が，次の段階として呼吸循環系，筋骨格系，代謝系などの能力をさらに改善するのに適しているといえる[1, 7]。ただし，通常のウォーキングよりもかなり負荷が大きいという性質は，適切に行えば効果も大きい反面，不適切に行えば身体に過度な負担をかけ，疲労，けが，故障，そして事故を引き起こす可能性も大きくなるため，注意が必要である。

　実際，わが国の登山事故は，この20年間増加し続けている。代表的な山岳県である長野県の統計をみると，6～7割は転ぶ事故，ついで1割が病気となっている。前者については脚筋力の不足[8]，後者についてはとくに循環系の疾患（心筋梗塞など）[9]が主要因と考えられる。

　そこで本稿では，以下，安全，快適，健康的な登山をするために，身体をどのように扱うべきかについて述べることとする。なお登山を行う場合，これ以外に用具，地形などに関する知識や技術も必要となるが，それらについては一般的な登山の技術書を参照していただききたい。

3.2　登山とウォーキングの違い

　図4は，平地でのウォーキングと登山の歩き方とを比べたものである[10]。速度，歩幅，フォームなど，あらゆる点で正反対だが，この理由は，両者の運動強度の違いによるものである。ウォーキングの場合，基本的に運動強度が低いため，意識的に強度を上げるような歩き方をするのに対して，より運動強度が高い登山では，できるだけ強度を下げるような歩き方をするためである。したがって，それまでウォーキングを励行してきた人が登山を始める場合には，この違いを十分意識する必要がある。

　上り歩行については，登山の歩行速度，歩数，歩幅を，それぞれ平地ウォーキングの5～6割，6～7割，7～8割にする必要がある[11]。実践的なアドバイスとしては，登山道の傾斜によらず，1分間に60歩程度で歩くように指示するとよい。

3. ハイキング・登山

平地ウォーキング

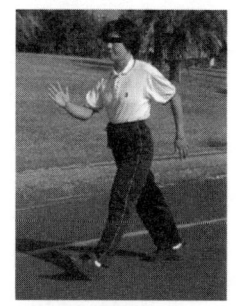

- 大股で速く歩く
- 一直線上を歩く意識で進む
- 膝を伸ばして踵から着地する
- 後ろ足で蹴り出す
- 腕を振る
- 上体を起こす

登山

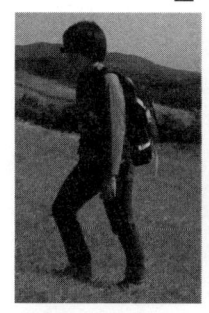

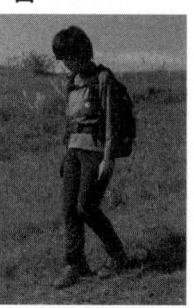

- 小股でゆっくり歩く
- 2本のレールの上を歩く意識で進む
- 膝は曲げたまま，足裏をフラットに着地する
- 後ろ足は蹴らない
- 腕は振らない
- 斜面やザックとのバランスで，上体をやや前傾する

図4 平地ウォーキングと登山の歩き方の違い。両者の歩き方は，あらゆる点で正反対となる。（文献10より引用）

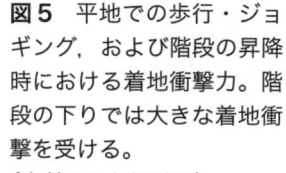

図5 平地での歩行・ジョギング，および階段の昇降時における着地衝撃力。階段の下りでは大きな着地衝撃を受ける。（文献12より引用）

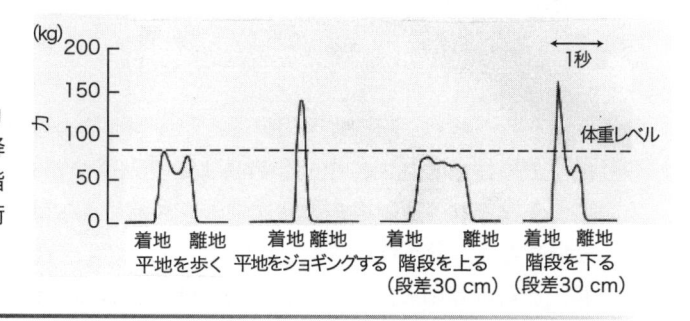

　日常生活における階段上りと比べても，登山の歩き方は大きく異なる。駅などの階段を上る場合，1時間あたりで700〜800 mの上昇速度となるのに対して，登山では300 m程度である[12]。したがって登山では，日常生活で行っている階段上りの半分以下の速度で歩く意識が必要である。また日常での階段上りでは，ステップに足の前半分をかけ，そこに重心を置くことが多いが，登山では図4のように斜面全体にフラットに置き，重心は踵に置く。

　下り歩行については，位置エネルギーを下げる運動であるため，エネルギー消費量からみた運動強度はかなり小さい。しかし，図5に示すように，足を着地させたときに身体が受ける衝撃力は大きく[12]，その支持のために大きな脚筋力が要求される。また下りでは，登山の主働筋である大腿四頭筋をはじめとする多くの筋では伸

表1　さまざまな負荷で坂道歩行を行った際の運動強度（METs）

歩行様相	獲得高度 （50分あたり）	体重＋荷物の重さ			
		50 kg	60 kg	70 kg	80 kg
上り歩行	100 m	3.3	3.5	3.7	3.8
	200 m	4.2	4.6	5.0	5.4
	300 m	5.2	5.7	6.3	6.9
	400 m	6.1	6.9	7.6	8.4
	500 m	7.0	8.0	8.9	9.9
	600 m	8.0	9.1	10.3	11.4
下り歩行	-100 m	2.5	2.5	2.5	2.6
	-200 m	2.6	2.7	2.8	2.8
	-300 m	2.8	2.9	3.0	3.1
	-400 m	3.0	3.1	3.2	3.4
	-500 m	3.1	3.3	3.5	3.7
	-600 m	3.3	3.5	3.7	3.9

体重，荷物の重さ，上昇（下降）速度が異なると，運動強度も大幅に異なるため，自分の体力にあった歩行ペースを把握しておくことが重要になる。（文献13より引用）

張性収縮を行うため，筋線維の損傷とそれに伴う筋力の低下が起こりうる[12]。近年の登山事故の特徴として，中高年者による下り道での転倒事故が目立って多いが，上記のような下りの運動様式の特殊性と，加齢による脚筋力の低下とが相まって起こっているものと考えられる[8]。

　なお，一口に登山といっても，上昇（下降）速度，体重，荷物の重さによって，運動強度は大きく異なる。表1は，さまざまな負荷条件で坂道の上り下りをしたときの運動強度を，メッツの単位で表したものである[13]。登山では，50分の歩行を10分の休憩をはさんで繰り返すことが多い。そこで，50分あたりの登高（下降）距離と，荷物の重さを含めた体重との関係で，運動強度を表している。この表を参照しながら，各人の体力に見合った速度で歩く必要がある。

3.3　体力にあわせた登山コースの選択

　一口に登山といっても，登る山やコースの違いによって身体への負担は大幅に異なる。登山のガイドブックでは，① 初心者向け，② 一般向け，③ 健脚向け，といったグレードを付して，体力的にみた難易度を表示している。それぞれの目安として，①は上り下りともに累積標高差が500 m以下，②は500～1,000 m，③は

3. ハイキング・登山

①時間の要素　　②距離の要素　　③重さの要素

行動中のエネルギー消費量(kcal) ＝ { 1.8×行動時間(h) ＋ 0.3×歩行距離(km) ＋ 10.0×上りの累積標高差(km) ＋ 0.6×下りの累積標高差(km) } × { 体重(kg)＋ザックの重量(kg) }

ルート定数

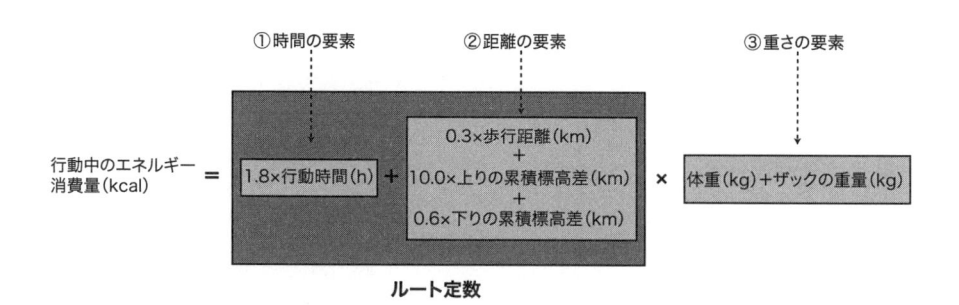

図6 登山における行動中のエネルギー消費量の推定式。最近の登山ガイドブックには「ルート定数」に相当する部分のデータが記載されていることが多いので，それらをこの式に代入すれば消費エネルギーが計算できる。なお，この式から得られたエネルギー消費量は，そのルートのコンディションがよいときの値で，風雨の時や道の状態が悪い場合には，それに応じて値がかなり大きくなる。(文献14より引用)

1,000 m以上で，歩行時間は①が4時間以下，②が5〜6時間，③が7時間以上，と考えておくとよい。

図6は，歩行距離(水平，上り，下り)，歩行時間，体重，荷物の重さ，という変数から，その登山のエネルギー消費量を算出する式である[14]。この式は，体力レベルに応じた登山コースの選択や，行動中のエネルギー補給量を決めるための参考となる。たとえば，体重60 kgの人の場合，荷物を持たない場合でも，初心者向けコースで最大900 kcal程度，一般向けコースで1,000〜1,500 kcal程度，健脚向けコースでは1,600 kcal以上のエネルギーを使うことになる。また，同じ人が10 kgの荷物を背負って歩いた場合には，それぞれ，最大で1,000 kcal程度，1,200〜1,800 kcal程度，1,900 kcal以上になると計算できる。

図7は，登山経験の豊富な中高年登山者を対象として，3つのランクの登山コースを歩いたときに，どのような身体のトラブルが起こるかを尋ねた結果である[15]。初心者，および一般向けコースではトラブルの発生率は少ないが，健脚向けコースでは各種のトラブルの発生率が急増している。

トラブルの内容をみると，「筋肉痛」「膝の痛み」「下りで脚がガクガクになる」が最も多いが，これらはいずれも下り坂で脚筋力の弱い人に起こりやすいという性質がある[12]。これは，現代の中高年の登山事故の多くが下りで転ぶことによって起こっている，という現象を裏付ける結果といえる[8]。

また，図7の対象者の体力を測定したところ，体力年齢で表すと脚力が20歳なみであったことをはじめ，男女とも同年代の標準値を大きく上回っていた[15]。し

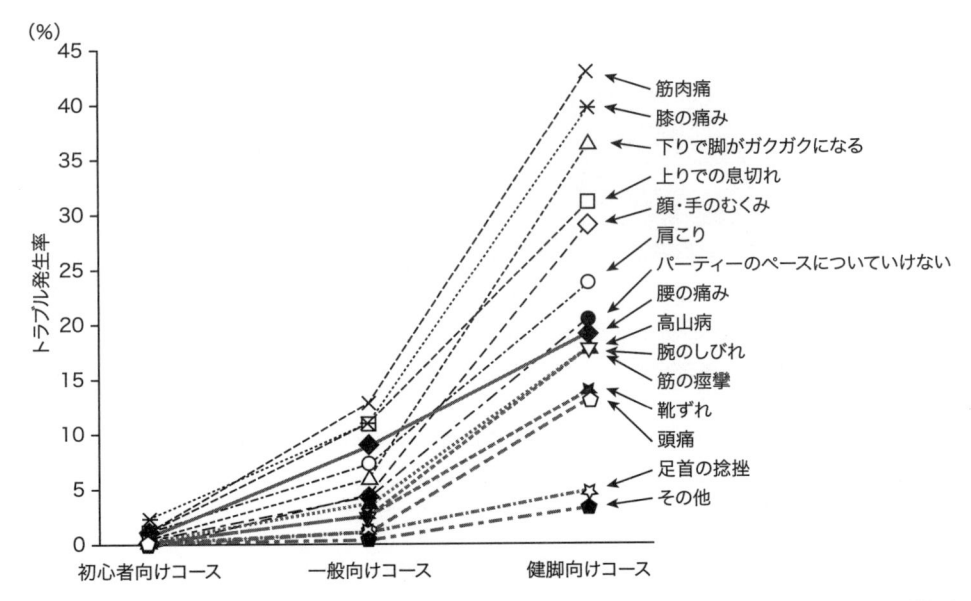

図7 初心者向け・一般向け・健脚向けコースにおける身体トラブルの発生状況。健脚向けコースではさまざまなトラブルの発生率が急増していることから，このコースでは体力的に不相応な登山を行っている人が多いことがうかがえる。（文献15より引用）

がって，現代の中高年登山者は，同年代の一般人に比べれば明らかに体力はあり，その体力水準はおおよそ，一般向けの登山コースまでは対応できるものであるといえる。しかし健脚向けコースで要求されるような，より高いレベルの体力については身についていない人も多く，これが事故の引き金にもなっていると考えられる。

　安全な登山をするためには，各自の体力レベルに見合ったコースを選ぶことが重要である。したがって，登山の導入段階ではまず初心者向けコースを歩き，そこでトラブルがないようであれば一般向けコースに行くというように，身体トラブルの発生状況をチェックしながら徐々にレベルを上げていく必要がある。

3.4　登山中の疲労・身体トラブルの防止

　登山は他の運動・スポーツとは異なり，医療機関から隔たった場所で長時間の運動が行われる。したがって，疲労，けが，病気，事故の予防には，細心の配慮が必要である。そのためには，以下のような知識や技術を身につける必要がある。

図8 下り歩行時の着地衝撃力を小さくするための工夫。歩幅を小さくする，ストックを使う，荷物を軽くする，といった工夫により，着地衝撃力を小さくすることができる。
（文献12より引用）

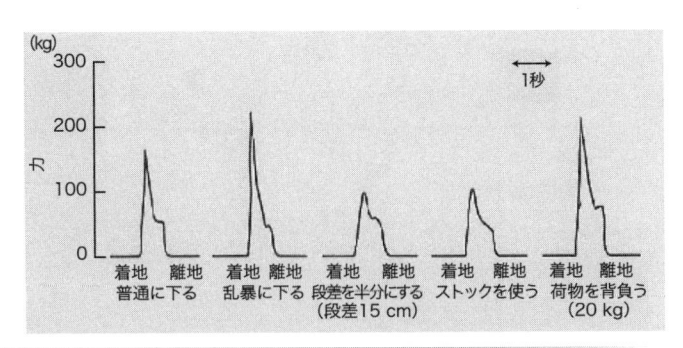

3.4.1　上りと下りで起こる疲労

上りでは，体重と荷物を上方に持ち上げていくので，ゆっくり歩いたとしても多くのエネルギーを使う（表1）。そして，速く歩きすぎると乳酸閾値を超え，筋疲労が起こる。乳酸閾値を超えないように歩くための目安として，最高心拍数の75％以下，主観的運動強度は13（ややきつい）以下に保つことが必要である[3,12]。

一方，下りではエネルギー消費量は小さく（表1），かなり速く歩いても乳酸閾値を超えることはない。しかしその一方で，着地時には強い衝撃を受けるため（図5），筋力的な負担度は上りよりもかなり大きくなる[10,12]。

図8は，さまざまな歩き方で段差が30 cmの階段を下ったときの着地衝撃力を示したものである[12]。歩き方を工夫することで，衝撃力をかなり小さくすることができる。運動強度の目安としては，心肺ではなく脚の主観的運動強度が13（ややきつい）以下となるように歩くとよい[13]。

3.4.2　エネルギーと水分の補給

登山は，有酸素性運動と呼ばれる運動種目のなかでも，際だって運動時間が長い。このため，エネルギーと水分の喪失は大きく，行動中に定期的に補給しなければならない。登山中のエネルギー消費量と脱水量は，標準的なコースタイムで歩く場合には，以下のような式で概算できる[3]。

$$\text{エネルギー消費量 (kcal)} = \text{体重 (kg)} \times \text{行動時間 (h)} \times 5$$
$$\text{脱水量 (mL)} = \text{体重 (kg)} \times \text{行動時間 (h)} \times 5$$

エネルギーについては，上記の値の7～8割（残りは体脂肪から供給される）を，少なくとも2時間ごとに補給する。水分についてはできれば全量を，それが無理で

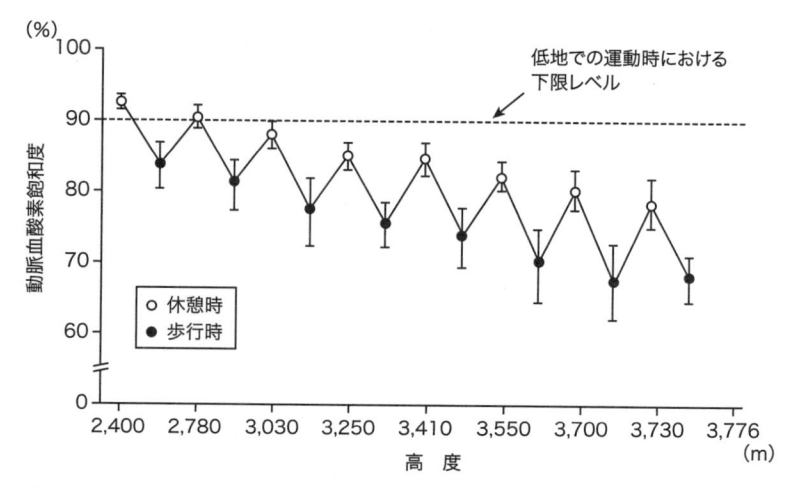

図9 富士山（3,776 m）を登高中の動脈血酸素飽和度。低地の運動で動脈血酸素飽和度が90％を下まわることはほとんどないが，山では高度の上昇に伴い，休憩時，歩行時ともに顕著に低下し，体内は著しい低酸素状態に曝される。（文献16より引用）

も最低7～8割の量を，少なくとも1時間ごとに補給する。

3.4.3 高度に対する注意

　図9は，富士山で登山を行った際の，行動中と休憩中の動脈血酸素飽和度（SpO_2）を示したものである[16]。低地では全力に近い運動をしても，動脈血酸素飽和度が90％を下まわることはほとんどない。しかし登山の場合には，高度の上昇に応じて動脈血酸素飽和度が低下し，富士山頂付近での登高中には60％台にまで落ち込む。この値は，低地の医療の常識からみれば異常ともいえるほど低いレベルである。

　動脈血酸素飽和度が低下すると，頭痛や吐き気などの急性高山病（AMS）を発症し，それがさらに悪化すると，肺水腫や脳浮腫といった重症高山病にも発展し，死亡するケースもある。急性高山病は一般的には高度2,400 m以上で起こるが，呼吸循環系の機能が低下している人では1,500 mくらいから発症する場合もある[17]。したがって，呼吸循環系の慢性疾患を持つ人では，慎重な登山が必要になる[18, 19]。

　急性高山病の発症率が高まるのは，急速に高度を上げたときや，高度を上げるときに激しい運動を伴っていた場合である[17]。また同じ高度に滞在していても，日中の活動時よりも，夜間の睡眠時のほうが，その影響が大きく表れる[17]。さらに，急性高山病の発症の様相やその程度には個人差も大きく，少数ではあるが遺伝的に高度に弱い人もいる。したがって，2,400 m以上（高所に弱い人では1,500 m以上）

表2 中高年登山者が抱えている慢性疾患

	疾　患	人　数（割合）
1	膝関節痛	131人（21.0%）
2	腰痛	96人（15.4%）
3	高血圧症	74人（11.9%）
4	白・緑内障	23人（3.7%）
5	胃腸病	21人（3.4%）
6	糖尿病	20人（3.2%）
7	心臓病	16人（2.6%）
8	低血圧症	16人（2.6%）
9	肝臓病	10人（1.6%）
10	その他	59人（9.5%）

623名の調査対象者のうち，52％がなんらかのトラブルを抱えていた．（文献3より引用）

の山で登山をする場合（とくに睡眠を伴う場合）には，慎重な行動計画が必要である．

3.4.4　中高年登山者に多い既往症

　表2は，中高年登山者を対象として，慢性の疾患を調査した結果である[3]．対象者の過半数は何らかの疾患を抱え，とくに膝関節痛，腰痛，高血圧などが多い．このような有疾患者でも登山は可能であるが，相応な配慮をした登山計画が必要である[18, 19]．

3.4.5　日常での体力トレーニング

　登山は通常のウォーキングに比べて負担度の大きな運動である．しかも実施できる頻度は，1ヵ月のうちに多くても数回程度である．このような高強度で低頻度の運動を，普段まったく運動をしない状態で行うと，疲労，故障，事故の引き金にもなる．したがって，普段から体力トレーニングを行い，登山のための身体づくりをしておくことが重要である．

　登山者に尋ねると，多くの人は普段からトレーニングをしていると答える．しかし，図7からもわかるように，高い体力レベルを要求される山では，それらが十分に役立っていない可能性が考えられる．普段のトレーニングとしてよく答えにあがるのはウォーキングだが，平地での一般的なウォーキングは上り下りを伴わない運

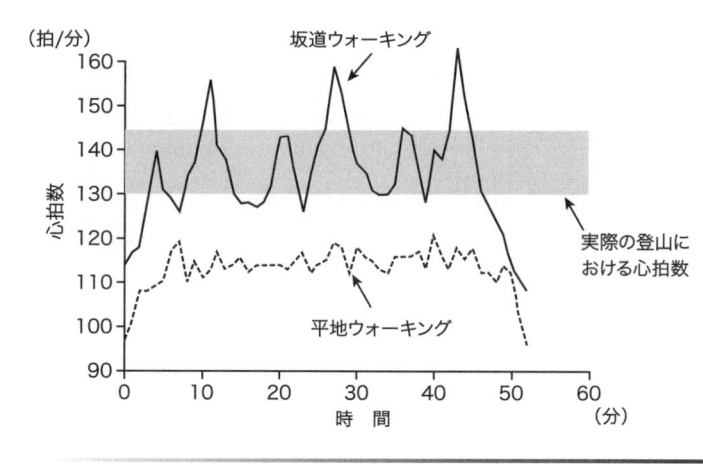

図10 平地ウォーキングと坂道ウォーキング時の心拍数の比較。平地での速歩では、心肺機能に対して、登山にふさわしい刺激を与えられないが、坂道で速歩をすれば、望ましい負荷をかけられる。坂道での速歩は脚力を改善する効果も高い。（文献3より引用）

動であるため、実際の登山に役立つような十分な負荷とはならない。たとえ初心者向けの登山コースであっても、上り下りでそれぞれ500m程度の登下降を行う場合もあるからである（3.3節参照）。

このような問題点を解決するために、目的とする山の特異性を考慮した体力づくりが必要になる。たとえばウォーキングをするにしても、図10のように平らな道ではなく坂道を速歩で上り下りすれば、登山の負荷に近づけることができる[3]。階段上りの場合には、通常の駅の階段（標高差が5〜6m程度）を数回昇降するだけでは効果が小さいので、昇降回数をさらに増やすなどして、登山の特性に近づける必要がある。なお、このような意味合いで、最もよいトレーニングとは登山そのものの励行である。2週間に1回以上の頻度で登山をすると、日常生活で毎日運動をするよりも身体のトラブル発生率は小さくなる[12]。

自重を負荷した筋力トレーニングも効果的である。スクワット、踵上げ、上体起こしなど、脚や体幹の筋を強化する種目が最も重要であるが、重い荷物を背負ったりストックを使う場合には、胸、腕、肩などの筋も使うので、腕立て伏せ、肩すくめなどの運動も必要に応じて行うとよい[3]。

文　献

1) 山本正嘉：登山はエアロビクスの最高峰—健康増進の観点からみた登山の意義と今後の課題—. 登山医学, 28: 17-21, 2008.
2) Ainsworth BE, et al.: Compendium of physical activities: an update of activity codes and MET intensity. Med Sci Sports Exerc, 32: 498-504, 2000.
3) 山本正嘉：登山の運動生理学. In: 増山　茂 監, 登山医学入門, 山と渓谷社, 東京, pp. 109-127,

2006.
4) 前川亮子 他: 登山中に脚筋にかかる負担度に関する筋電図学的研究―上りと下り,傾斜,ザック重量との関連から―. ウォーキング研究, 11: 239-246, 2007.
5) 山本正嘉 他: 1週間に1回の軽登山が体脂肪の減量におよぼす効果―1日1回のウォーキング,および食事指導のみとの比較―. 登山医学, 29: 271-277, 2009.
6) Drexell H, et al.: Metabolic and anti-inflammatory benefits of eccentric endurance exercise — a pilot study. Eur J Clin Invest, 38: 218-226, 2008.
7) 山本正嘉: ウォーキングから登山へ―健康増進の観点から見た登山の長所と実施上の注意点―. ウォーキング研究, 8: 9-15, 2004.
8) 山本正嘉: 中高年登山者の転倒事故を防ぐ. 登山医学, 25: 29-33, 2005.
9) 野口いづみ: 山での突然死を防ぐ. 登山医学, 25: 35-40, 2005.
10) 山本正嘉 他: 登山のバイオメカニクス. バイオメカニクス研究, 10: 74-85, 2006.
11) 前川亮子 他: 各種生理応答および歩行様式から見た登山とウォーキングの対応性に関する研究. ウォーキング研究, 9: 187-194, 2005.
12) 山本正嘉: 登山の運動生理学百科, 東京新聞出版局, 東京, pp. 21-80, 2000.
13) 萩原正大 他: 歩行路の傾斜,歩行速度,および担荷重量との関連からみた登山時の生理的負担度の体系的な評価―トレッドミルでのシミュレーション歩行による検討. 体力科学, 60: 327-341, 2011.
14) 中原玲緒奈 他: 登山のエネルギー消費量推定式の作成―歩行時間,歩行距離,体重,ザック重量との関係から―. 登山医学, 26: 115-121, 2006.
15) 山本正嘉 他: 中高年登山者向けの体力評価システム構築の試み (第2報)―164名の体力測定およびアンケート調査からわかったこと―. 登山研修, 25: 16-20, 2010.
16) 笹子悠歩 他: 富士登山時の生理的・物理的な負担度―登山経験の豊富な中高年者を対象として―. 登山医学, 30: 105-113, 2010.
17) Hultgren HN: High Altitude Medicine, Hultgren Publication, Stanford, pp. 212-255, 1997.
18) Burtscher M: Endurance performance of the elderly mountaineer; Requirements, limitations, testing, and training. Wien Klin Wochenschr, 116: 703-714, 2004.
19) 松林公蔵 監, 日本登山医学会 編: 登山の医学ハンドブック, 第2版, 杏林書院, 東京, pp. 109-182, 2009.

〔山本　正嘉〕

4 水　泳

4.1 水泳の特徴
4.1.1 水泳とは（定義）

　水泳は，競技種目としてだけでなく健康づくりの手段としても広く普及し，子どもから高齢者まで親しむことができる身体活動として受け入れられている。水泳の歴史はとても古く，古代文明（エジプトやギリシャ）に遡る。日本でも古式泳法として今に伝承されている。古代の水泳は生活や軍事の手段であった。現在の水泳は，クロール，平泳ぎ，背泳ぎ，バタフライなどのいわゆる4泳法が泳ぎの主流であるが，競技・レクリエーション・健康づくりの手段として国民生活に浸透している[1]。

　水泳の定義をわかりやすく説明した例を紹介する。

　「水泳は，日常とは異なった水という媒体中を移動する身体活動であり，水を掻く（手のストローク）および蹴る（キック）動作によりヒトは推進する」[2]。

　「水泳は，水面に水平移動姿勢で抵抗の少ないストリームライン（手先から足先まで全身をまっすぐに伸ばした姿勢）をとり，左右対称の推進力の得られる手・足の動作を繰り返して，息つぎをしながら，水中を移動する運動である」[3]。

　水泳は，① からだが水中に浮いた状態にあること，② 手足をついて身体を支えないこと，③ バランスを保ちながら腕，脚，首の動作と呼吸などを巧みに組み合わせること，④ これらを反復させながら水平姿勢を保つこと，などを特徴とする身体運動である。とくに水泳は，自転車乗りと同様に学習しなければ会得できない運動であり，幼児期に一度覚えれば生涯忘れることなく泳ぐ技術が身についていることが特徴である[4]。

　本項では，水泳が健康づくりの手段として有効であることを解説し，水泳の運動習慣化がメタボリックシンドロームの予防・改善などの健康維持・増進に効果的であることを述べる。

4.1.2 水泳の長所と短所

　図1に水泳・水環境における正の特性と負の特性を示す[5]。大きな正の特性を有するが，その一方で生命に危険の及ぶ短所もある。

　次のような長所をあげることができる。
- 生活習慣病やメタボリックシンドロームの予防・改善に有効である。

4. 水 泳

負の特性

- 危　険　　生命に直接関係する
- 流行性疾患の伝染　　目，皮膚，その他病原菌による疾患
- 場所（環境）の制限　　水場がないとできない

水泳・水環境

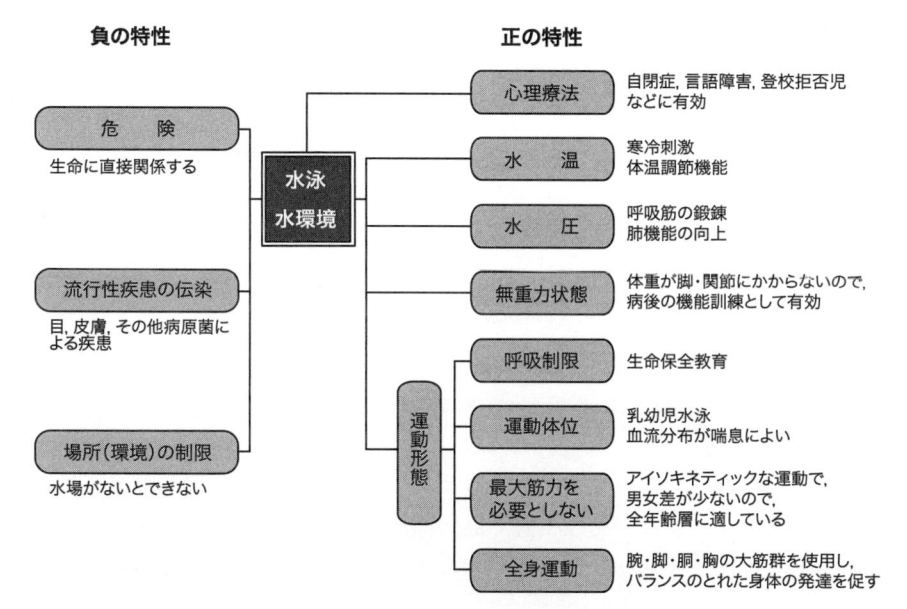

正の特性

- 心理療法　　自閉症，言語障害，登校拒否児などに有効
- 水　温　　寒冷刺激　体温調節機能
- 水　圧　　呼吸筋の鍛錬　肺機能の向上
- 無重力状態　　体重が脚・関節にかからないので，病後の機能訓練として有効

運動形態

- 呼吸制限　　生命保全教育
- 運動体位　　乳幼児水泳　血流分布が喘息によい
- 最大筋力を必要としない　　アイソキネティックな運動で，男女差が少ないので，全年齢層に適している
- 全身運動　　腕・脚・胴・胸の大筋群を使用し，バランスのとれた身体の発達を促す

図1　水泳・水環境における正の特性と負の特性（文献5より引用）

- 心肺機能の向上が期待できる。
- バランス能が改善する。
- 負荷体重が減少する。
- 関節可動域が広がる。
- 水圧を受けた環境（水中）に身体を置くと静脈還流が促進される。水位剣状突起の立位姿勢の時，1回拍出量も増加する。その結果，心拍数が減少する。
- 同じエネルギー需要量でも陸上より少ない心拍数で運動を行うことができる。
- 呼吸機能が改善する。
- 血管の収縮，拡張機能が改善する。
- 体温調節機能が向上する。

ゆっくり泳ぎは，有酸素性運動であり，心肺機能の向上が期待できる。水中では，水圧を受けながら呼吸するので呼吸筋が鍛えられ，呼吸機能が改善する。加えて水圧と水温が作用し，血管の収縮，拡張機能が改善し，体温調節機能が向上する。

一方，次のような短所をあげることができる。

- 溺水事故の危険性がある。
- 飛び込み事故の危険性がある。

- 吸入・排水口での事故の危険性がある。
- 脳血管系および心血管系にかかわる事故の危険性がある。

　水が身体活動の媒体となるために水泳中，あるいは直後に発生する事故がある。これらの事故の予防策と対応策については後述する。

4.1.3　水泳時の推進力

　推進力は，腕によるかきと脚による蹴りで周囲の水を動かすことで得られる力である。腕かきの推進力は，クロールが60〜70％，背泳ぎが約60％，バタフライが約50％である。脚けりによる推進力は，腕かきの推進力より少ないのが特徴である[6]。水泳は，上肢を主体とした全身運動であり，水泳トレーニングを長期間行えば上肢が発達する。

　クロール泳のストロークと流体力発揮パターンを熟練者と未熟練者で比較すると，未熟練者はストロークの中盤で最大値を示す一方，熟練者はストローク後半にピークがある。ストローク中盤での最大値は，水を押して身体を水面上に押し上げる方向に力が作用するので，進行方向の推進力として有効に作用しないことになる[2]。健康づくりのための水泳には，泳速を上げることよりも長い時間泳ぐことのほうが心肺機能の向上に有効である。熟練者のストロークを参考に，長時間泳ぐことができる技術を身につけることが望ましい[2]。

4.1.4　水泳時のエネルギー消費

　水泳時のエネルギー消費について，次の知見がすでにわかっている。
- 泳ぐスピードが増加すれば，エネルギー消費も増加する。
- 水泳時エネルギー消費量は，スピードの増加量の2乗に比例する。
- 泳ぐスピードが同じであれば一流競技選手，熟練者，初心者の順にエネルギー消費が増加する。一流競技選手のエネルギー効率が優れていることを示す。
- 水温が低いほどエネルギー消費が増加する。
- 水泳のエネルギー消費は，前に進むためのエネルギー消費と浮くためのエネルギー消費の足し算である。
- 浮くためのエネルギー消費は，スピードに依存することなく，ほぼ一定である。

　水の比重そのものを変化させる方法で，クロール泳のエネルギーコストを検証した[7]。図2と図3に水の比重と心拍数，酸素摂取量の関連性を示した。回流水槽を用いて流速を変化させ，硫酸ナトリウム（Na_2SO_4）を溶解して粘性を変化させることなく，水の比重を調整した。各比重の水の入った回流水槽で70％$\dot{V}O_2max$クロ

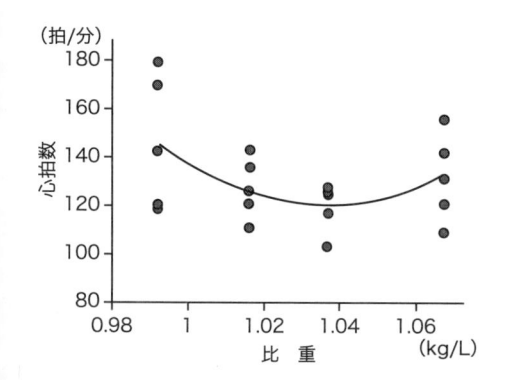

図2 回流水槽におけるクロール泳時の水の比重の違いが心拍数に及ぼす影響。水温：28℃，室温：30℃，泳速：最高酸素摂取量の70％

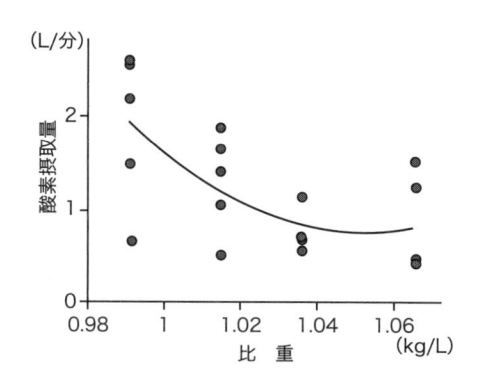

図3 回流水槽におけるクロール泳時の水の比重の違いが酸素摂取量に及ぼす影響。水温：28℃，室温：30℃，泳速：最高酸素摂取量の70％

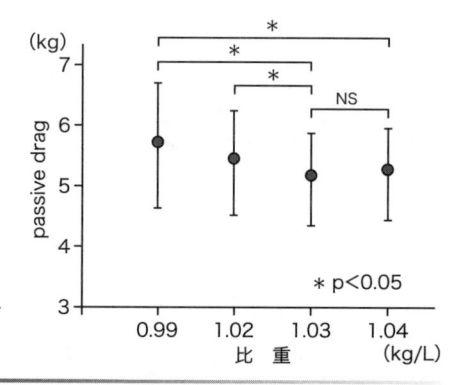

図4 流水プールにおける水の比重が及ぼすpassive dragの変化。流速：1.8 m/秒

ール泳を行うと，心拍数と酸素摂取量が減少した。さらに比重を高めた水にすると心拍数と酸素摂取量が増加に転じる。このことはクロール泳に最適なエネルギーコストが存在することと，個々人に最適なエネルギーコストを導けることを示す。passive drag（水泳時における自己推進時に生じる受動的抵抗）との関連性からも検証し，同じ傾向を得た（図4）。真水のエネルギーコストとの差から，浮くためのエネルギーコストは約30％と見積もることができる[7]。

4.1.5 浮　力

　ヒトの比重は，総合的に評価すると比重1を下回る。骨の比重が2.01，爪と毛が

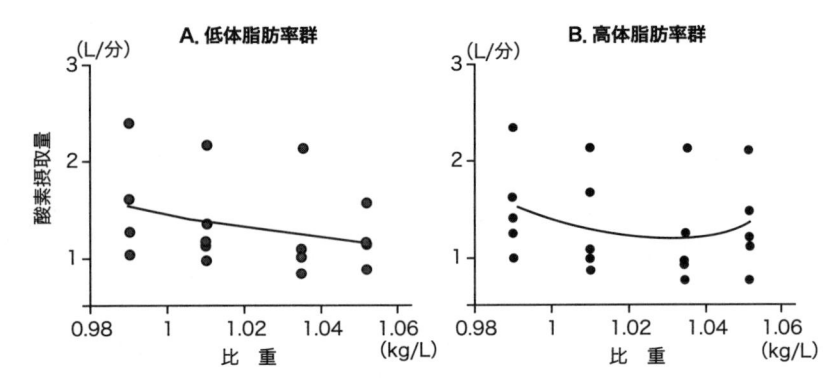

図5 異なる比重での水泳中の酸素摂取量

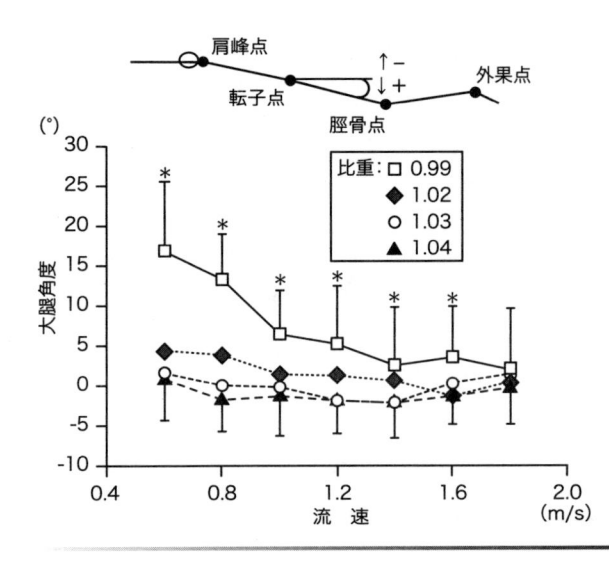

図6 流水プールにおける水の比重と，流速による大腿角度（転子点と脛骨点を結ぶ角度）の変化。有意差検定* $p < 0.05$：比重 0.99 と 1.04 群間で検定。水温 30 ℃，室温 30 ℃，$n = 13$

1.2～1.3，筋が 1.6，脳が 1.04，脂肪が 0.94，肺の中の空気が 0.0012 である。普通に呼吸しているときの残気量は，2.5 L ぐらいなので，水中でのヒトの比重は 1 を下回ることになる[8]。しかしながら，部位別にみると比重が分布する（身体の部位で比重が異なる）ため，水中でバランスをとらなければならない。水泳の習慣化は，浮力や水の流れに適応した水中でのバランスのとり方をいつも学習していることになり，このことが身体バランス能を向上させる。

体脂肪が多ければ浮きやすいことがすでにわかっている[7]。図5に体脂肪率の低い群（約 15 %）と高い群（約 25 %）の水の比重に対する酸素摂取量の違いを示し

た。体脂肪率が低い群は，水の比重の増加とともに酸素摂取量が減少する。一方，体脂肪率が高い群は，水の比重の増加とともに酸素摂取量が減少するだけでなく，あるポイントから増加に転じる。体脂肪率が高い群は体脂肪率が低い群よりも浮力を受けやすいことを示している。最もエネルギー効率のよい泳ぎの浮力は，身体の比重と水の比重が一致したときに得られる。

図6に回流水槽における水の比重と流速が水泳姿勢に及ぼす影響を示した[7]。転子点と脛骨点を結ぶ直線と水平をなす角度を大腿角度とする。大腿角度は，水の比重が高くなるにしたがって小さくなる。つまり，大腿角度を小さくすることがエネルギー効率の良い泳ぎになる。このようなアイディアを発展させた浮力水着も開発されている。初心者や高齢者が水泳を始めようとする時に有効であろう。

4.1.6 水 圧

水深が深くなるほど水圧が高くなる。水深1m当たり0.1気圧相当の水圧がかかる。水面で1気圧かかっているので，水深にかかる気圧は足し算になる。水圧は，静脈還流を促進させる。

水泳姿勢でも水中であれば静脈還流が促進される[9]。図7，図8に示すように，水中と陸上で腹臥位と背臥位の腹部大静脈横断面積を比較したとき，水中で有意に増加する。水中腹臥位のほうが水中背臥位よりも有意に腹部大静脈横断面積が増加する。このことは，水圧が筋ポンプ作用を促進させていることを示し，その効果はクロール姿勢のときに優位であることを示す。

運動強度が60%$\dot{V}o_2$maxよりも低いとき，水圧の筋ポンプ作用【注】が維持される[10]。ゆっくり泳ぎは，水環境のアドバンテージを大いに活用できる運動強度である。

4.1.7 水 温

アメリカ合衆国大学競技協会は，1964年に競技用プールの至適温度を24〜26℃とした。このことが今日の競技プールの水温設定に至っている。しかしながら，健康づくりを念頭においた水泳においては，30〜31℃が望ましい。30℃前後の水温であれば水泳中の酸素摂取量に大きな影響を及ぼすことはないようである。

筋ポンプ作用：筋が収縮すると静脈も圧迫され，血液が押される。静脈にはたくさんの弁があり，押された血液は一方向に流れる。この繰り返しで血液が心臓へ戻るため，筋ポンプという。このことをミルキング・アクションと呼ぶ。

陸上背臥位条件　　　　　　　　　陸上腹臥位条件

水中背臥位条件　　　　　　　　　水中腹臥位条件

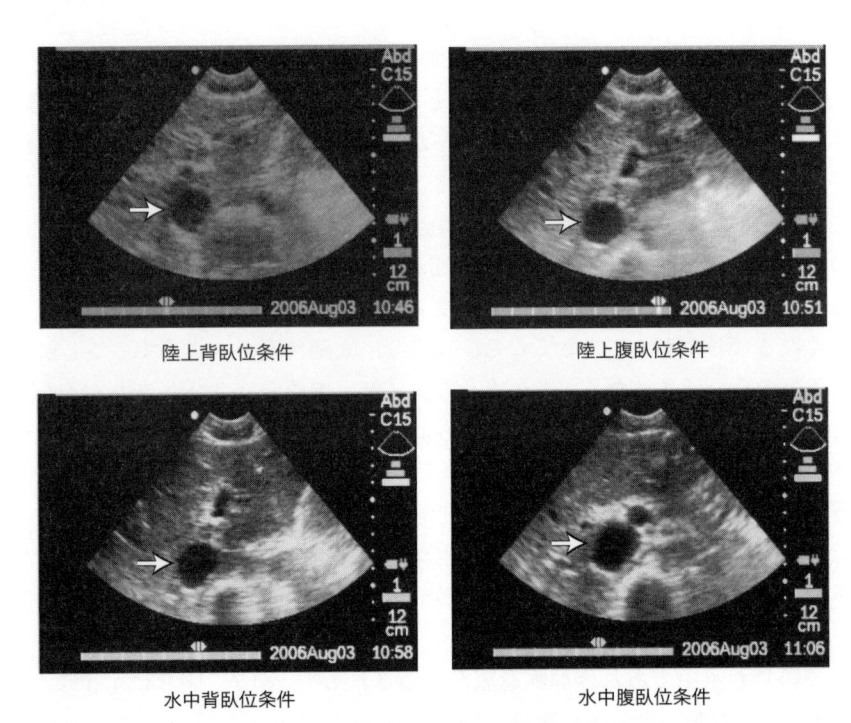

図7　陸上と水中の背臥位と腹臥位で比較した腹部大静脈横断面積。矢印：腹部大静脈

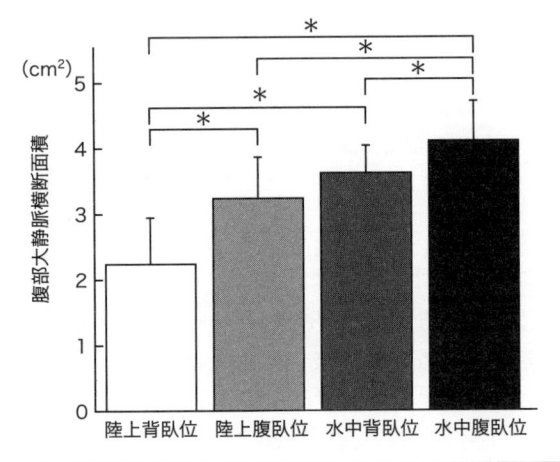

図8　陸上と水中の背臥位と腹臥位で比較した腹部大静脈横断面積
* $p < 0.05$

国内の管理されたスイミングプールであれば、概ね30～31℃の水温である。この水温域は、体温よりも低いため、浸水直後に直腸温が低下することがある。水の伝導率が空気よりも高いため、分単位で直腸温が低下する。しかしながら、水泳を継続すれば直腸温は上昇に転じる[10]。

一方で、血圧は水温に大きく影響される。背泳ぎ姿勢（浮き具着用）で15分間姿勢を維持したとき、水温25℃では収縮期血圧・拡張期血圧が有意に上昇し、水温35℃と水温41℃では収縮期血圧・拡張期血圧が有意に降下する[7]。スイミングプールの水温だけでなく、更衣室やシャワー室、そしてトイレの室温や床温にも配慮が必要である。

4.2 水泳の運動処方

水泳の対象者は、乳児、幼児から高齢者まで広い年齢層に分布する。このことを可能にする特徴として、各自のペースで泳げること、足、腰への負担が軽減すること、コミュニケーションが広がること、関節の痛みが軽減することなどをあげることができる。

健康づくりのための水泳を行うとき、体調チェック、ウォームアップ、主運動、クールダウン、体調チェックの順に行う。すべての対象者の体力と体調に合ったメニューを作成することが求められる[11～14]。

4.2.1 ウォームアップ

ウォームアップの目的は、パフォーマンスの向上と外傷・障害の予防にある。体温を適度に上げ、精神的な緊張感をコントロールする。具体的には、水泳に使用する筋群をストレッチング、体操などでほぐすようにする。肩、上腕、下肢（ふくらはぎ：下腿三頭筋：腓腹筋とヒラメ筋からなる）の筋群をストレッチングする。ストレッチングは、水中でも行うとよい。ストレッチングは、こむら返りの予防にもなる。水泳で使用する関節の伸展・屈曲、四肢の回旋を行い、関節可動域を確保する。概ね10～15分かける[11～14]。

4.2.2 主運動

運動強度の設定には、目標心拍数（target heart rate）を活用する。目標心拍数は、運動強度を表す1つの方法であり、個々人に設定された目標となる心拍数のことで、（220 − 年齢）を最高心拍数とし、その割合から運動強度を決定する。カルボーネン法とゼロトゥーピーク法がある。たとえば、安静時心拍数60拍/分、推定

最高心拍数180拍/分の対象者における50％強度の目標心拍数は，

カルボーネン法
（最高心拍数－安静時心拍数）× 目標強度の割合 ＋ 安静時心拍数
　　　　　　＝（180 － 60）× 0.5 ＋ 60
　　　　　　＝ 120拍/分

ゼロトゥーピーク法
最高心拍数 × 目標強度の割合
　　　　　　＝ 180 × 0.5
　　　　　　＝ 90拍/分

になる。推定最高心拍数の50％を目標心拍数とし（これから水泳を始めようとする対象者の場合），徐々に運動強度を上げていき，運動習慣が形成されれば75％程度の運動強度に移行させる。水泳の場合，陸上よりも静脈還流量が大きいので，1回拍出量がわずかに増加するため，心拍数が少なくなる。そのため，目標心拍数を10〜15拍/分少なく見積もるようにする。

　生活習慣病予防や健康づくりのためには，泳ぐ距離や泳速を目標（目安）とするのではなく，泳ぐ時間を目安にする。初期は，5〜10分，週3回を目安にする。徐々に時間を延ばしていき，運動習慣が形成されれば30分程度にする。

　バタフライ，平泳ぎは，腰や膝にかかる負担が大きいので，初心者や中高年者は，クロールや背泳ぎから始めるようにする[11〜14]。

4.2.3　クールダウン

　クールダウンの目的は，疲労回復，障害予防などであり，主運動と同様の形式の運動（イージースイム：入水した後，20〜40％程度の力の泳ぎを10〜20分行うこと）とストレッチングを行う。通常よりも運動強度が高い泳ぎを行ったときには，アクティブリカバリー（体を動かしながら疲労回復を促すこと）を入れる。このことでパッシブリカバリー（安静にした状態での疲労回復）よりも疲労回復が早まる。アクティブリカバリーは，筋ポンプ作用を積極的に活用する方法である。浮き具を利用した全身のリラクゼーションなども交え，10〜15分を目安にする[11〜14]。

表1 若年者と高齢者で比較した水中立位時の心拍数の変化

	時間（分）	心拍数（拍/分）	
		陸上条件	水中条件
若年群（n = 9）	0 5 10 15	60 ± 10.8 59 ± 9.5 57 ± 8.3 60 ± 9.5	58 ± 10.4 57 ± 9.6 56 ± 8.2 57 ± 7.3
高齢群（n = 13）	0 5 10 15	70 ± 14.1 67 ± 12.1 68 ± 8.0 66 ± 9.3	65 ± 10.4 64 ± 8.8 61 ± 6.4 64 ± 9.3

表2 若年者と高齢者で比較した水中立位時の血圧の変化

	時間（分）	血圧（mmHg）	
		陸上条件	水中条件
若年群（n = 9）	0 5 10 15	116 ± 11.4／70 ± 7.4 118 ± 8.2／68 ± 6.3 120 ± 12.6／76 ± 7.8 118 ± 11.8／72 ± 7.4	111 ± 14.0／71 ± 9.4 109 ± 10.2／65 ± 11.1 104 ± 11.4／64 ± 10.5＊ 107 ± 12.0／67 ± 9.0
高齢群（n = 13）	0 5 10 15	123 ± 16.7／83 ± 15.5 121 ± 16.0／82 ± 15.6 128 ± 20.8／83 ± 16.3 125 ± 22.2／85 ± 15.8	134 ± 15.1／76 ± 12.1 133 ± 14.3／78 ± 15.9 144 ± 13.7／78 ± 14.5＊ 135 ± 12.5／76 ± 15.4

＊ $p < 0.05$

4.2.4 実施面での留意点

a）メニュー作成段階での留意点

対象者（とくに中高齢者）が初めて水泳を健康づくりのために実施するのであれば，メディカルチェックを受けることが望ましい。

浸水すると心拍数は減少する[10]。表1に高齢者と若年者で比較した陸上と水中の心拍数変化を示した。年齢に関係なく，心拍数は減少する。性差はほとんどない。一方，血圧は，高齢者ほど最高血圧が増加する。表2に高齢者と若年者で比較した陸上と水中の血圧変化を示した。加齢による血管弾性の機能低下などと関連すると考えられるが，一致した見解に至っていない。高齢者や血圧が高めの対象者にあっ

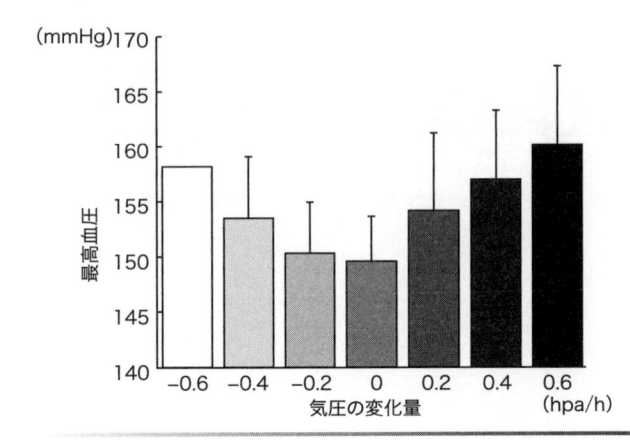

図9 気圧の変化量と最高血圧の変化（谷型の変化）

ては，血圧の数値に加え，服薬についても確認が必要である。

すべての生活習慣病の改善に水泳が適しているわけではない。冠動脈疾患患者のための有酸素性運動として，水泳は適していないとされている[15]。対象者の状況を正しく把握し，この点に留意すべきである。

b）実施時の留意点

一般的な留意点として，プールに入る前には，必ずシャワーを浴び，からだの汚れを落とすこと，コンタクトレンズを外すこと，化粧を落とすこと，指輪，ネックレスなどのアクセサリーを外すこと，爪は短く切っておくことを指導する。

体調チェックを行う。その日の体調や天候によって血圧が変動するので必ずチェックをする。図9に気圧の変化量と最高血圧（収縮期血圧）の変化を示した[16]。対象者62名（年齢40〜80歳，BMI 23.9 ± 3.4）の12年間の水泳前の血圧変化（延べ19,196件，収縮期血圧）と気象条件（気圧，気温，湿度，降水量）の関連性を分析した。水泳前の収縮期血圧は，高気圧・低気圧の通過に伴い，気圧の変動量に依存して上昇する型（谷型），低下する型（山型），ほとんど変化しない型（平坦型）に分かれた。谷型は，気圧が1時間あたり0.6 hPa低いと5〜10 mmHg収縮期血圧が上昇した。一方，山型は同様の気圧変化で5 mmHg低下した。水泳中，水泳後も同様の変化をする。他の気象条件との関連性は薄かった。自律神経の衰えや血管の硬化などがこのような現象の要因であろう。図10に谷型，山型および平坦型の割合を示した。高齢者の血圧は気圧に左右されやすいので，必ず水泳前に当日の血圧チェックを行うようにしたい。

さらに子どもや高齢者は低体温（体温よりも低い温度環境に長時間曝露されたと

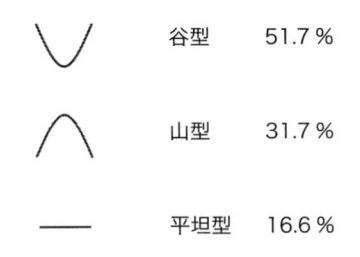

図10 谷型，山型，平坦型の割合

∨	谷型	51.7 %
∧	山型	31.7 %
─	平坦型	16.6 %

き，体温低下に伴い循環障害や意識障害などを引き起こすこと）に陥りやすいので，水温管理だけでなく，その日の気温，湿度など天候との関連から入水時間に配慮し，必要に応じてジャグジーなどの保温設備を活用しよう。

c) 施設などにおける留意点

　各施設には，プールの安全標準指針の指針策定主旨に基づく安全管理の徹底が望まれる。スイミングプールは，その構造上，排水するため必ず深い部分と浅い部分がある。日本のスイミングプールは，中心部分に向かって深くなっている。多くの施設は，図やイラストなどを用いてスイミングプールの構造を周知している。利用者は，プールの形状を把握したうえで入水することが望ましい。

　健康・体力づくり事業財団が行った，介護予防プログラムに関するアンケート調査[17]は，特徴的な介護予防事業を抽出してアイディアを紹介している。水中トレーニングなど効果を上げているプログラムを紹介しているので活用していただきたい。

d) プールでの事故の予防策・対応策

　スイミングプールにおける溺水事故は，小学生低学年の児童で多く発生している。浅いプールは，安全であると考えられている。しかしながら，飛び込み事故は，浅いプールで起きている。角度を誤って飛び込むとプールの底に頭部を強く打ち付け，脊椎などの損傷をもたらすことがある。飛び込み事故の8割弱が脊椎損傷である[18]。溺水時に鼻から中耳に水が入り，錐体内出血に至ることが最も危険である。風邪気味のときなどは，鼻から中耳に水が入りやすいので水泳を控えさせることが望ましい。飲酒時も同様である。誤って鼻から水を吸ってしまったら水泳を中止して休ませる。初心者には，呼吸法の指導を徹底することが望ましい。

　2006年に発生したプールの排水口（環水口）の事故を教訓に，排水口の柵をボ

ルトで固定するなど，徹底した安全対策が講じられた[19]。排水口の吸引力は1 cm^{2}あたり1 kgに相当する。足裏の表面積から見積もると約100 kgになる。このことから，排水口に足が吸引された場合，水のなかでヒトの力をもって引き上げることは不可能であろう。排水口については，吸い込み事故を未然に防止するため，排水口の蓋などをネジ，ボルトなどで固定するとともに，配管の取り付け口には吸い込み防止金具を設置するなど，二重構造の安全対策を施すことが必要である。排水口の蓋，それらを固定しているネジ，ボルトなどは，接触によるけがを防止できる仕様とすることや，蓋の穴や隙間は子どもが手足を引き込まれないような大きさとするなど，材料の形状，寸法，材質，工法などについても十分な配慮が必要である。

文　献

1) 日本水泳連盟，日本スイミングクラブ協会: 水泳教師教本，大修館書店，東京，2009.
2) 野村武男: 水泳パフォーマンスの最新理論，筑波大学出版会，2009.
3) 健康・体力づくり事業財団: 健康運動実践指導者養成用テキスト，2009.
4) 武藤芳照: 水泳の医学，ブックハウス・エイチディ，東京，1991.
5) 野村武男: 中高年の水中運動. 保健の科学, 33: 1991.
6) 日本水泳連盟: 水泳コーチ教本，大修館書店，東京，2005.
7) 小野寺昇，宮地元彦，矢野博己 他: 水の物理的特性と水中運動. バイオメカニクス研究, 2: 33-38, 1998.
8) 須藤明治: 水中運動処方，文化書房博文社，東京，1999.
9) Onodera S et al: Increases in venous return during the prone position in water. Advances in Exercise and Sports Physiology, 13: 78, 2007.
10) 小野寺昇，吉岡哲，西村一樹 他: 水中運動療法の考え方・進め方―安全で有効な実践のために―水中運動の基礎　水中運動時の循環動態. 臨床スポーツ医学, 27: 815-822, 2010.
11) 日本水泳連盟: 安全水泳，第3版，大修館書店，東京，2007.
12) 日本水泳連盟: 水泳指導教本，大修館書店，2005.
13) 日本スイミングクラブ協会: アクアフィットネス・アクアダンスインストラクター教本，大修館書店，東京，2008.
14) 健康・体力づくり事業財団: 健康運動指導士養成講習会テキスト，2010.
15) 大西祥平: 水中運動の臨床応用. 内科的運動療法. 臨床スポーツ医学, 20: 303-307, 2003.
16) 小野寺昇，城本稔也，城本日女子: 身体活動・運動と生活習慣病―運動生理学と最新の予防・治療― I. 身体活動の基礎　身体活動と環境―水中，高温，高所環境など―. 日本臨床, 67 (増刊号), 2009.
17) 健康・体力づくり事業財団: 高齢者のQOLを支える解除予防事業実態調査 (平成21年度老人保健事業推進費等補助金), 2011.
18) 日本スポーツ振興センター: 学校における水泳事故防止必携，第2版, 2006.
19) 文部科学省，国土交通省: プールの安全標準指針, 2007.

〔小野寺　昇〕

5 アクアビクス・水中歩行

はじめに

　メタボリックシンドロームの改善や治療のためには，薬物療法に加えて食事療法ならびに運動療法が推奨されている。運動療法としては有酸素性運動が最も効果的で，メタボリックシンドロームの特徴である内臓脂肪の増加，高血圧，高血糖，脂質代謝異常などを改善するとともに，心血管系疾患の発症にも予防的に作用する。しかし，わが国でのメタボリックシンドロームに関する運動療法の多くは陸上運動であり，水中運動での報告は非常に少ない。近年では全国各地にプールも設置され，水中トレーニングも盛んに行われるようなった。水中運動は陸上とは異なり，水の特性を活用することによって陸上では得られない効果や楽しさがある。

　本稿では，民間のスポーツクラブでの水中運動，とくにアクアビクスの実際を紹介するが，現時点ではアクアビクスのメタボリックシンドロームへ及ぼす運動効果を示すようなデータを持ち合わせていない。そこで，水中運動の運動強度やエネルギー消費量を測定し，その値からメタボリックシンドロームへの有用性を検討した。その結果，アクアビクスはメタボリックシンドロームに対して効果的な運動であると推察できる。

5.1　メタボリックシンドロームの運動療法

　これまでの報告から，普段から運動習慣のある人はメタボリックシンドロームになりにくいとされている。さらに，運動がメタボリックシンドロームの予防，改善に効果があることも確かめられている[1]。効果的な運動としては，陸上であれ水中であれ，有酸素性運動を主体に行うことが推奨されている[2]。これまでの報告の多くは陸上運動のもので，水中運動では非常に少ない。その理由としては，水中での測定がやや難しいことにもよる。

　メタボリックシンドロームに対する水中運動の運動指針は，陸上運動とほぼ同じと考えてよい[3]。2006年に厚生労働省が発表した「健康づくりのための運動指針2006（エクササイズガイド2006）」によると，内臓脂肪の確実な減少をはかるためには，現在の身体活動量に週10 Ex【注】以上の運動を追加することを推奨して

Ex（エクササイズ）：身体活動量の単位で，メッツに時間をかけたもの（METs × 時間 = Ex）。たとえば，普通歩行（3 METs）を20分（1/3時間）行うと，3 METs × 1/3時間 = 1 Exとなる。

いる。具体的には，陸上での速歩（4 METs）30分を週5日行うと，ちょうど10 Ex となる。

これを水中運動に換算してみると，水泳（8 METs）では15分を週5日でよいことになる。アクアビクスの運動強度は約50〜80％ $\dot{V}O_2max$，60〜70％ HRmax であり，アメリカスポーツ医学会（ACSM）による肥満改善のための運動強度に達していると思われ[4]，メタボリックシンドローム改善に有効と思われる。

一方田中らは，肥満者に対し4 METsの自転車エルゴメータ30分を週3回程度行っても内臓脂肪の減少量は少なく，メタボリックシンドロームの根治的な治療にはならないと報告している[5]。そして，さらにメタボリックシンドロームのリスク因子であるインスリン抵抗性などの耐糖能異常に対しては，有酸素性運動のほかレジスタンス運動（バーベルやダンベルなどの筋カトレーニング）が必要であるとしている。内臓脂肪治療による除脂肪体重（筋量）の減少や，基礎代謝の減少を緩和するためである。

冒頭に述べたように，メタボリックシンドロームの改善には，運動のみでは効果は十分でなく，同時に食事制限を併用することが肝要である。

5.2　水中運動の効果

古くからヨーロッパを中心に理学療法の1つとして水中運動が行われていた。水中運動が一般の健康人を対象に提供されるようになったのは1960年代以降で，アメリカ人のシドネイ・シャピロンという元海軍の体育教官が肥満気味の中高年者を対象にプールの壁を利用した体操や水中歩行などをさせたのが始まりだといわれている。

近年わが国でも，健康保持・増進を目指して，水泳をはじめ各種の水中運動が普及しつつある。運動は陸上，水中とも身体を強化するばかりでなく，精神的にもポジティブな効果をもたらすことは明らかである。水中運動は，以下に述べる水の特性により，陸上では得られないいくつかの利点がある。

5.2.1　浮　力

水中では浮力の影響を受け体重が軽減するため，陸上では困難であった姿勢や動きを容易に行うことができる。さらに，関節可動域やバランス能力も向上する。また，水に浮くことで，陸上では味わえないリラックス効果も期待できる。水深により負荷の程度は変動し，下肢にかかる荷重は水中に首まで浸かると体重の約1/10，胸までで約1/3，臍までだと約1/2になる。

表1 陸上運動と比較した水中運動の特徴	
心拍数	陸上より少ない
血圧	陸上に比べて収縮期，拡張期（運動後）とも低下傾向にある
エネルギー消費量	陸上より多い
その他	等速性（アイソキネティック）運動である

5.2.2 水 圧

　水中では深さに応じて均一な圧力を受ける（パスカルの原理）。水深が深くなるほど圧力は高まる。身体は水圧を受けることで変化する。下肢の血液は水圧により胸腔のほうに押し上げられ，胸腔内血液量が増加する。これにより心拍出量は約2倍に増加し，心拍数は約10％減少する。血圧に関しては，同じ運動強度であれば，陸上運動時に比べて水中のほうが低い傾向にある。ただ，高齢者や高血圧患者では低くならない。その背景としては，加齢や動脈硬化などがあると思われる。

5.2.3 抵抗力（粘性）

　水中で運動する際に生じる抵抗力を，粘性という。水中の抵抗は，空気中とは比較にならないほど大きい。そのため，同じ動作でも水中では大きな抵抗を受けることになる。水中運動の際，負荷を大きくしたい場合は水の当たる面積を広くするか，動作を速める。逆に負荷を小さくしたい場合は，面積を狭くするか動作をゆっくりにする。この水の抵抗を利用して，筋を刺激することができる。

5.2.4 水 温

　水の熱伝導率は空気に比べて数百倍も大きく，水温の高低は身体に大きな影響を及ぼす。一般に，水中運動に適した水温は30〜32℃とされている。水中では常に体温が奪われやすくなるため，体温を維持しようと体内では活発な熱産生が起こり，新陳代謝が亢進する。

　このように，水中運動はさまざまな利点を有する運動であり，陸上運動に比べて障害も少なく安全である。表1に水中運動と陸上運動との比較を示す。水中運動は，全身を使い，水の特性によって局所に過剰な負担をかけない有酸素性運動である。

5.3　水中運動の運動強度ならびにエネルギー消費量

　筆者らは，水中運動（アクアビクス，水中歩行）がメタボリックシンドロームの

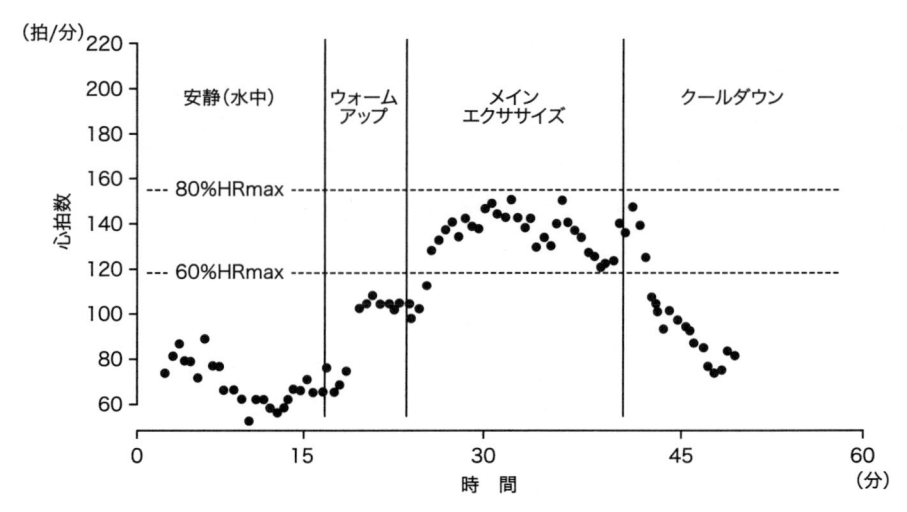

図1 アクアビクスレッスン中の心拍数の変化

改善に役だつことを実証するために，その運動強度とエネルギー消費量の測定を試みた．

5.3.1 アクアビクス

　アクアビクスはダンス要素を取り入れた有酸素性運動であるが，はたして運動強度はどの程度であろうか．
　実験の対象は，普段からアクアビクスを行いなれている健康成人女性1名（年齢26歳，身長158 cm，体重52 kg，最大酸素摂取量51.3 mL/kg/分）とし，測定を試みた．まず，水中におけるエネルギー消費量を推定するため，前もって実験用プールにおいて，漸増的にピッチを増加させるメトロノームに合わせた足踏み運動中の被検者の心拍数および酸素摂取量を測定し，水中運動におけるHR-$\dot{V}O_2$関係式を求めた．
　アクアビクスレッスン中の心拍数は，ヴァイン社製の携帯用心拍記録装置（メモリーマック）に記録され，あらかじめ得られたHR-$\dot{V}O_2$関係式から酸素摂取量を推定し，エネルギー消費量を算出した．各局面における心拍数の変化を図1に示した．メインの局面（16分間）における運動強度は，ほぼ60～80％HRmax〔推定最大心拍数（220－年齢）に対する割合〕であり，内臓脂肪の減少に効果的な運動強度の範囲に一致した[6]．レッスンにおける総エネルギー消費量は，30分で189 kcalであった．

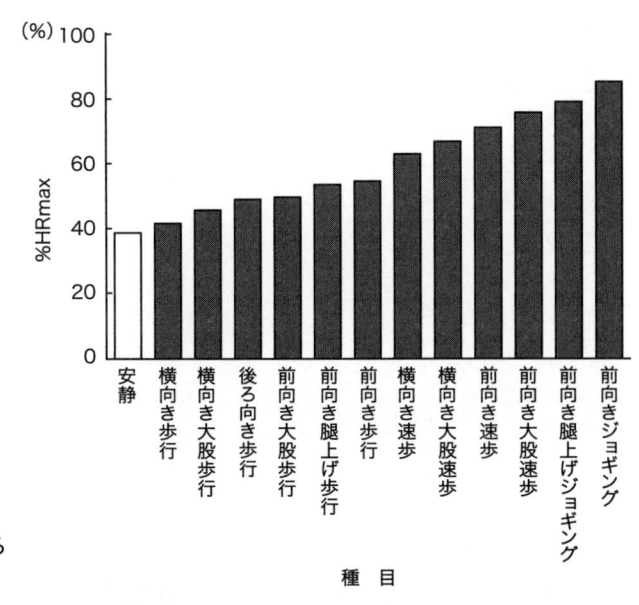

図2 水中歩行の種目による運動強度

5.3.2 水中歩行

　最近では健康維持・増進のために，プールで歩いている人が増加している。水中歩行は幅広い年齢層の人，体力レベルの低い人，足や膝に障害を持つ人などに対応できるプログラムである。しかし，水中歩行でも，歩き方の違いによってエネルギー消費量や運動強度は異なると考えられる。そこで筆者らは，水中での歩き方の違いによる運動強度，エネルギー消費量を検討した。

　成人女性1人（34歳，身長165 cm，体重52.8 kg）を被検者とした。被検者には，12種類の歩き方（2種目のジョギングを含む）で，25 mプールをそれぞれ4分間往復させた。その際の心拍数を無線式心拍計にて記録した。エネルギー消費量は，事前に求めたHR-$\dot{V}O_2$関係式により，水中歩行中の心拍数から酸素摂取量を求め，酸素1 Lを5 kcalとして算出した。

　図2は，各種目における推定最大心拍数（220－年齢）に対する割合を示す。最も低い心拍数を示したのは「横向き歩行」で，逆に最も高い心拍数を示したのは「前向きジョギング」であった。

　ジョギングを除いた歩行種目では，最も心拍数が高かったのは「前向き大股速歩」であった。

　表2に，今回得られた水中歩行・走行と先行研究による陸上歩行・走行のエネ

表2 水中歩行および陸上歩行の種目別エネルギー消費量

種　目	速　度（m/秒）	エネルギー消費量（kcal/kg/分）
横向き歩行	0.35	0.045
陸上歩行*	1.25	0.053
横向き大股歩行	0.34	0.053
後ろ向き歩行	0.48	0.061
陸上歩行*	1.66	0.062
前向き大股歩行	0.35	0.062
前向き腿上げ歩行	0.38	0.070
前向き歩行	0.60	0.073
前向き歩行ビート板持ち	0.52	0.082
横向き速歩	0.61	0.090
陸上歩行*	1.95	0.093
横向き大股速歩	0.55	0.099
前向き速歩	0.74	0.109
陸上走行*	3.10	0.110
前向き大股速歩	0.43	0.119
前向き腿上げジョギング	0.54	0.126
前向きジョギング	0.85	0.139

*陸上歩行・走行データは文献7より引用。

ギー消費量を示す。「横向き歩行」,「後ろ向き歩行」および「前向き大股歩行」,「横向き速歩」は，それぞれ1.25 m/秒，1.66 m/秒，1.99 m/秒の陸上歩行と，「前向き歩行」は3.1 m/秒の陸上歩行とほぼ同じエネルギー消費量であった。

　以上の結果から，水中歩行では歩き方により運動強度とエネルギー消費量に差があることが明らかとなった。したがって，水中歩行のプログラムを組む際には，個々の種目の運動強度やエネルギー消費量を十分に考慮することが肝要である。

5.4　アクアビクスの効果

　わが国でアクアビクスが健康のための運動として脚光を浴びるようになったのは，1980年代半ばからである。アクアビクスは，腰から胸の深さの水深で1人の指導者（インストラクター）の動きに合わせ，多人数のグループで音楽に合わせて運動するダンスプログラムである。一般に水中運動は身体に優しく，運動効果が得

表3　水中運動の効果

1	浮力により，骨，関節への加重負荷が軽減される
2	水圧により呼吸筋が鍛えられる
3	適度な水温によりリラックスでき新陳代謝が亢進する
4	全身の筋を万遍なく使う
5	水の流れや粘性により筋刺激効果がある
6	転倒などの危険が少ない

られるというメリットがある。

　アクアビクスの特徴は，水中運動の効果（表3）に加えて，泳げない人，運動能力の低い人，肥満気味の人，リハビリテーションを目的とした人など多くの人に適していることである。さらに，動きやリズムをまちがえても水中のため目立ちにくい，身体が隠れているためスタイルなどを気にせず動けるなど，安心して楽しめるプログラムである。最近では若い人に混じって中高年者の愛好者も多くなってきており，メタボリックシンドローム対策の運動療法の1つとしての利用も高まるものと期待している。アクアビクスのプログラムには基本的なものに加えていろいろなバリエーションがある。手にグローブや抵抗具をつけてより強い効果を得ようとするもの，専用の浮き具を使うもの，格闘技やフラダンスの動きを取り入れたものなどさまざまである。どのプログラムであれ共通しているのは，全身の筋をバランスよく使うことができ，筋力および持久力の増強や，呼吸循環器機能の向上が期待できることである。このことはメタボリックシンドロームの改善・治療に効果的と考えられるが，残念ながら先行論文[8, 9]はきわめて少なく，今後の成果が期待される。

5.5　アクアビクスの実際

　筆者らの所属するスポーツクラブでは，全国60ヵ所でアクアビクスだけでなく，水泳など各種の水中運動を行っている。当クラブでのアクアビクスの実際を紹介する。アクアビクスは，音楽を使った水中のダンスプログラムで，全身を使った有酸素性運動であり，若年者から中高年者まで幅広い年齢層の人が楽しむことができる。その基本となるプログラムを以下に示す。

5.5.1　ウォームアップ

　これは主運動を安全かつ効果的に行うためのもので，内容としては大筋群を中心にリズミカルな全身運動を行い，体温と心拍数を上昇させる。これから行う主運動

の際に使用する筋群を伸ばし，関節可動域を広げる（各種ストレッチを行う）ほか，肩まで水に入ったり両足を浮かせるなどして水に慣れることも重要である。ウォームアップを十分に行うことは，けがの予防にも繋がる。運動時間は，一般に10分程度である。

5.5.2 主運動（メインエクササイズ）

主運動は呼吸および血液循環を亢進させ，心肺機能を向上させることを目的とする。そのため，全身の筋を万遍なく使いながら筋に適度な抵抗をかけ，筋機能（筋力，筋持久力，筋バランス）を増強させる。このことは，メタボリックシンドローム対策としての期待が高い。運動の方法としては，基本動作を中心に強度を調節する要素（動きの速さと大きさ，抵抗面の大きさなど）を使い，徐々に運動強度を上げ，ターゲットゾーンで維持できるように構成する。運動強度は，陸上運動の際と同様に，隣の人と会話ができるくらいを目安にする。しかし年齢，体力，水なれの程度によっても差が出ることを考慮すべきである。

運動時間は20～30分くらいがちょうどよい。アクアビクスの基本動作としては，以下のものがある（図3）。

a) マーチ（歩く）

浮力を利用して自然に腿を持ち上げ，足の裏に浮力と抵抗を感じながら，水を踏むようにして足を下ろす。腕は体幹を安定させるように動かす（前後に振るまたはスカリングのどちらでもよい）。

b) ジョギング（走る）

テンポを速め，浮力を利用して軽く飛び上がるように自然に腿を上げ，足の裏に浮力と抵抗を感じながら，水を踏むようにして足を下ろす。腕はマーチと同じように動かす。

c) ロッキング

左右または前後に足を開き，体が揺れるように動く。体幹部が不安定になりやすいので，頭を安定させ腹部に力を入れ，荷重を左右の足に交互にかける。腕は水を押さえるようにしてバランスをとる。

5. アクアビクス・水中歩行 ——— 139

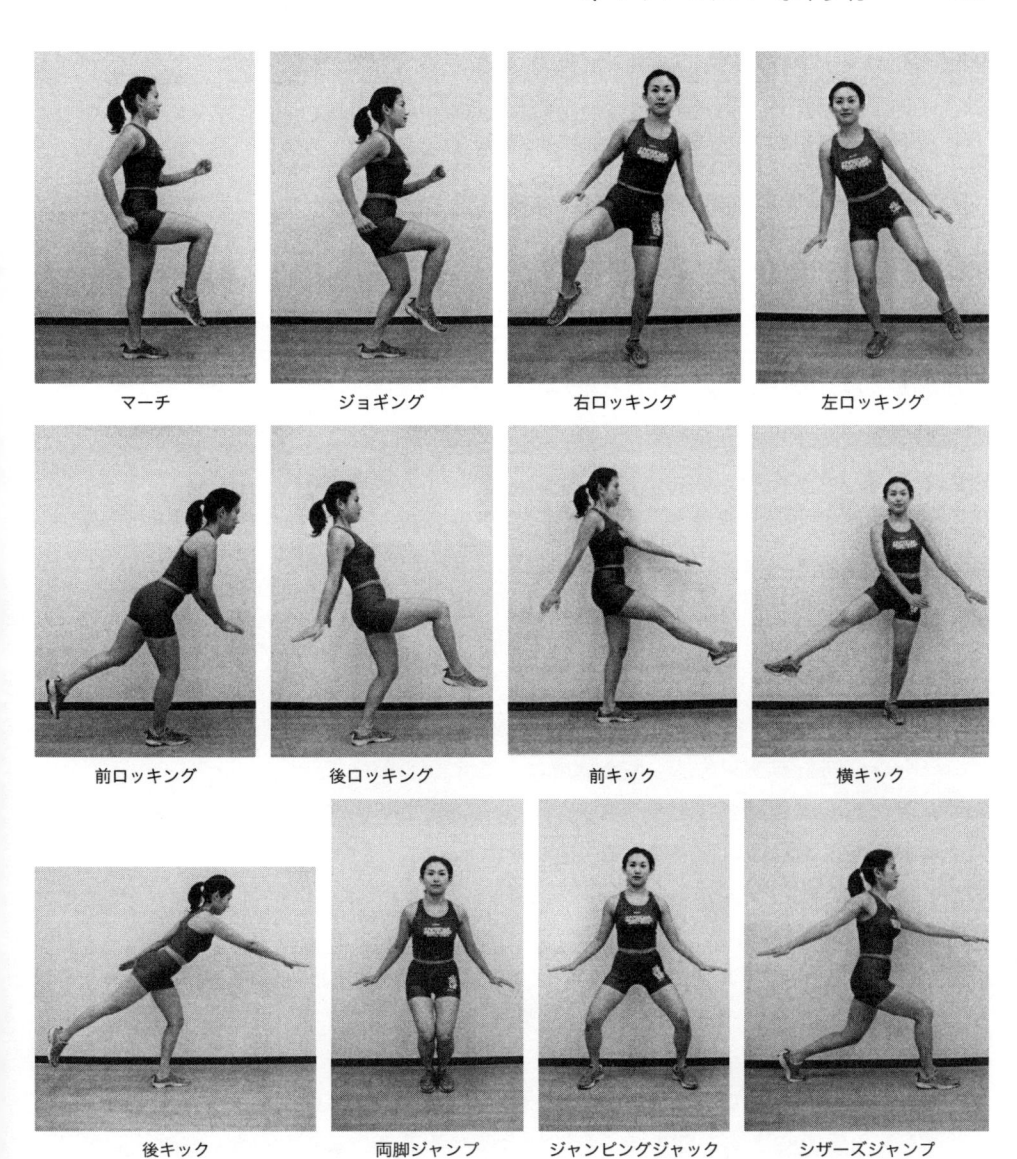

マーチ	ジョギング	右ロッキング	左ロッキング
前ロッキング	後ロッキング	前キック	横キック
後キック	両脚ジャンプ	ジャンピングジャック	シザーズジャンプ

図3 アクアビクスの基本動作

d) キック

体幹部を安定させ，足を前，後，右，左に蹴り出す。バランスがとりにくい動きなので，姿勢が崩れないように腕で水を押さえるようにしてバランスをとる。

e) ジャンプ

膝，足首を柔らかく使い，垂直方向にジャンプする。腕は少し広げて，着地の衝撃を和らげる。

5.5.3 クールダウン

主運動で高まった心拍数および呼吸を落ち着かせ，安静時の状態に戻し，使った筋をリラックスさせ，疲労回復を促すために行う。運動内容としては，心拍数を徐々に戻していくようなゆったりとした強度の低い動きのもの，ウォームアップと同様の各種ストレッチを加える。体温が下がり過ぎないように，5分程度にとどめる。

5.5.4 留意点

- 同じ動作ばかり行うと，特定の筋が疲労するうえ，参加者も飽きてしまうので，全身の筋をバランスよく使う構成になるよう心がける。
- 運動強度に変化をもたせ，ターゲットゾーンを維持する。
- 動きが中断しないようにする。
- 下肢への負担が大きい動き（片足着地や動作の大きいジャンプなど）は連続して行い過ぎないように配慮する。
- グループレッスンでは，参加者それぞれが効果を感じられるようにするため，インストラクターは運動強度の調整要素を十分に理解して，参加者自身が強度を調節できるような指導を行う。
- リズムに合わせることを意識しすぎると，無理な負担がかかったり効果が半減してしまうこともあるので，音楽に合わせることにこだわらない。

おわりに

アクアビクスは，その運動量やエネルギー消費量からみてメタボリックシンドロームの改善・治療に有効であると思われる。さらにアクアビクスは水中運動であるので，陸上運動に比べて多くの利点を有している。しかし忘れてはならないことは，メタボリックシンドローム対策には運動のみでは不十分で，必ず食事療法を加える

必要があることである。

アクアビクスのさらなる普及のためには，施設の増設と良いインストラクターの養成が望まれる。

文　献

1) 江崎　治: 運動療法によるメタボリックシンドローム発症予防のエビデンス. 日本臨床, 64 (増刊号) : 580-583, 2006.
2) US Department of Health and Human Services: 2008 Physical Activity Guidelines for Americans: [http://www.health.gov/PAGuidelines/pdf/paguide.pdf], 2008.
3) 厚生労働省運動所要量・運動指針の策定検討会: 健康づくりのための運動指針2006 －生活習慣病予防のために－ (エクササイズガイド2006).
4) American College of Sports Medicine: Position statement on the recommended quantity and quality of exercise for developing and maintaining fitness in healthy adults. Med Sci Sports Excrc, 2: 265-274, 1990.
5) 田中喜代次: メタボリックシンドローム診断における運動療法の基本コンセプト. 日本臨床, 64 (増刊号): 574-579, 2006.
6) 佐々木誠一 他: 高い強度の運動は脂肪利用に有効か？　肥満研究, 11 (増刊号) : 129, 2005.
7) 奥　恒行 他訳: 勝つためのスポーツ栄養学, 南江堂, 東京, 1990.
8) 安田従生 他: アクアビクスの運動強度－楽しくシェイプアップを目指して－. 体育の科学, 46: 546-551, 1996.
9) 林　良寛 他: 腹部肥満女性に対する水中トレーニングの効果. 関西臨床スポーツ医・科学研究会誌, 19: 29-31, 2009.

〔伊藤　博之，国井　実，清田　隆毅〕

6 筋力トレーニング

はじめに

筋力トレーニングは，有酸素性運動，柔軟性トレーニング（ストレッチング），転倒防止トレーニング（バランス，敏捷性，固有知覚トレーニング）と並んで，健康増進のための運動プログラムの中核をなすものである[1]。筋力トレーニングは，その顕著な筋骨格系強化作用を介して，中高齢期における活動的な日常生活をもたらすのみならず，肥満や2型糖尿病，骨粗鬆症など，加齢とともに発症率が上昇する慢性疾患の予防，改善に寄与する。

6.1 筋力トレーニングのメディカルチェック

筋力トレーニングに先だって行うメディカルチェックは，呼吸循環系，代謝系，筋骨格系を中心とした一般的なものでよいと考えられている。米国心臓病学会（American Heart Association: AHA）[2]は，2007年の勧告において，筋力トレーニングの方法として軽負荷から漸増してゆく手順をとる限り，高強度の運動負荷試験を事前に行う必要はないとしている。表1にAHAによる筋力トレーニングの絶対的，相対的禁忌を示す。いずれの病態も，筋力トレーニングのみならず，有酸素性運動を行う際にも，運動の適否の判断を要するものである。肥満やメタボリックシンドロームは，相対的禁忌の中の「心血管系の主要危険因子を持っている」に相当する。

6.2 筋力トレーニングの一般的な処方

メディカルチェックにおいて，絶対的禁忌，ないしは相対的禁忌となる特別の注意点がなければ，軽負荷のトレーニングから開始し，順に負荷や反復回数，セット数を増やしてゆく。以下に，アメリカスポーツ医学会（ACSM）が推奨する健康増進を目的としたトレーニング[1]の概要を示す。

6.2.1 適切な指導の重要性

- 安全かつ効果的なトレーニングのために，専門的トレーナーの指導下でトレーニングを行う。
- 各個人のスケジュールや割くことのできる時間，意気込みなどを考慮し，トレ

表1　筋力トレーニングが禁忌となる病態

絶対的禁忌	不安定な冠動脈疾患
	非代償的状態の心不全
	コントロール不良の不整脈
	重症肺高血圧症（平均肺動脈圧＞55 mmHg）
	重症および有症状の大動脈弁狭窄症
	急性心筋症，心内膜炎，心膜炎
	コントロール不良の高血圧症（＞180/＞110 mmHg）
	大動脈乖離
	Marfan症候群
	活動性増殖性網膜症および中等度以上の非増殖性網膜症における高強度トレーニング（80〜100% 1RM）
相対的禁忌 （トレーニングに先立ち医師の判断を受ける）	心血管系の主要危険因子を持っている
	糖尿病患者（年齢を問わない）
	コントロール不良の高血圧症（＞160/＞100 mmHg）
	低い運動耐容能（＜4 METs）
	筋骨格系の障害を持っている
	心臓ペースメーカーないし植込み型除細動器を使用中

（文献2より改変）

ーニングが長期にわたって継続できるようプログラムを調節する。

6.2.2　トレーニングの対象筋

- 特定の筋に限定することなく，体幹と四肢のすべての主要筋群（胸部・肩部・上下背部・腹部・上肢・股関節〜下肢）を対象とする。
- 筋力や技量に応じて，対象筋に適切に負荷をかけるための器具（トレーニングマシンやダンベル，ラバーバンドなど）を使用する。

6.2.3　トレーニングの種目

- 複数の筋群を同時にトレーニングすることができる多関節運動（チェストプレス，ショルダープレス，ベンチプレス，レッグプレスなど）を基本とし，適宜，単関節運動（アームカール，レッグカール，カーフレイズなど）を組み入れる。
- 適切な運動フォームを保ちながら，関節可動域全体にわたる短縮性収縮と伸張

性収縮とを自覚的な筋疲労に至るまでゆっくりと反復する。
- 主働筋群と拮抗筋群をバランスよくトレーニングする（下背部の伸展運動と腹筋運動，レッグプレスとレッグカールなど）。
- 基本的な呼吸法（短縮性収縮時に息を吐き，伸張性収縮時に息を吸う）を遵守する。
- 同じ筋群に対する異なった種目を組み合わせて（ベンチプレスとディップなど），トレーニングの単調さを軽減する。

6.2.4 トレーニングのセット数
- 1つの筋群に対して，2～4セットのトレーニングを行う。
- 同じ筋群に対する類似のトレーニングは合計して考える。たとえばベンチプレスとディップを1セットずつ行った場合，2セットとカウントする。
- 2セットよりも4セットのほうが筋力増強に効果的であるが，初心者においては1セットでも明確な筋力増強が期待できる。
- 各セット間に2～3分の休息を置く。

6.2.5 負荷の調節
- 主に筋力増強を意図する場合，最初のセットにおいて8～12回反復可能な負荷を基本とする。これは1 RM (repetition maximum：最大挙上負荷) のおよそ60～80％の負荷に相当する。
- 高齢者や虚弱者，初心者では，10～15回反復可能な負荷とするなど，軽負荷のトレーニングを考慮する。
- 反復は自覚的な筋疲労が生じたところで終了し，疲労困憊（反復不可能）になるまでは行わない。これは筋骨格系の損傷を避けるためであり，高齢者，虚弱者，初心者においてとくに留意する。一般に，最初のセットでの反復回数よりも，最終セットでは少ない反復回数となる（初回12回，最終回8回など）。
- 筋力が増強して12回程度の反復が容易になれば負荷を増強する。しかし，健康増進を目的とする場合，継続的な負荷の増強は必要とせず，ある程度の筋力向上が得られれば，その筋力を維持することを考慮する。
- 主に筋持久力の向上を意図する場合には，筋力の増強を意図する場合よりも負荷を少なくして（50％ 1RMかそれ以下），反復回数を多くする（15～25回程度）。また，短い休息時間をはさんで，少なめのセット数のトレーニング（1～2セット）とする。

6. 筋力トレーニング ——— 145

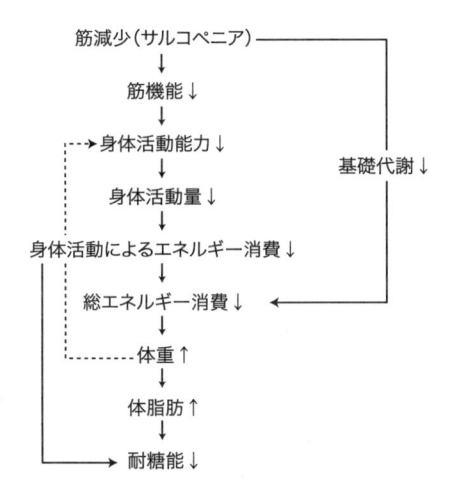

図1 筋減少による体脂肪増加と耐糖能悪化の概念図
（文献3より改変）

```
筋減少(サルコペニア)─────┐
      ↓                              │
    筋機能↓                          │
      ↓                              │
  ┌→身体活動能力↓                   │
  │   ↓                              │
  │ 身体活動量↓            基礎代謝↓
  │   ↓                              │
  │身体活動によるエネルギー消費↓   │
  │   ↓                              │
  │ 総エネルギー消費↓←──────────┘
  │   ↓
  │  体重↑
  │   ↓
  │ 体脂肪↑
  │   ↓
  └─耐糖能↓
```

6.2.6 トレーニングの頻度

- 各筋群に対して週2～3回，トレーニングを実施する。
- トレーニングした筋群については，次回のトレーニングを48時間以上先に設定し，筋の回復をはかる。
- すべての筋群を同じ日にトレーニングしても，別に日に分けて行ってもよい。

6.3 筋力トレーニングの臨床効果

　筋量の減少やそれに伴う筋活動の低下が，肥満を助長し耐糖能を悪化させる可能性は広く認知されている[3]（図1）。また，筋力トレーニングが肥満の予防，改善につながる可能性についても同様に認知されている[4]（図2）。しかしながら，筋力トレーニング単独を介入手段とした場合の体重減少効果は限定的である。ACSMは2009年に発表した公式見解（position stand）において，「筋力トレーニングは臨床的意義のある体重減少をもたらさない。エビデンスカテゴリーA（最高レベル）」と結論している[4]。そしてこの理由として，

- 筋力トレーニングでは，（有酸素性運動やカロリー制限と異なり）初体重から3％以上の体重減少の実現が困難であること
- 適切なカロリー制限を行う場合，筋力トレーニングを併用しても（有酸素性運動を併用する場合と異なり）カロリー制限の効果が加速される証拠がないこと
- 筋力トレーニングでは，（有酸素性運動と異なり）いったん成功した体重減少

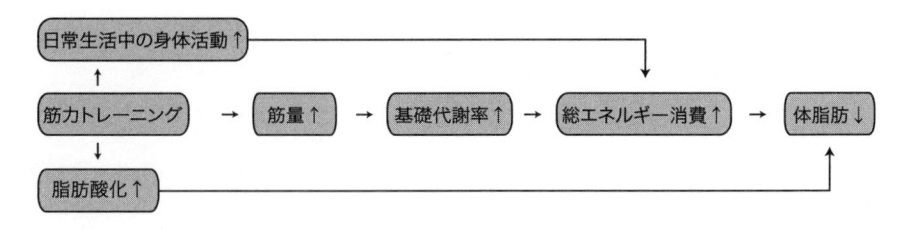

```
日常生活中の身体活動↑
         ↑                                              ↓
筋力トレーニング → 筋量↑ → 基礎代謝率↑ → 総エネルギー消費↑ → 体脂肪↓
         ↓                                              ↑
脂肪酸化↑ ─────────────────────────────────────────────┘
```

図2 筋力トレーニングによる体脂肪減少効果の概念図（文献4より改変）

の再増加を予防する効果が明らかではないこと
- 筋力トレーニングでは，（有酸素性運動と異なり）体重減少に関しての用量反応関係が明らかではないこと

を挙げている。

では，ACSMが肥満者に対して筋力トレーニングを推奨していないかというとそうではなく，一見矛盾するようであるが，筋力トレーニングを日常の運動プログラムに取り入れることを強く推奨している。その理由として，

- 筋力トレーニングが（カロリー制限や有酸素性運動と同様に），肥満に伴う心血管危険因子を総合的に改善すること（表2）
- 筋力トレーニングは（カロリー制限や有酸素性運動と異なり），筋力を顕著に向上させるとともに，除脂肪体重を増加させること
- 筋力トレーニングと有酸素性運動の併用によって，効果的な体脂肪減少が得られやすいこと

を挙げている[4]。

6.4 有酸素性運動と筋力トレーニングの併用による糖代謝改善

近年，有酸素性運動と筋力トレーニングの併用に関して，それぞれ単独に実施するよりもより高い糖代謝改善効果を示すことが，ランダム化比較試験として報告された。

Sigalら[5]は，男女251名，39～70歳までの肥満2型糖尿病患者（平均HbA1c 7.4％）におけるランダム化比較試験を行い，有酸素性運動群，筋力トレーニング群，有酸素性運動・筋力トレーニング併用群，非運動群の4群を比較した。各運動は週3回，平均22週間実施した。有酸素性運動は，トレッドミルないし自転車エルゴメーター運動を最大心拍数の60％強度で15～20分行うことから開始し，最終的に75％強度で45分実施した。筋力トレーニングは，トレーニングマシンを用

表2 有酸素性運動と筋力トレーニングの臨床効果の比較

	指標	有酸素性運動	筋力トレーニング
体組成	骨塩量	↑↑	↑↑
	体脂肪率	↓↓	↓
	除脂肪体重	→	↑↑
	筋力	→〜↑	↑↑↑
糖代謝	糖負荷に対するインスリン分泌反応	↓↓	↓↓
	空腹時血中インスリン濃度	↓	↓
	インスリン感受性	↑↑	↑↑
血清脂質	HDLコレステロール	↑〜→	↑〜→
	LDLコレステロール	↓〜→	↓〜→
	トリグリセリド	↓↓	↓〜→
心血管動態	安静時心拍数	↓↓	→
	1回拍出量（安静時・最大負荷時）	↑↑	→
	心拍出量（安静時）	→	→
	心拍出量（最大負荷時）	↑↑	→
	収縮期血圧（安静時）	↓〜→	→
	拡張期血圧（安静時）	↓〜→	→
	最大酸素摂取量	↑↑↑	↑〜→
	運動持続時間（最大下・最大負荷時）	↑↑↑	↑↑
	二重積（心拍数×血圧）（最大下負荷時）	↓↓↓	↓↓
基礎代謝率		↑〜→	↑
健康に関連したQOL		↑〜→	↑〜→

（文献2より改変）

いた7種目の運動を，最終的に7〜9回反復可能な高強度負荷を用いて各2〜3セットずつ行った．併用群は同じ日のうちに有酸素性運動と筋力トレーニングの両方を行った．あわせて全群に食事指導を実施するとともに，観察期間中の投薬変更を禁止した．その結果，運動を行った3群はいずれもHbA1cの有意の低下を認めたが，併用群は有酸素性運動群に比して0.46％，筋力トレーニング群に比して0.59％低下した．体重や体脂肪量の減少についての併用群の優位性は認めなかった．

一方，Churchら[6]は，男女262名，平均年齢55.8歳の肥満2型糖尿病患者（平均HbA1c 7.7％）を対象としたランダム化比較試験を行い，有酸素性運動，筋力

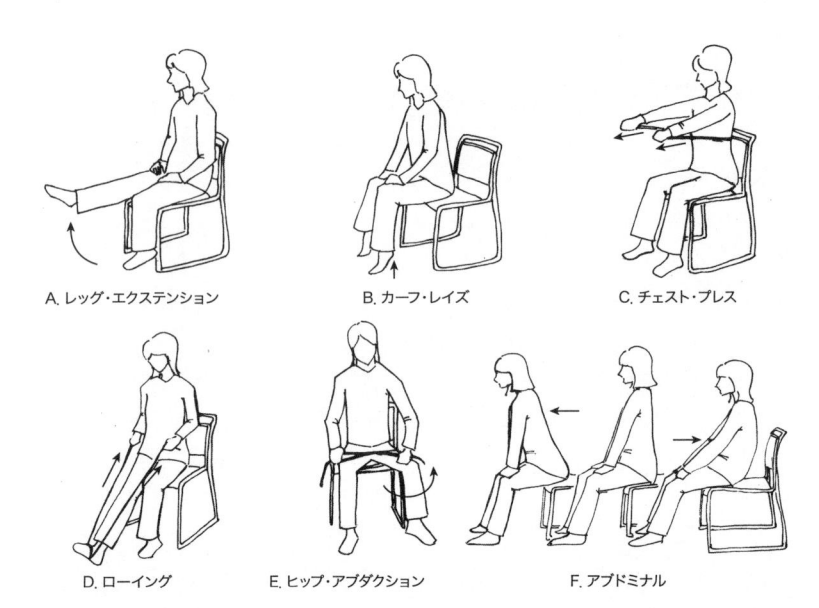

図3 椅子座位での虚弱者，高齢者向け筋力トレーニングプログラム「鍛えマッスル」
（文献10より改変）

A. レッグ・エクステンション　B. カーフ・レイズ　C. チェスト・プレス　D. ローイング　E. ヒップ・アブダクション　F. アブドミナル

トレーニング，両者の併用を週あたりそれぞれほぼ同じ時間実施し，この3群と非運動群の4群を9ヵ月間観察した．有酸素性運動は，トレッドミル運動を最大酸素摂取量の65％の強度で週3回，合計130〜150分実施した．筋力トレーニングは，トレーニングマシンを用いた9種類の運動を10〜12回反復可能な負荷で2〜3セットずつ，週3回，平均141分行った．また併用群では，時間を短くしたトレッドミル運動を週3回（週合計110分）とマシントレーニングを週2回（週合計30〜40分）行った．なお，Sigalらの研究と異なり，食事指導は行わず，観察期間中の投薬変更は禁止しなかった．結果的に，体重とHbA1cの有意減少を認めたのは併用群のみであり（非運動群に対して体重1.5 Kg，HbA1c 0.34％減少）またこの群では最大酸素摂取量の向上も認めた．さらに，有酸素性運動単独群では体脂肪量に有意減少を認めなかったが，併用群では1.7 kgの有意減少を認めた．

　これらの報告は，日常的に有酸素性運動を励行している患者であっても，筋力トレーニングを加えることでさらに耐糖能が改善する可能性を示すとともに，Churchらの報告は，これまで有酸素性運動を行ってきたトレーニング時間の一部を筋力トレーニングに切り替えることによっても耐糖能が改善する可能性を示唆するものである．

おわりに

　筆者らは，非監視下で筋力トレーニングを行うための簡便なプログラムを作成して日常臨床に使用している．基本プログラムとして「腹筋運動，腕立て伏せ，スクワット」の3種目の組み合わせを[7,8]，また虚弱者や高齢者に，椅子に座ったままで6種類のトレーニングを行う「鍛えマッスル」プログラム（図3）を推奨している[9,10]．しかし，臨床効果と安全性とを同時に確保するためには，専門的トレーナーの監視下で，各個人の筋力や病態に対応したトレーニングを実施することが望ましい．現実には有疾患者に対してこのような筋力トレーニングを行うことのできる施設は少なく，今後のさらなる人的，設備的両面からの拡充が望まれる．

文　献

1) American College of Sports Medicine: General principles of exercise prescription. In: ACSM's Guidelines for Exercise Testing and Prescription, 8th ed, Lippincott Williams & Wilkins, Philadelphia, pp. 152-182, 2010.
2) Williams MA et al: Resistance exercise in individuals with and without cardiovascular disease: 2007 update. Circulation, 116: 572-584, 2007.
3) Hills AP et al: Resistance training for obese, type 2 diabetic adults: a review of the evidence. Obes Rev, 11: 740-749, 2010.
4) Donnelly JE et al: American College of Sports Medicine position stand. Appropriate physical activity intervention strategies for weight loss and prevention of weight regain for adults. Med Sci Sports Exerc, 41:459-471, 2009.
5) Sigal RJ et al: Effects of aerobic training, resistance training, or both on glycemic control in type 2 diabetes: a randomized trial. Ann Intern Med, 147: 357-369, 2007.
6) Church TS et al: Effects of aerobic and resistance training on hemoglobin A1c levels in patients with type 2 diabetes: a randomized controlled trial. JAMA, 304: 2253-2262, 2010.
7) 江川達郎 他: メタボリックシンドロームにおける運動療法の実際と注意点. 日本臨床, 69 (増刊号), 544-550, 2011.
8) 馬　嘯 他: 運動療法. 最新医学, 66 (増刊号): 764-773, 2011.
9) 中尾一和 監: 生活習慣病予防と改善のためのレジスタンス・トレーニング"鍛えマッスル", ブックハウスHD, 東京, 2004. (ビデオ)
10) 鴨田佳津子 他: 高齢者を対象とした運動指導と注意点　チェアエクササイズ. 臨床スポーツ医学, 22 (臨時増刊号): 106-112. 2005.

（江川　達郎，林　　達也）

7 ボート漕ぎ

7.1 ボート漕ぎとは

　ボート漕ぎ（ローイング）は，日本ではマイナーなスポーツであるが，欧米諸国では古くから行われている伝統スポーツの１つである．ボートといえば，水上でのボート漕ぎを連想される方がほとんどだろうが，近年では陸上や室内で実施可能であるローイング・エルゴメータの開発がなされ，アメリカ合衆国のスポーツジムでは頻繁に目にするトレーニング機器となっている（図１）．

　ボート漕ぎ運動は，以前からアメリカスポーツ医学会（ACSM）より，心肺体力（持久力）維持のための効果的な有酸素性運動として推奨されている[1]．それに加え，全身の約７割の筋を動員し[2]（図２），高いパワー発揮が必要なことから，筋力トレーニングに代表されるようなレジスタンス運動としての要素も兼ね備えていると考えられている．さらに，ボート漕ぎ運動は座位で行うため，膝への負担が少なく，強度は自身の発揮パワーに依存するため，子どもから高齢者，肥満者や膝関節症に悩む人など，あらゆる人が実施可能な安全で効率のよい運動である．

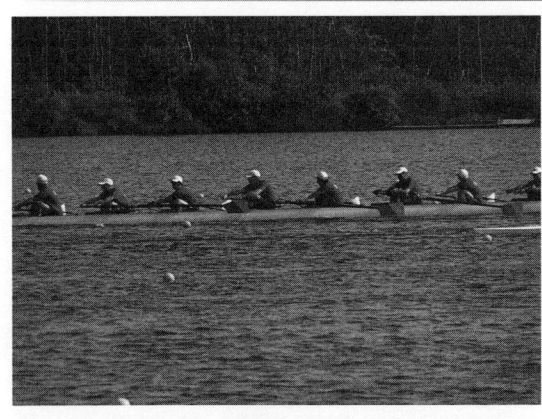

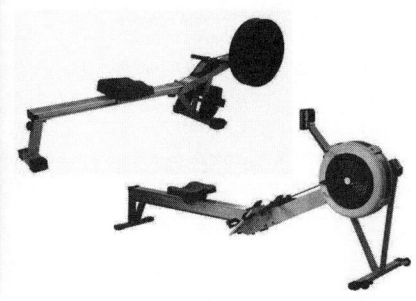

図１　水上でのボート漕ぎ（左）とローイング・エルゴメータ（右）．ローイング・エルゴメータはいくつかのタイプがあるが，どれも陸上の室内でボート漕ぎ運動が実施可能となるようにつくられており，その多くが足を固定し椅子が動く仕組みになっている．

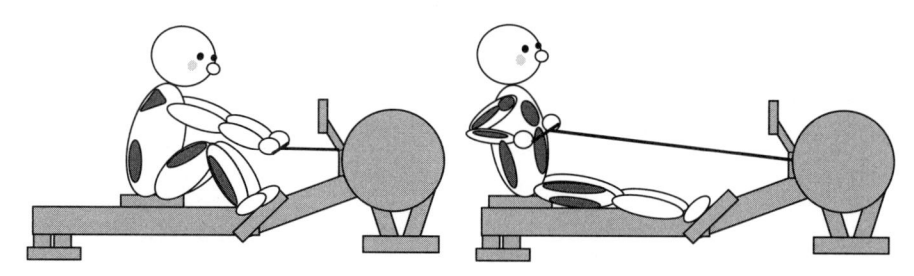

図2 ボート漕ぎ運動中の使用筋の図。ボート漕ぎ運動中は全身の約7割の筋が使用される。

図3 ボート漕ぎ実施者の心肺体力。心肺体力は加齢とともに低下するが，中高年ボート漕ぎ実施者（●）の心肺体力の指標である最大酸素摂取量は，同年代の運動習慣のないもの（○）と比較して非常に高く，若年成人の運動習慣のないもの（△）と同レベルである。
（文献4より引用）

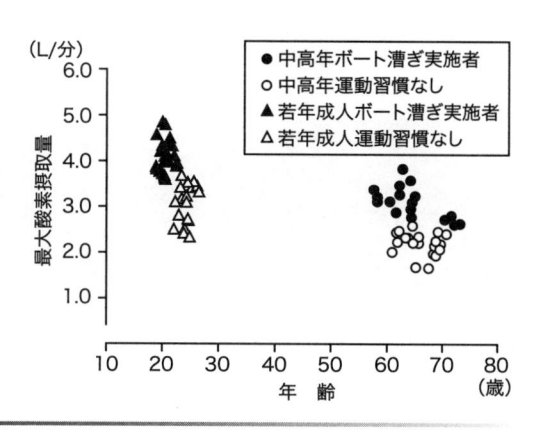

7.2 ボート漕ぎ運動の健康増進効果

　高い心肺体力はメタボリックシンドロームのリスクを軽減させることが，日本人を対象とした研究[3]でも確かめられている。しかし，メタボリックシンドローム予防をはじめ，健康増進を目的としたボート漕ぎ運動に関するエビデンスはまだ少ないのが現状である。その数少ないエビデンスのなかで，中高年ボート漕ぎ実施者の脂質代謝や身体組成について検討した研究がいくつか報告されている。図3に示すように，中高年ボート漕ぎ実施者は，同年代の運動習慣のない中高年者と比較して心肺体力の指標である最大酸素摂取量が高く，20歳代の運動習慣のない若年成人と同レベルである[4]。さらに，中高年ボート漕ぎ実施者は同年代の運動習慣のない中高年者よりもBMI，体脂肪率が低いこと[5]，また，メタボリックシンドロームの指標にも含まれる，トリグリセリドやHDLコレステロールなどの血中脂質プロフィールは，運動習慣のない中高年者よりも良好に保たれており，冠動脈疾患リスクが低いことが明らかとなっている[4,6]。

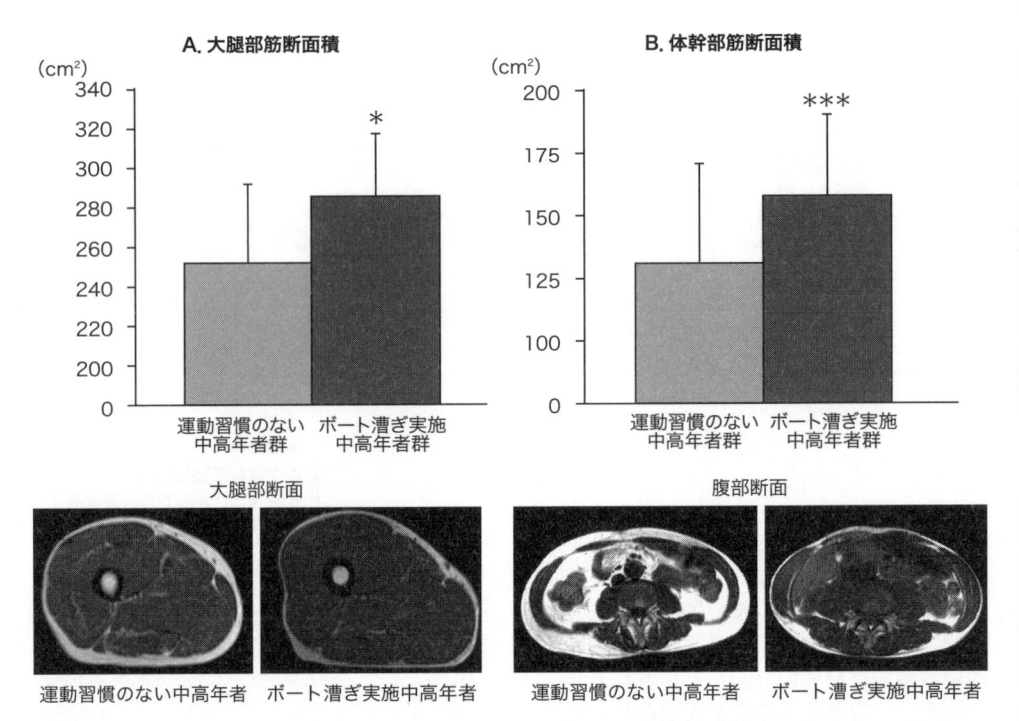

図4 中高年ボート漕ぎ実施者の（**A**）大腿部と（**B**）体幹部の筋断面積およびMR画像。運動習慣のない中高年者群と比較して，中高年ボート漕ぎ実施者の大腿部筋断面積は13％，体幹部筋断面積は20％有意に高い値を示している。平均±SD：$*p<0.05$, $***p<0.001$, 運動習慣のない中高年者群に対して（グラフは文献8より引用）

　また，先にも述べたように，ボート漕ぎ運動はレジスタンス運動の要素を兼ね備えている。そのエビデンスとして，著者らは，図4に示すように中高年ボート漕ぎ実施者の大腿部および体幹部の筋量は，同年代の中高年者と比較して非常に多いことを明らかにしている[7,8]。このことは，ボート漕ぎ運動は，加齢に伴う骨格筋量の減少を予防するだけでなく，メタボリックシンドローム予防にも効果的であることを示唆している。メタボリックシンドロームの指標の1つに高血糖が挙げられるが，高血糖は糖が各組織に取り込まれにくくなり，血中に糖が高い濃度で存在する状況である。体内に摂取される8割以上の糖質が骨格筋で処理されることから[9]，高血糖を予防するには骨格筋の糖処理能力を向上させることが重要である。その高血糖の予防には，薬物治療以外に運動処方が推奨されている。定期的な有酸素性運動の実施は，筋細胞におけるインスリンシグナル系の遺伝子発現およびタンパク量

増加を引き起こし，インスリン刺激による糖取り込みを促進させる[10, 11]。一方，レジスタンス運動の実施は，筋量の増大をもたらすことで，個体の糖処理を高める可能性があると考えられる。したがって，有酸素性運動とレジスタンス運動の両要素を兼ね備えるボート漕ぎ運動は，高血糖予防にも効果的な運動であると考えられる。

7.3　ローイング・エルゴメータを用いたボート漕ぎ運動の実践

　実際にローイング・エルゴメータを用いたボート漕ぎ運動を行う際の注意点やメニュー作成方法について述べていく。ボート漕ぎ運動に限らず，運動を行う際は事前に血圧や脈拍を測定し，その日の体調に留意しながら，けっして無理はせずに運動を行うことが大切である。詳しくは第7章を参照していただきたい。

　多くのローイング・エルゴメータは，何段階か負荷を調整できるが，軽い負荷でも自身のパワー発揮によってその強度が変わるのが特徴である。したがって，初めて行う際は，最も軽い負荷で実施することが推奨される。また，足を固定し，座位にて座席を前後に滑らせながら行うという点は，他の運動にない特徴であると考え

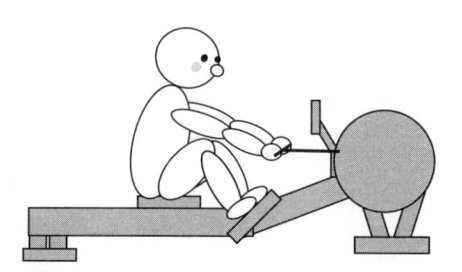

準備：足をエルゴメータに固定し，チェーンに手をかける。

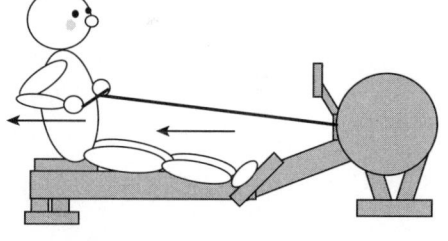

1：足を蹴り出した後，肘を後ろに引く。

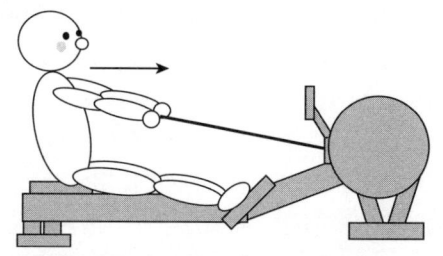

2．腕の力を抜き，肘が伸びるまで腕を前に戻す。

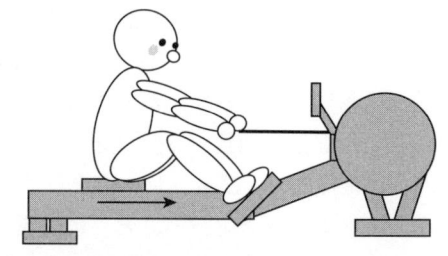

3：エルゴメータの力を利用し，膝をへそに引きつけるよう脚を戻す。→1へ

図5　ローイング・エルゴメータによるボート漕ぎ運動の実施方法

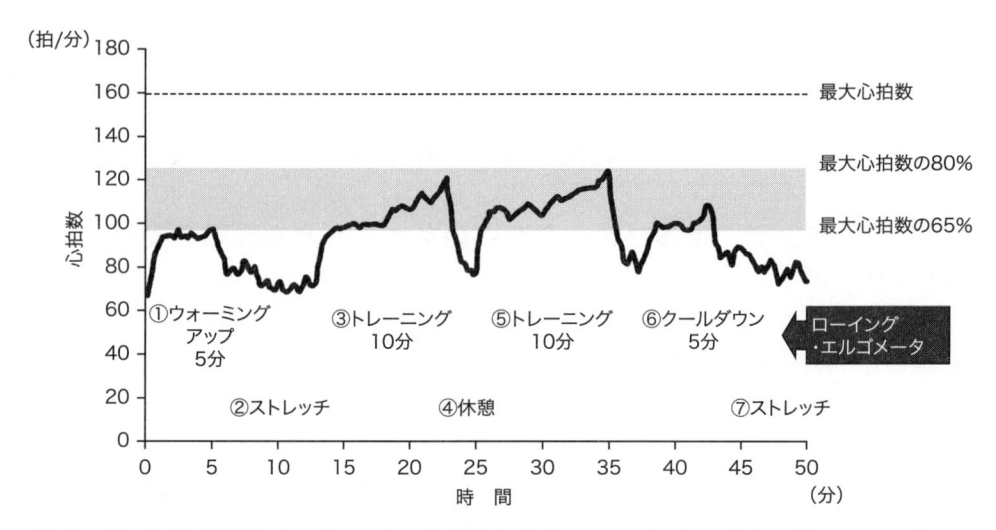

図6 ボート漕ぎ運動プログラム中の心拍数の変化。プログラムの内容：①ローイング・エルゴメータでウォームアップ5分，②準備運動・ストレッチ，③ローイング・エルゴメータでトレーニング10分（運動強度：最大心拍数の65～80％），④休憩・給水2～3分，⑤ローイング・エルゴメータでトレーニング10分（運動強度：最大心拍数の65～80％），⑥ローイング・エルゴメータでクールダウン5分，⑦体操・ストレッチ

られる。実際の仕事量はモニターに表示され，運動時に運動者自身が確認できる。メタボリックシンドロームを予防するためのトレーニング強度は，最大心拍数（220拍/分－年齢）の65～80％の心拍数（脈拍数）を目安に，目標仕事量を設定する。ただし，ボート漕ぎ運動に慣れるまでは運動強度を上げ過ぎないように注意する。

次に，具体的なメニュー例を示す。安全にボート漕ぎ運動を行うために，まず体調チェック，体重や血圧，脈拍数を測定した後，ローイング・エルゴメータを用いて，体が温まるよう5分間ウォームアップを行う。このときの強度は，楽であると感じる程度でかまわないが，あまり体が温まらないようであれば，時間を少し長めにとるなどして調整する。ウォームアップ後は，ローイング・エルゴメータから降り，準備体操およびストレッチを行う。ボート漕ぎ運動は全身の筋を使用するため，全身のストレッチを行い，とくに，肩，胸，大腿部前部，殿部はボート漕ぎ運動でよく使うため，これらの部位はよくストレッチすることを推奨する。準備体操・ストレッチの終了後，トレーニングを実施する。最初のうちは，3拍子のリズムで1拍1秒のスピードを目安に，1分間に20回程度リズミカルに漕ぐ（図5）。運動時

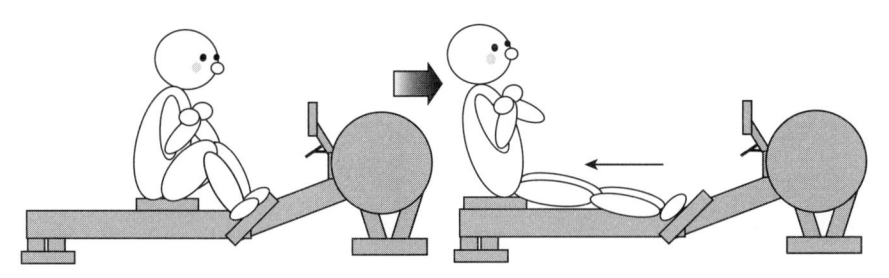

下肢のみを使用：チェーンには手をかけず，脚を蹴り出し，戻す動作を繰り返す。

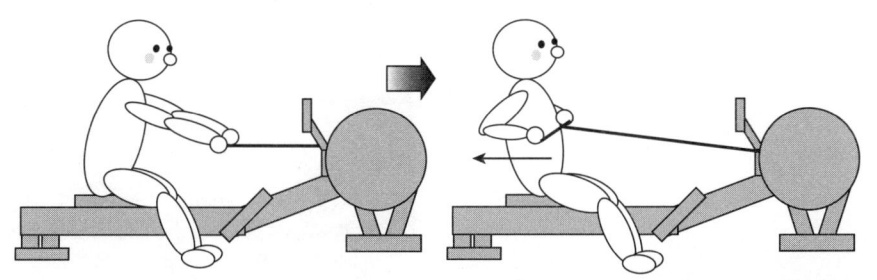

上肢のみを使用：足を地面に下ろし，チェーンに手をかけ，肘を引き，戻すことを繰り返す。

図7 ローイング・エルゴメータによる下肢のみまたは上肢のみのボート漕ぎ運動の実施方法

間は，2〜3分の休息を挟んで10分の運動を2セット，あるいは休息を取らずに20分連続で運動を行う。適宜，水分補給を忘れずに行う。強度は，「ややきつい」と感じる程度とし，先に述べたように，メタボリックシンドローム予防に効果的な最大心拍数の65〜80％の強度を目指す（図6）。各セット終了直後の脈泊数を測定し，セットごとの仕事量をみて，次のトレーニングの目標強度を算出するとよい。トレーニング終了後は，ローイング・エルゴメータを用いて，軽い強度で5分間クールダウンを行い，その後ストレッチを行い，メニュー終了とする。また，運動前に行った体調チェックや体重・血圧・脈拍数，トレーニングの仕事量やトレーニング直後の脈拍数は，記録用紙を作成し，記録をつけておくとよい。あまり強度を上げ過ぎたり，無理に力を入れて体を反らし過ぎたりすると，腰痛を起こす場合があるので，無理はしないよう心がけることが重要である。腰に違和感や痛みを感じた時点で運動を中止し，違和感がなくなるまで安静にしなければならない。しかし，ローイング・エルゴメータの特徴として，上肢と下肢はそれぞれ独立して動かせるため，下肢に違和感や痛み，けがなどがある場合は上肢だけで運動を行い，反対に上肢に不調がある場合は下肢だけで運動を行うことも可能である（図7）。

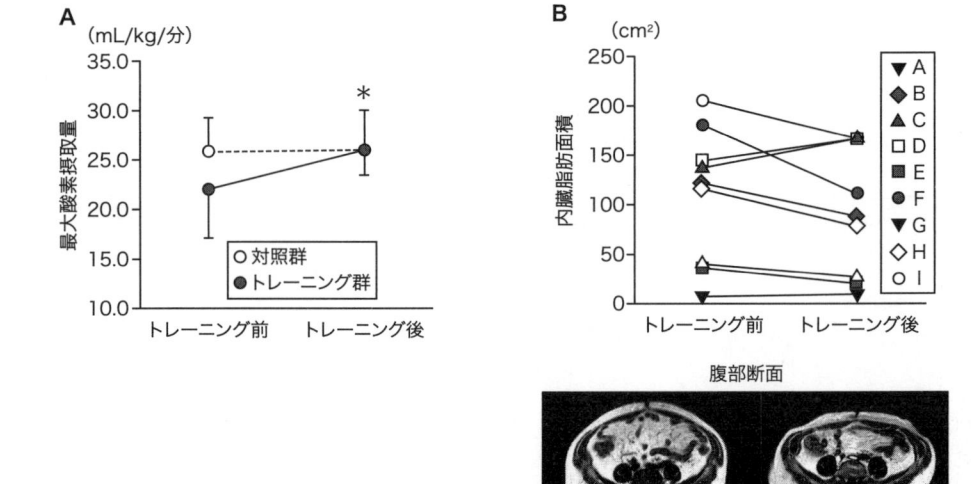

図8 6ヵ月のボートトレーニングによる最大酸素摂取量（**A**）と内臓脂肪面積（**B**）の変化．6ヵ月のローイング・エルゴメータによるボートトレーニングにより，心肺体力の指標である最大酸素摂取量は15％有意に増加し，内臓脂肪面積は9名中6名が減少し，最大で－70 cm^{2}の減少がみられた．平均±SD：*$p<0.05$，トレーニング前に対して（樋口研究室，未発表資料）

7.4 ローイング・エルゴメータを用いたボート漕ぎ運動の効果

　著者らは，先に述べたメニューを用いて，運動習慣のない65〜79歳の高齢者9名を対象に，6ヵ月間，週3回のボート漕ぎ運動を実施した．対象者は，3〜4週間でローイング・エルゴメータに慣れ，慣れた時点の仕事量が75 Wに対して，6ヵ月目の終わりの頃には110 Wまで達し，47％もの増加がみられた．また，心肺体力の指標である最大酸素摂取量は15％有意に増加し，メタボリックシンドローム危険因子である内臓脂肪面積は6ヵ月のトレーニングで9名中6名が減少し，最大で70 cm^{2}の減少がみられた（図8）．しかしながら，9名中2名は，トレーニング前に比べてトレーニング後で，内臓脂肪面積が増加してしまった（図8）．この要因として，ボート漕ぎ運動のメリットである，座位で行うため関節への負担が少ないということが，ジョギングのような運動様式と比べて，体重が重くても運動の実施に影響を与えず，食事量が増えてしまい内臓脂肪の蓄積を引き起こした可能性が考えられる．したがって，ボート漕ぎ運動のメリットを最大限に生かし，メタボ

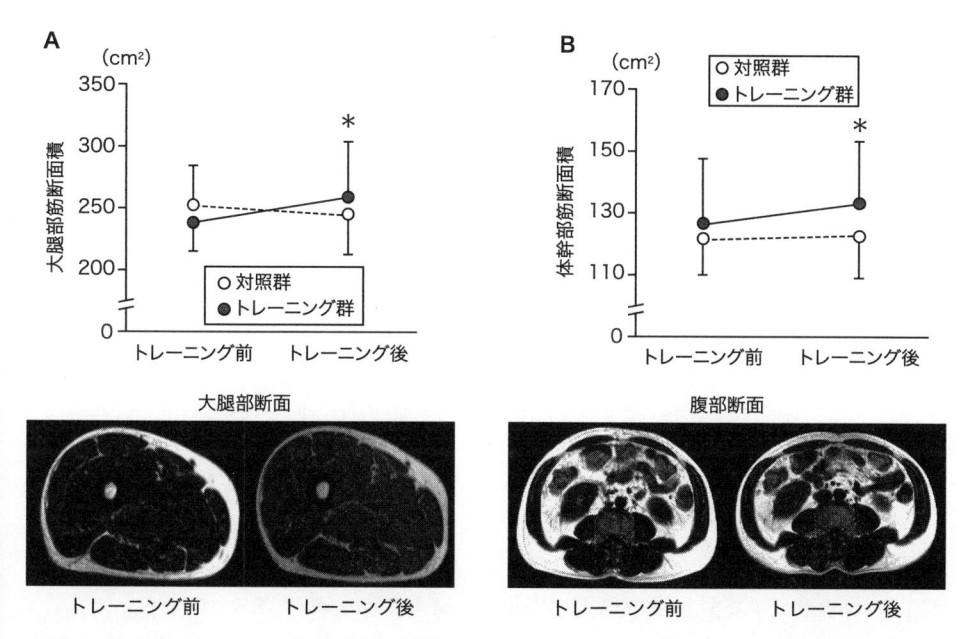

図9 6ヵ月のボートトレーニングによる大腿部（**A**）および体幹部（**B**）の筋断面積の変化。6ヵ月のローイング・エルゴメータによるボートトレーニングにより，筋断面積は大腿部が9％，体幹部は6％有意に増加した。平均±SD：* $p < 0.05$，トレーニング前に対して（樋口研究室，未発表資料）

リックシンドロームの予防を効果的に行うためには，食習慣や飲酒習慣にも配慮が必要である。

さらに，このトレーニングにより，メタボリックシンドローム危険因子の1つであるHDLコレステロールは，増加傾向がみられた。また，筋量についても，大腿部は9％，体幹部は6％有意に増加し（図9），これは10歳分ほど若返ったことに相当する。

この6ヵ月のボートトレーニングでは，1人の脱落者も出ず，対象者1人ひとりがボート漕ぎ運動を楽しんだ。また，ボート漕ぎ運動により，ゴルフの飛距離が延びたり，ウォーキングが楽に長くできるようになるなど，他の運動が今まで以上に楽しんで行えるようになったという人もいた。したがって，このボート漕ぎ運動は，メタボリックシンドロームの予防に非常に効果的であり，かつ安全で楽しい運動であるといえる。

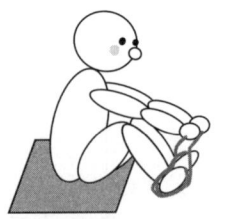

準備：体育座りになり，足にチューブを巻きつけ，腹部を縮める。

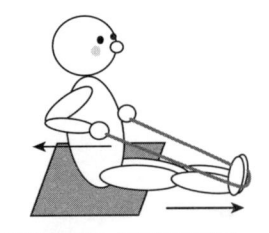

1：足を蹴り出し，肘を後ろに引く。

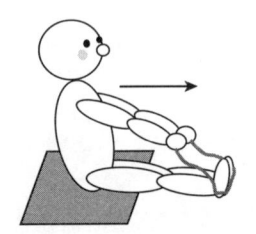

2：力を抜き，肘が伸びるまで腕を前に戻す。

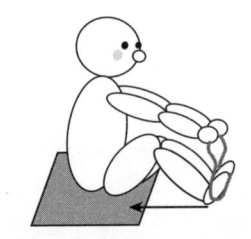

3：膝をへそに引きつけるよう脚を曲げる。
→1へ戻って繰り返す。

図10 エクササイズチューブを使用したボート漕ぎ運動の実施方法

7.5 エクササイズチューブを用いたボート漕ぎ運動の実践

　しかしながら，これまで紹介してきたローイング・エルゴメータは，日本ではまだスポーツジムなどでも普及しておらず，高価である。そこで，現在著者らは，安価で手に入り，自宅でも実践可能なエクササイズチューブを用いたボート漕ぎ運動の開発を行っている。

　実践方法は，ローイング・エルゴメータとほとんど変わらない。ただし，ローイング・エルゴメータでは足が固定されて座席が動くのに対し，エクササイズチューブによるボート漕ぎ運動は，殿部を固定し，足を動かす点が大きく異なる（図10）。足を引きつける動作は自らの腹筋を使って行うため，ローイング・エルゴメータによる運動よりも腹筋を使い，腹部周りに効果的であると考えられる。一方，エクササイズチューブによるボート漕ぎ運動は，ローイング・エルゴメータほど呼吸数および脈拍数が上がりにくくなるため，心肺体力の向上のためには，スピードを調整して少し速めに漕ぐとよい。

　このエクササイズチューブを用いたボート漕ぎ運動を，65〜79歳の高齢者に3ヵ月間実施した結果，ローイング・エルゴメータと同様，あるいはそれには若干劣るものの，腹部脂肪の減少や筋量の増加が認められた。

おわりに

　以上より，ボート漕ぎ運動はメタボリックシンドローム予防に効果的な運動の1つであることが強く示唆された．メタボリックシンドローム予備群および該当者のなかには，これまで運動経験が少なく，運動がよいことを理解していてもなかなか実践できない人も少なくない．そのため，各個人に合った運動の選択肢を与えることも，運動指導者の大きな役割の1つである．ボート漕ぎ運動は，座位で行うため関節への負担も少なく，自らの発揮パワーで強度が決まるため，無理をすることなく個人の能力に合わせて行うことができる，安全な運動である．また，ボート漕ぎ運動により心肺体力や筋量が向上することによって，他の運動やスポーツも実践可能になる可能性がある．ボート漕ぎ運動が，メタボリックシンドロームの予防と同時に，生活の質を向上させるツールの1つとして，有効活用されることを願う．

　ボート漕ぎ運動の健康増進効果についてさらに詳しく知りたい方は，他書[12]を参照されたい．

文　献

1) American College of Sports Medicine: Position stand on the recommended quantity and quality of exercise for developing and maintaining cardiorespiratory and muscular fitness, and flexibility in healthy adults. Med Sci Sports and Exerc, 30: 975-991, 1998.
2) Secher NH : The physiology of rowing. J Sports Sci, 1:23-53, 1983.
3) 青山友子, 浅香明子, 石島寿道 他: 中高年者における心肺体力とメタボリックシンドローム危険因子との関係:「健康づくりのための運動基準2006」を用いた検討. 体力科学, 58: 341-352, 2009.
4) Yoshiga CC, Higuchi M, Oka J: Serum lipoprotein cholesterols in older oarsmen. Eur J Appl Physiol, 87: 228-232, 2002.
5) Sanada K, Miyachi M, Tabata I et al: Differences in body composition and risk of lifestyle-related diseases between young and older male rowers and sedentary controls. J Sports Sci, 27:1027-1034, 2009.
6) Secher NH, Volouanitis S, Jürimäe J: Rowing: Olympic Handbook of Sports Medicine, Blackwell Publishing, UK, 115-123, 2007.
7) Yoshiga CC, Yashiro K, Higuchi M et al: Rowing prevents muscle wasting in older men. Eur J Appl Physiol, 88: 1-4, 2002.
8) Asaka M, Usui C, Ohta M et al: Elderly oarsmen have larger trunk and thigh muscles and greater strength than age-matched untrained men. Eur J Appl Physiol, 108: 1239-1245, 2010.
9) DeFronzo RA, Ferrannini E, Sato Y et al: Synergistic interaction between exercise and insulin on peripheral glucose uptake. J Clin Invest, 68: 1468-1474, 1981.
10) Ren JM, Semenkovich CF, Gulve EA et al: Exercise induces rapid increases in GLUT4 expression, glucose transport capacity, and insulin-stimulated glycogen storage in muscle. J Biol Chem, 269: 14396-14401, 1994.

11) Kawanaka K, Tabata I, Katsuta S et al: Changes in insulin-stimulated glucose transport and GLUT-4 protein in rat skeletal muscle after training. J Appl Physiol, 83: 2043-2047, 1997.
12) 樋口　満：ローイングの健康スポーツ科学, 市村出版, 東京, 2011.

（浅香　明子，樋口　満）

8 ゴルフ

8.1 メタボリックシンドロームにおけるゴルフの有効性
8.1.1 ゴルフは歩くスポーツ

　ゴルフはクラブを選択しながらボールを打ちつなぎ，合計打数の少なさを競うスポーツである．ゴルフで行われる運動のほとんどが歩行であり，ゴルフは「歩くスポーツ」であるともいわれる．ゴルフのプレー（18ホール）には通常約4時間程度を必要とするが，実際にボールを打っている時間は2～3分ほどであり，残りの大半は歩いているか考えている時間である．

　コースの長さや形状，プレーの技量などによっても異なるが，通常1ラウンドで約14,000～20,000歩程度の歩数が確保される．メタボリックシンドロームが気になりだす中年者以上では，カートに乗らずできるだけ歩行によるラウンドを推奨したい．図1，2は，週に3回以上，1日7,000～10,000歩を目標として身体を動かすことによる体重（図1）と内臓脂肪（図2）の変化を示したものである[1]．ゴルフはこれをはるかに上回る歩数を確保できるスポーツであり，習慣的なラウンドプレーはメタボリックシンドロームの解消に役立つことが考えられる．

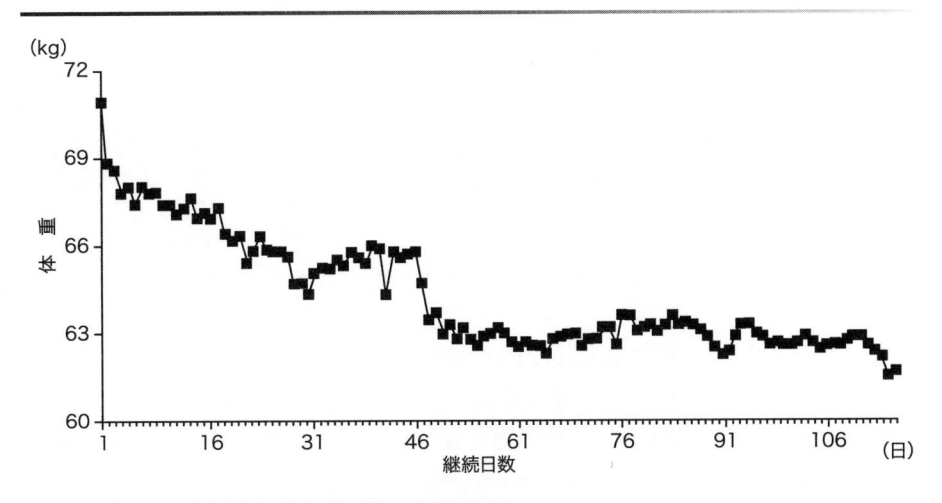

図1　運動による体重の減少（文献1より引用）

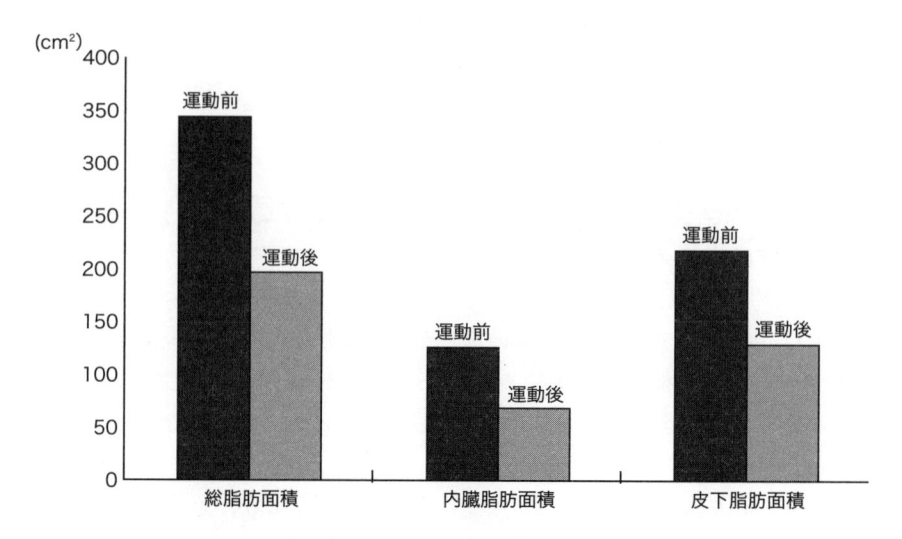

図2 運動による内臓脂肪の減少（文献1より引用）

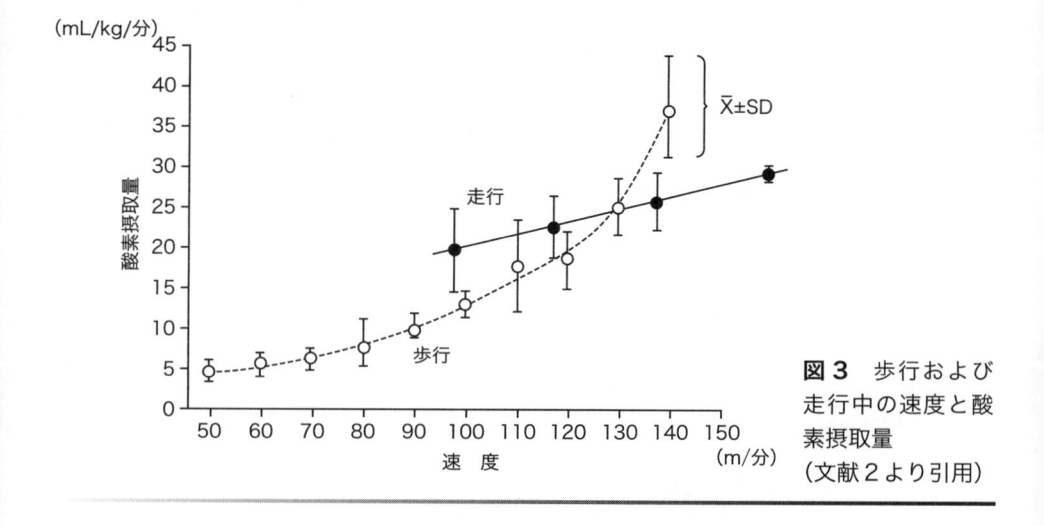

図3 歩行および走行中の速度と酸素摂取量（文献2より引用）

8.1.2 コースラウンド中は大股で速く歩く

　メタボリックシンドローム解消のためには，ラウンド中の歩行スピードも重要となる．速度を上げれば酸素摂取量は増加する（図3）[2]．また，分速70 mを下回る「ゆっくり歩行」では，むしろエネルギー効率が悪くなる（図4）[3]．

8. ゴルフ —— 163

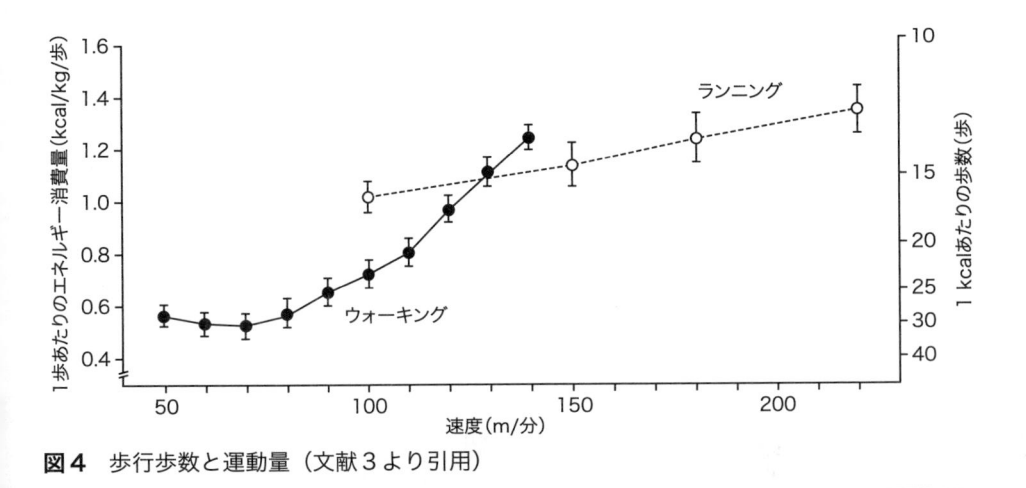

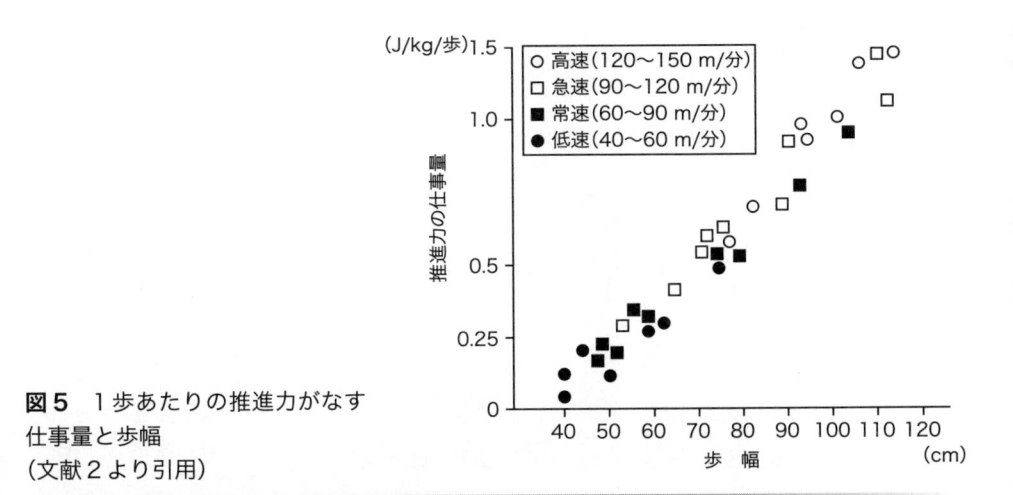

図4 歩行歩数と運動量（文献3より引用）

図5 1歩あたりの推進力がなす仕事量と歩幅
（文献2より引用）

　1歩あたりの推進力と歩幅の関係をみると，運動エネルギーの変化分と仕事量は一致するため，1歩ごとの推進力のなす仕事は速度によらず歩幅に強く規定されていることがわかる（図5）[2]。

　すなわち，速く歩いても遅く歩いても，エネルギー消費量は歩幅によって決まる。そのため，ラウンド中はできるだけ大股での早歩きを意識したいところであるが，スピードが速くなると，足首・膝・腰への衝撃も大きくなるため，初めはマイペースで行うことが肝要であろう。踵への反力は，ゆっくりの歩行時では体重の1.2倍程度であるのに対して，3.7〜5.0 km/時の速度の時には体重の2.7倍の力が加わ

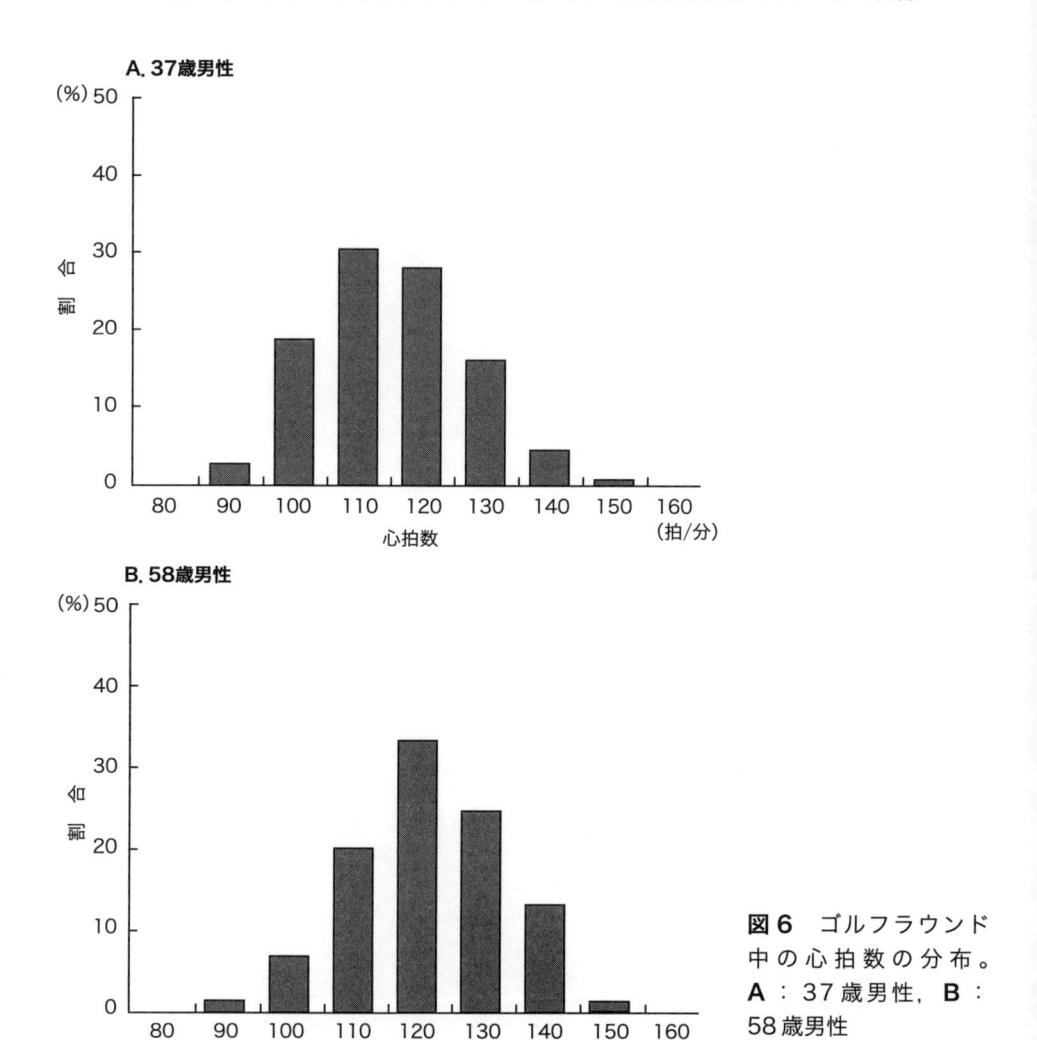

図6 ゴルフラウンド中の心拍数の分布。**A**：37歳男性，**B**：58歳男性
（文献5より引用）

る。またその時の踵部の着地衝撃加速度が最も大きく，膝・腰部の約4倍である。

8.1.3 ゴルフと運動強度

　安全で効果的な運動の最も基本的な要素は，運動強度である。運動強度は一般に％$\dot{V}O_2$max（最大酸素摂取量に対する割合）で示される。日常生活の行動は30〜40％$\dot{V}O_2$max以下の強度である。一方，一般の人の無気的作業域値は60〜70％$\dot{V}O_2$maxであり，それ以上の強度では無気的代謝の占める割合が多くなる。

健康の維持増進のための運動強度としては40〜70％$\dot{V}O_2max$，とくに50〜60％$\dot{V}O_2max$強度の運動が推奨されている。しかし，通常，運動を実施する際，酸素摂取量を測定することは困難である。そこで，運動中は心拍数に基づいて運動強度を設定し，運動強度を把握することになる。酸素摂取量と心拍数との間には直線的な関係が成立する。そのため，心拍数は運動強度の指標として最もよく用いられている。ただし，運動の持続時間に伴う体温の上昇などにより，同一強度（スピードなど）を維持していても心拍数は漸増して行く。したがって，同一心拍数を維持するように運動を続けた場合，運動強度は低下して行くことを考慮する必要がある[4]。

図6は，成人男性2名のゴルフラウンド中の心拍数の分布を示したものである。プレー中の心拍数は平均110〜130拍/分前後であり，この程度の心拍数の上昇であれば負荷もやや軽めであり運動の継続も可能であろう。なお，ゴルフ練習時（打ちっ放し練習場）における心拍数（4球/分ペース）は100〜110拍/分であり，運動強度としては比較的低く有効な負荷としてはややもの足りない[5]。

厚生労働省が発表した『健康づくりのための運動指針2006』では，メッツ（METs）とエクササイズ（EX）という新たな運動指標が設けられた（p.89およびp.131参照）。ゴルフに関連した運動の強度は，コースラウンド（バッグを担いだ場合）4.5 METs，コースラウンド（カートを利用した場合）3.5 METs，練習場での打ちっ放し（3.0 METs）となる[6]。

（北　徹朗）

8.2　ゴルフと健康・安全に関する実態調査
8.2.1　メタボリックシンドロームが要因となるゴルフ場での事故の実態

従来より，安全で楽しいゴルフの確立を目的にゴルフ場での事故の実態を調査してきた。その結果，事故のうち最も問題となる死亡事故の原因としては心筋梗塞・狭心症・脳梗塞が挙げられ，それらに対する対策が大切であると結論された。その原因と考えられる三大危険因子「脂質異常症」「高血圧」「喫煙」ばかりでなく，その他の危険因子，糖尿病・高尿酸血漿・肥満・運動不足・ストレスなどが大きな因子であると考えられる。とくに最近の研究で，肥満がもたらす健康上の問題はいまや欧米諸国にとどまらず，アジアや中南米でも深刻化し，その悪影響が世界中に及びつつあるといわれている。2008年に行われた厚生労働省の調査で成人肥満者の割合は男性で上昇傾向にあり，近年は30％前後で推移している。女性は20％前後で変化していない。

2004年と2009年に関東地区のゴルフ場（658ヵ所）に対してアンケート調査を

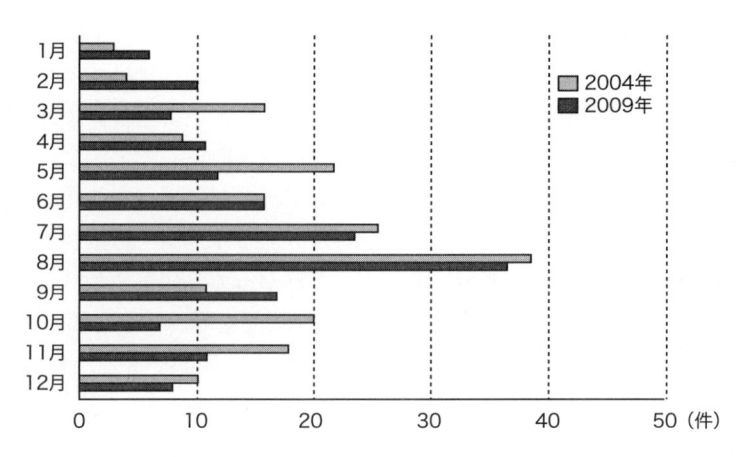

166 ——— 第6章　メタボリックシンドロームに対して有効な運動・スポーツの実際

図7　関東地区ゴルフ場の月別救急車出動依頼件数

実施したところ，救急車の出動回数は7月～8月の夏場において顕著に多い（図7）。こうした実態を踏まえ，ゴルフ場における事故の実態および救急医療体制について調査したので紹介する。

a）調査の概要

関東地区のゴルフ場658ヵ所（東京25，神奈川50，埼玉84，千葉154，群馬80，栃木138，茨城127）のゴルフ場を対象に郵送法にて調査を行った。調査内容については，① 年間における救急車の出動回数，月別依頼件数および主な出動理由，② 近在の救急医療機関との提携の有無と医療機関までの距離，所要時間，③ 施設内での救急医療，救急医療体制（担当者，救急訓練，有資格者，救急設備，備品），④ 年間におけるプレーヤーの事故発生状況（外科的事故，内科的事故，死亡事故），⑤ 死亡事故の具体例，であった。調査期間は2008年4月～2009年3月であり，アンケートの回収率は16.8％（111ヵ所）であった。

b）調査の結果

調査を集計したところ，表1～表7のような結果となった（比較のため2004年の調査結果も示した）。

救急医療体制についての3項目（表1～表3）については，2004年調査より2009年調査のほうが，すべての項目において少しではあるがよい結果であった。

プレーヤーの事故については，カートの事故，転倒や滑落などプレーヤー自身の

表1 緊急時における救急医療機関との提携

	2009年	2004年
提携あり（ヵ所）	40（32％）	65（32.8％）
提携なし（ヵ所）	70（63％）	133（67.1％）

表2 事故時における担当者の有無

	2009年	2004年
決めている（ヵ所）	73（65.7％）	118（59.5％）
決めていない（ヵ所）	35（31.5％）	80（40.4％）

表3 救命救急訓練実施の有無

	2009年	2004年
あり（ヵ所）	58（52.2％）	64（32.3％）
なし（ヵ所）	50（45.0％）	134（67.6％）

表4 乗用カートによる事故の有無

	2009年*	2004年
あり（ヵ所）	34（30.6％）	86（43.3％）
なし（ヵ所）	73（65.7％）	112（56.6％）

*2009年事故総件数：69件。

表5 ボールやクラブによる事故の有無

	2009年*	2004年
あり（ヵ所）	50（45.0％）	126（63.3％）
なし（ヵ所）	59（53.1％）	72（33.0％）

*2009年事故総件数：118件。

表6 転倒や滑落による事故の有無

	2009年*	2004年
あり（ヵ所）	41（36.9％）	107（54.0％）
なし（ヵ所）	65（58.8％）	91（45.9％）

*2009年事故総件数：103件。

表7 死亡事故の有無

	2009年*	2004年
あり（カ所）	6（5.4％）	11（5.5％）
なし（カ所）	105（94.5％）	187（94.0％）

＊2009年事故総件数：6件。

マナーや不注意による事故が多い。したがって，プレーヤーの最低限のルール・マナーを含めた意識改革が必要である。さらに，前述のように日本のプレーヤーの多くが基礎疾患を持っている。その人たちが安全で楽しいゴルフをするためには，基礎疾患である肥満症を解消することが大切であるが，週1回のゴルフでは肥満の解消は困難であろう。したがって，肥満を解消するためには，日頃からウォーキングやジョギング，テニス，野球など他のスポーツを行い，常日頃から自身の健康管理に心がけることが大切である。

8.2.2　中高年ゴルファーの身体特性と健康意識

　筆者は国内外のゴルフ場における事故の実態調査を過去25年間にわたり実施してきた。その間，ゴルフ場での死亡事故は減少するどころか増加しながら今日に至っている。その主な原因は心筋梗塞，心不全，脳梗塞などであり，いずれも中高年ゴルファーが保有している基礎疾患がかかわっていると考えられている。このような背景があることを踏まえて，中高年ゴルファーのより正確な身体特性と健康意識に関する調査を行ったので紹介する。

a）調査の概要

　2005年に，北海道地区・関東地区・関西地区・九州地区の中高年ゴルファー1,008名（男性748名，女性260名）から回答を得た。調査項目は，「性別」「年齢」「身長」「体重」「ゴルフと健康との関連」「ゴルファーの主観的健康度」「ゴルフ以外の運動の頻度」「ゴルフの健康への貢献度」「現在治療中の疾病とその原因」「治療中の疾病とそれに対する貢献度」であった。

b）調査の結果と考察

　調査対象者1,008名の性別ごとの人数と割合は表8の通りである。
　ゴルフが健康へどれほど貢献しているかを主観的健康度で示してみると，「役に立つ」との回答は687名，「役に立つとは思わない」との回答は94名であった。男

8. ゴルフ —— 169

表8　調査対象者の内訳

	年齢（歳）	身長（cm）	体重（kg）	ゴルフ歴（年）	人数（人）	割合（％）
全体平均	57.1	166.0	65.6	19.0	1,008	100.0
男性平均	58.3	168.9	68.3	21.5	748	74.2
女性平均	52.3	156.8	52.8	10.9	260	25.8

表9　ゴルフは健康づくりに役に立つと思うか

	役に立つ	役に立たない	わからない
全体	687（72.9％）	94（9.9％）	162（17.2％）
男性	450（80.4％）	20（3.6％）	90（16.0％）
女性	110（88.0％）	10（8.0％）	5（4.0％）

表10　中高年ゴルファーのカート使用の状況

	18ホール使用	なるべく使用しない	使用しない
全体	399（46.3％）	396（46.0％）	66（7.7％）
男性	310（47.7％）	286（44.0％）	54（8.3％）
女性	89（42.2％）	110（52.1％）	12（5.7％）

表11　現在治療中の病気

	全体	人数	男性	人数	女性	人数
1	なし	387	なし	251	なし	136
2	高血圧	155	高血圧	132	花粉症	25
3	コレステロール	76	肥満	68	高血圧	23
4	花粉症	76	糖尿病	58	コレステロール	18
5	肥満	68	コレステロール	58	低血圧	10

表12　治療中の病気の原因と考えられるもの

	全体	人数	男性	人数	女性	人数
1	運動不足	105	運動不足	93	その他	21
2	仕事のストレス	83	仕事のストレス	73	遺伝	19
3	栄養過多	82	栄養過多	72	運動不足	12
4	遺伝	73	飲酒過多	64	栄養過多	10
5	その他	73	遺伝	54	仕事のストレス	10

表13 現在治療中の病気に対するゴルフの主観的な貢献度

	よい結果	少しはよい	関係ない	どちらでもない
全体	100（19.0％）	126（24.0％）	141（26.8％）	159（30.2％）
男性	86（20.5％）	99（23.6％）	106（25.3％）	128（30.5％）
女性	14（13.1％）	27（25.2％）	35（32.7％）	31（29.0％）

女別にみても同じ傾向を示し，ゴルフの目的が健康保持のためであること，また多くのゴルファーがゴルフプレーを健康に役に立つものと思いながらゴルフに取り組んでいる実態が明らかになった（表9）。

しかしながら，ゴルフプレー中のカートの使用実態をみてみると，健康保持が目的でありながら，多くのゴルファーがカートを使用している（表10）。

現在治療中の病気について，男性では「とくになし」，「高血圧」，「肥満」，「糖尿病」，「コレステロール」，女性では「とくになし」，「花粉症」，「高血圧」，「コレステロール」，「低血圧」の順に多く挙げられた（表11）。治療中の病気の原因について考えられる要因として，男性では「運動不足」，「仕事のストレス」，「栄養過多」，「飲酒過多」，「遺伝的要因」，女性では「その他」，「遺伝的要因」，「運動不足」，「栄養過多」，「仕事のストレス」の順に多く挙げられる結果であった（表12）。このように，男性ゴルファーでは，食事や飲酒など自分自身の健康状態に対して悪影響を与える因子をコントロールする意識をより強く持つ必要があり，女性ゴルファーでは食事や飲酒はコントロールしているが運動不足やストレスを回避する必要が高いものと推察される。

ゴルフと現在治療中の病気に対する貢献度については，男性ゴルファーでは「どちらでもない」，「関係ない」，「少しはよい」，「よい結果」の順に多かった。女性ゴルファーでは「関係ない」，「どちらでもない」，「少しはよい」，「よい結果」の順に多かった（表13）。このように，男女とも一度発症してしまった内科的疾患を改善するうえで，ゴルフをすることは直接的に快方へ向かわせる役に立つとは考えていない。しかしながら，中高年ゴルファーにとってゴルフをすることは，運動量の確保，健康意識の向上だけでなく，ストレスの開放や向上心，仲間つくりなど，精神衛生上からも重要な意味を持っているものと考えられる。

ゴルフというスポーツは運動強度からみるとさほど強い運動ではないが，中高年者にとっては適切な運動強度である。とくに普段から運動する機会の少ない中高年者にとって，仲間同志でスコアを楽しみながらプレーするということが，適度な運動刺激となり，体力や健康についての意識向上を促し，自然に他のスポーツも平行

して行うということになると考えられる。そのことで，自身のスキルアップと体力の向上をはかることができる。さらに，中高年ゴルファーがゴルフ以外にジョギング，ウォーキングなどを習慣的に行うようになることで，ゴルフがより楽しくなりスコアにも良い結果が現れ始めると，ゴルフのために他の運動を続けようというモチベーションになると考えられる。

8.2.3 生涯スポーツとしてゴルフを楽しむために

皮下に脂肪が蓄積した状態を皮下脂肪型肥満と呼ぶのに対し，腹腔内臓器の周囲に脂肪が蓄積した状態を内臓脂肪型肥満（メタボリックシンドローム）と呼んでいる。耐糖能障害，II型糖尿病，脂質異常症，高血圧，高尿酸血症，痛風，冠動脈疾患，心筋梗塞，脳梗塞，血栓症，脂肪肝，睡眠時無呼吸症候群，月経異常など，さまざまなリスクが高まる。

前項のゴルフ場へのアンケート調査の実態から，年間120〜130名ものプレーヤーが突然死していると推計される（日本のゴルフ場2,400コースとした推計）。主な原因は心筋梗塞や心不全，脳梗塞である。さらに中高年ゴルファー1,008人の調査結果をみても，男性プレーヤーのほとんどが生活習慣病を保有し複数のリスクを抱えており，ゴルフ場での重大な事故が起きても不思議ではない。

ゴルフは他のスポーツと違うところがたくさんある。個人ゲームであることをはじめ，使用する道具が多い，ボールが硬くて小さい，コースが広い，自然を相手にする，試合時間が長い，スコアを自分で記入する，ハンディキャップがある，ルール・マナーが厳しい，審判員がいない，ボールはあるがままの状態でプレーする，など挙げればきりがないが，このように明らかに他の近代スポーツとは違う要素が多い。運動学的にも身体をしなやかに使って行うスポーツであり，決められた時間のなか自分のペースで適度な運動が行われることから，中高年者に相応しいと考えられる。コース環境も自然に恵まれたものであり，四季を楽しみながらプレーしているといつのまにか1万歩以上歩いており，無理のない有酸素性運動を無意識のうちに行うことができ，この点からも中高年者にとって理想的なスポーツであると思われる。ラウンド中は，手・腕・肩・体幹をねじり，両足で地面を捉え，さらに足の筋力を使い歩行する。さらに，ショットのたびに，どこにどのようなボールをどのクラブで打つかを思考する，まさに心と身体全体を使って行うスポーツである。ゴルフは心理的な要素も多く，スコアをよくするためにはコース戦略（マネージメント）も重要であり，ゴルフを楽しむためには総合的な能力が求められる。ゴルフが生涯スポーツに適しているのは，適度な運動が体力の維持・向上のためよい刺激

になることだけでなく，プレーを楽しみながら人生で最も大切なすばらしい人間関係，友人をつくることができることである．以上の点から，中高年者のメタボリックシンドローム解消に優れ，また心のシンドローム解消にもよい結果が認められると考えられる．

（吉原　紳）

文　献

1) 藤野雅広: メタボリックシンドローム. In: 長尾光城 監, 健康とスポーツを科学する, 中央法規, 東京, p.26, 2008.
2) 広川龍太郎: 歩行・走行のメカニズム. In: 森谷　潔 監, 生涯スポーツと運動の科学, 市村出版, 東京, p.140, 2009.
3) 中野昭一: 運動の測定とその評価. In: 運動の仕組みと応用. 医歯薬出版, 東京, p.258, 2001.
4) 斎藤篤司: 適切な有酸素性運動. In: 九州大学健康科学センター 編, 実習で学ぶ，健康・運動・スポーツの科学, 大修館書店, 東京, pp.90-91, 2008.
5) 渋谷隆良: 仲間と楽しめるテニスとゴルフ. In: 宮下充正 他 編, 身体福祉論, 放送大学教育振興会, p.167, 2007.
6) 国立健康・栄養研究所: 新しい運動基準・運動指針「身体活動のメッツ（METs）表」[http://www.nih.go.jp/eiken/programs/pdf/mets_n.pdf]

9 スキー

はじめに

　スキーは雪国のスポーツである。北日本と日本海側には冬に雪が降る。雪国の人々は積雪期に活動量が減少し，メタボリックシンドロームの予防や改善の支障になり問題視されている。本項では積雪期を逆手にとった冬季スポーツによる健康づくりに着目する。健康運動なので普及性にも着目する。わが国の人に馴染みがよいのはスキーになる。スキーは競技スキーとレクリエーションスキーに大別される（図1）。

　日常的に親しまれるレクリエーションスキーは，1つはアルペン系のゲレンデスキーであり回転系の滑降をする。山岳地帯が多いわが国ではこのスポーツ環境が身近であり，相対的に頻繁に実践されている。もう1つは歩くスキーである。北欧（ノルディック）で，狩猟や交通などの生活手段として発達した。それが速さを競うクロスカントリースキーへ発展し，オリンピックやパラリンピック大会で正式種目とされている。ノルディックスキーはクロスカントリーとジャンプに大別される。クロスカントリースキーとは「雪原のマラソン」とも呼ばれ，上り・下り・平地が，それぞれ約1/3の割合になっている長距離コースの走行タイムを競う。本項では，近年日本でも健康運動として高く価値付けられ実施者が増えている，クロスカントリー系スキーについて記す。続いて，市民の冬季スポーツの花形のゲレンデスキー

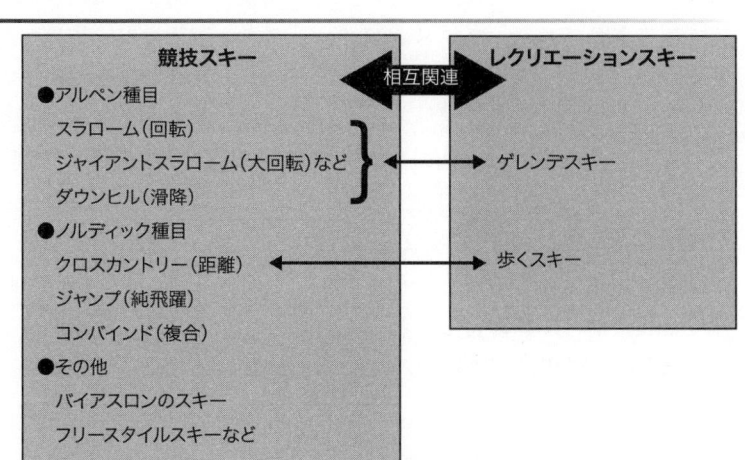

図1 スキーの種目と位置づけ

競技スキー
- ●アルペン種目
  - スラローム（回転）
  - ジャイアントスラローム（大回転）など
  - ダウンヒル（滑降）
- ●ノルディック種目
  - クロスカントリー（距離）
  - ジャンプ（純飛躍）
  - コンバインド（複合）
- ●その他
  - バイアスロンのスキー
  - フリースタイルスキーなど

←相互関連→

レクリエーションスキー
- ゲレンデスキー
- 歩くスキー

について記す。

9.1 クロスカントリースキー

クロスカントリースキーは，滑降するアルペンスキーとは異なり，平地や上り斜面をスリップせずに走行するための構造的工夫が施された板を使用し，誰でも容易に走・歩行できる。体力に合わせて寒冷環境で長時間行うことができるスポーツであり，運動強度，運動時間を考えると有酸素性トレーニングではこれに勝る運動は見当たらないといえる。メタボリックシンドロームを予防する人も，その改善をはかる人も，医師の運動処方を得て適切なコースに出て走歩し高い効果を得ることができる。近年ではスキーマラソンの普及に伴って距離別の種目が設定されており，誰でも自分向きの参加が可能で，身近なスポーツになっている。

クロスカントリースキーには，「歩くスキー」とも呼ばれる競争しない型がある。雪の積もった野山，林のなか，時には氷結した湖の上を自由に滑走したり，雪のなかでスキーハイキングや林間ツーリングなどを楽しむ。バードウォッチング，アニマルトラッキングなど，自由に歩き，立ち止まり，自然を見，聞き，感じることを重視する，健康づくりにも典型的に向く，レクリエーションタイプの冬季スポーツである。

9.1.1 運動処方

クロスカントリースキーは，手にストックを握り雪上コースを滑走する。主運動には，脚のみでなく上肢・体幹の筋も参加するため，陸上の歩行はもとより走行運動よりもエネルギー消費量が高い。一流スポーツ選手の種目別最大酸素摂取量が数誌で報告されており，クロスカントリースキー選手は群を抜いて高い平均値，たとえば82.6 mL/kg/分を示している[1]（図2）。有酸素性運動による健康づくりの高い効果があることを示している。これに準じて歩くスキーも同じく高い効果を有している。運動強度では，他の有酸素性トレーニングと同様に予測最大心拍数（220－年齢）の50～70％を目標とする。しかし積雪地の外気温は低いため，末梢血管が収縮し心拍数が上昇しやすい。その分を加味し，運動強度を低く設定する。実際には実計測値よりも10拍/分程度高いと考えてよい。1回の運動時間は20～50分程度とし，他の運動種目と合わせてもよいが，週3回の実施頻度を目指す。頻度が多いほど運動効果は高まるが，少ないと効果が減少する。

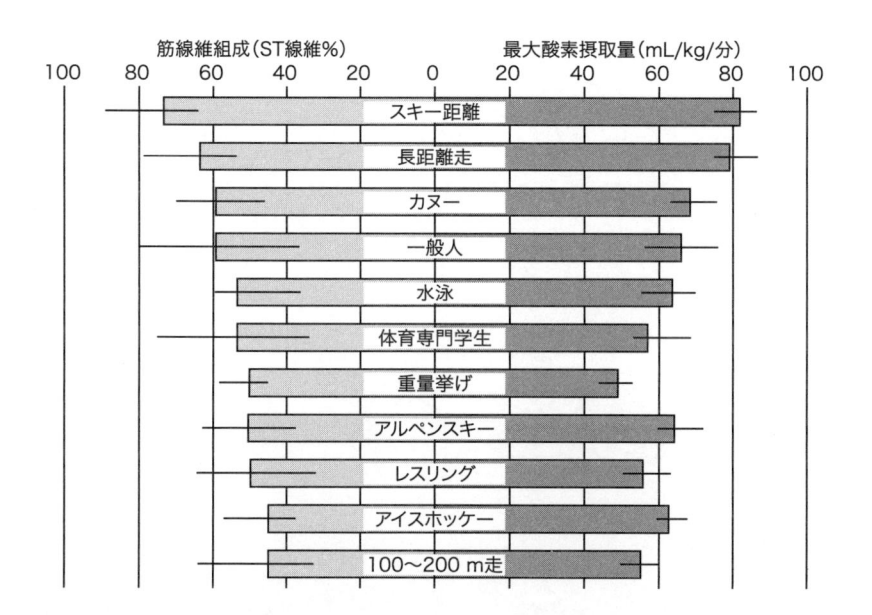

図2 各種スポーツ選手の筋線維組成および最大酸素摂取量（文献2より引用）

9.1.2 実施方法

a）基本姿勢

　クロスカントリー用のスキーを履き，肩幅よりもやや狭い足幅の立位を基本とする。背中や腰を伸ばし，踵の上に重心を置いて立つ。

b）滑る

　滑走技術には，クラシカル走法とフリー走法があり，滑走方法が異なる（図3）。

　クラシカル走法はスキーに加える交互キックとポーリング（ストック押し）動作で進むダイアゴナル滑走（図3上段）が中心で，他にダブルポールで押す推進滑走（図3中段）などの技術もある。力強いストックワークを加えて雪面にある2本のシュプール（コース）上を滑走する。

　フリー走法はスキーを逆ハの字に開き，片方のスキーでサイドキックし，他方のスキーに乗り込んで滑らせる基本動作を繰り返し，両ストックを後方に押しながら滑走する走法で，通称スケーティングともいわれる（図3下段）。

　競技でなければ滑り方にこだわる必要はなく，自然体で滑走するのがよい。好適なことこのうえない健康運動になる。左右交互に膝と足を一緒に前に送り出し，す

176 ——— 第6章 メタボリックシンドロームに対して有効な運動・スポーツの実際

ダイアゴナル滑走

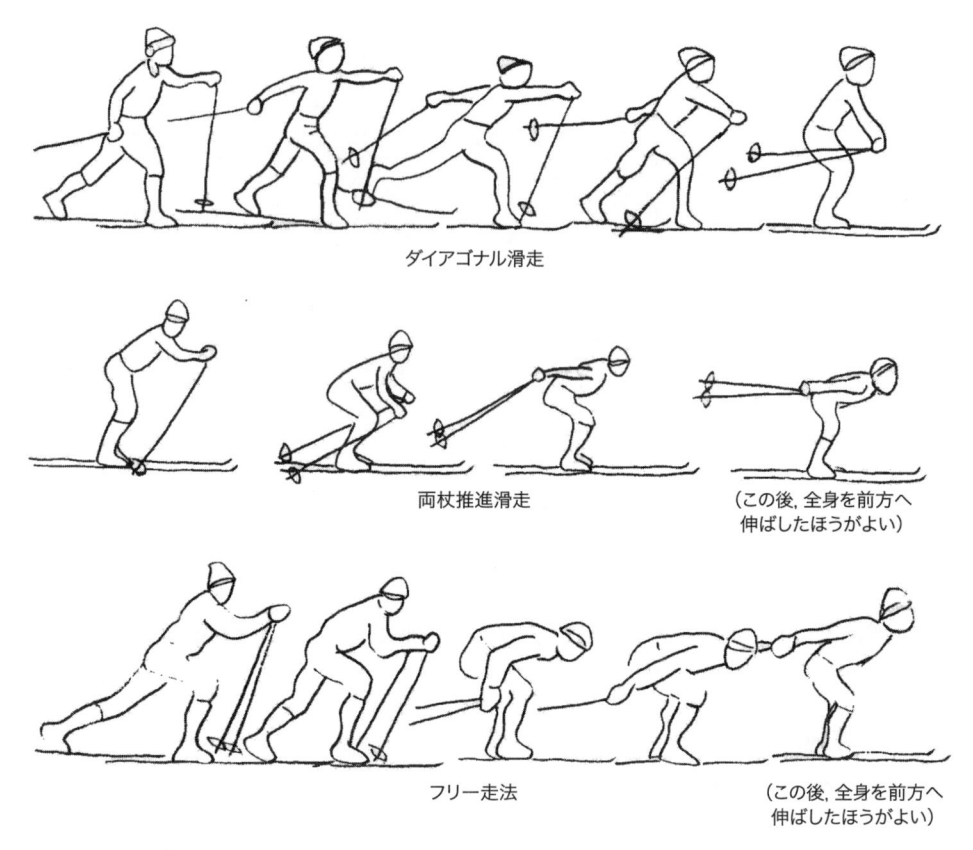

両杖推進滑走　　　　　　（この後，全身を前方へ
　　　　　　　　　　　　　伸ばしたほうがよい）

フリー走法　　　　　　　（この後，全身を前方へ
　　　　　　　　　　　　　伸ばしたほうがよい）

図3　滑走方法

り足で歩くと，典型的な歩くスキーになる．膝から下（脛）が垂直になるように前に出す．このとき，後ろの脚は膝が伸び，体全体は前傾し，後方足の踵が上がる．これを左右繰り返して前進する．最初はゆっくり，慣れてきたら少しづつ速く歩き，後方足で雪を蹴るのではなく，前の足に乗り移る感覚で歩くと，1歩1歩スキーが滑るようになる．慣れないうちは足元を見てしまうが，顔（目）は前に向けるようにする．

　ストックは推進力を生み出す重要な役割を持つ．ポールを突く位置は，前後方向では乗り込み足の横，左右方向では各足（スキー板）の脇20cm位外側である．歩くときに左右の足の位置は前後に入れ替わるため，実際には，右足を前に出したときに左のポールをコース左側でその前後位置を前方足付近として突き，左足を前に出したときに右のポールをコース右側に同様に突く．

c）上る

　歩くスキー用の板であれば板裏面（滑走面）の「ステップカット：ウロコ状構造」があるので，緩い勾配は歩いて上っても逆滑りが起こらない．滑って上ることができればなおよい．勾配が急になるにつれ，スキー板のＶ字開き出しを強め，内側のエッジを立て，ポールの突く位置を板後方にずらして上る．ステップカットは板の中心部分（足裏あたり）にしかないため，凹凸のある斜面では，雪面の凸部にステップカットが乗るように歩幅を調整する．

d）下る（滑降する）

　脚の幅を肩幅より少し狭くし，膝を少し曲げ，腕は前に伸ばし，ポールシャフトを小脇に抱え，先を後ろに向ける．板上で静止した状態で滑降する．

e）曲がる

　技術としては① 踏み替えターン，② プルークターン，③ テレマークターンなどがあるが，① が一般的である．スキーの板を次々に進みたい方向に踏み替えて曲がる方法である．

9.1.3　実施上の注意点

　天候や外気温の影響を受けやすいため，衣服内気温が上下しないように着るものを重ね着して調整をする．決め手はアンダーウェアであり，速乾性タイプのシャツとタイツをすすめる．また，実際に滑る前には準備運動を心がける．とくに足首から下肢に重点を置いてストックを持つ上肢までストレッチングを行う．

9.1.4　クロスカントリースキーの長所・短所

　前述したが，クロスカントリースキーは全身運動のため，有酸素性運動に適している．内臓脂肪を落とすダイエットにも効果的であるが，スキーに不慣れなうちは転倒事故が多い．捻挫や骨折など外傷リスクを克服するためウォームアップを入念にする．

9.1.5　心臓リハビリテーションへの応用
―「札幌モデル」心臓リハビリテーション―

　メタボリックシンドロームが進行した果ては，多くが血管疾患に至る．虚血性心臓病や脳血管疾患が多い．虚血性心臓病の場合には，予防，回復，慢性維持にリハ

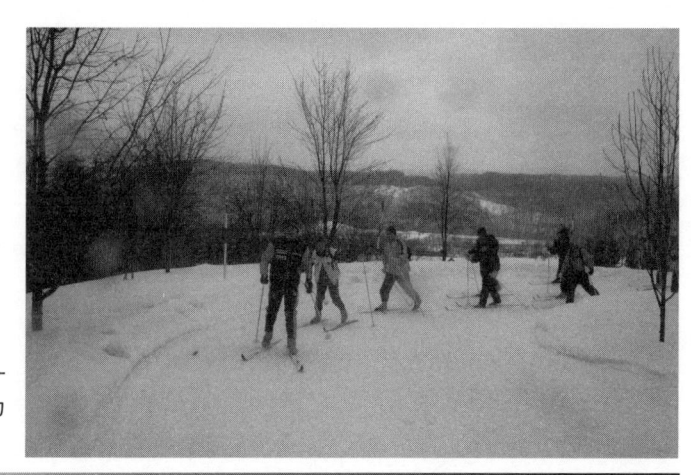

図 4 心臓リハビリテーションにおけるクロスカントリースキー

表 1 「札幌モデル」心臓リハビリテーションにおける冬季スポーツの実践

開　始	1991年
患者時間	1,790時間
実施様式	集団指導
種　目	歩くスキー
	カンジキハイキングなど
時　間	1～2時間/回
頻　度	3～5回/週
目標強度	嫌気性代謝閾値
	最大心拍数の40～60%
	RPE（ボルグスケール）11（楽だ）～13（ややきつい）
心拍数計測値	90～120拍/分

ビリテーションの重要度が高く，メタボリックシンドロームの解消方法がそのまま好適なリハビリテーション手法になる。管理が行き届いたクロスカントリースキーは，心臓リハビリテーションに恰好の運動メニューになる。北国では長い積雪と寒冷の期間に，患者ではなおさらに運動が不足し，危険度が高まる。北海道循環器病院では，「札幌モデル」心臓リハビリテーションにおいて，回復期および慢性維持期患者にこのスキーを取り入れている（図4）。

　このプログラムは1991年に開始されて以来，積雪期には毎週末に実施され，患者時間1,790時間の実施を経過し，これまでに心イベントの発生が皆無である（表

表2 スキー運動実施者の心拍数

被検者	年齢	安静時心拍数	リフト乗車時平均心拍数	滑走時平均心拍数	滑走時最高心拍数
A	86	70	81.5 ± 6.0	108.0 ± 7.6	128
B	81	73	77.4 ± 9.1	107.3 ± 7.6	126
C	74	73	83.5 ± 5.6	107.0 ± 8.2	137
D	63	80	95.1 ± 7.7	115.7 ± 9.9	152

1)。患者の心拍数は，嫌気性代謝閾値（anaerobic threshold：AT）または予測最大心拍数の40～60％の範囲，主観的運動強度（RPE）は旧ボルグスケール「楽だ（11）」～「ややきつい（13）」の範囲で指導されている。この種の患者に提供できる冬季のスポーツメニューとして，高い意義を認めるところである。

9.2 アルペンスキー

　かつて，冬季のレクリエーションスポーツの花形はゲレンデスキーであった。現在雪国で，あるいはそこで育ってメタボリックシンドロームの不安のある人は，多くがその頃にスキーに親しんだ世代である。また，冬の運動ではそれしか喜べない人も多いはずである。この観点で，ゲレンデスキーの効用を見直してみる。ゲレンデスキーは，アルペンスキーの1つの分野である。

　アルペンスキーは，斜面における滑走・回転を中心に行う運動である。アルペンスキーは，歩く，走るなど，自己の筋力で移動する運動とは異なり，「重力」により落下する運動であり，移動の主たるエネルギーは身体外部から与えられる[6]。筋力が低くても，スピード感や回転の楽しさを感じることができる。また，滑る斜面や回転弧を自分で決定し，運動強度を自由に変化させることができる。適切になされれば，メタボリックシンドロームなどのある健康弱者に好適なスポーツである。

9.2.1 スキー運動の活動量

　筆者らは，高齢のスキー運動実施者の心拍数を測定し，運動強度を推定した。対象は，日常的にスキーを行っている63～86歳の男性とした。いずれの対象者も急斜面をパラレルターンで回転できる上級者であり，A，Bは年間100日以上，C，Dは10～20日の滑走を行うスキー愛好者である。

　実験は午前9時30分～12時30分のスキー滑走中の心拍数を5秒間隔でサンプリングし，分時値で記録した（Polar社S810iを使用）。天候は晴れ，山頂の気温は

180 ——— 第6章　メタボリックシンドロームに対して有効な運動・スポーツの実際

(拍/分)

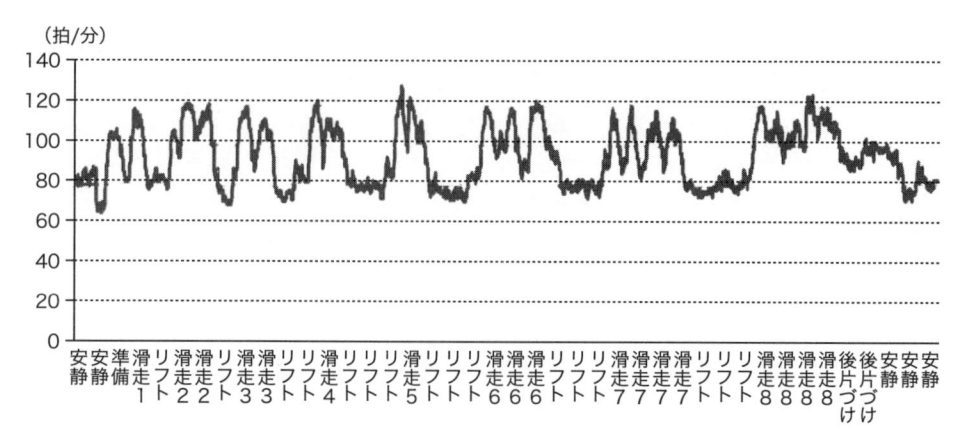

図5　86歳，男性のゲレンデスキー中の心拍数の変化

−5℃であった．主な滑走斜面は斜度10〜15°程度の中斜面，および斜度20〜30°程度の急斜面を中速（10〜20 km/時）で大回りにより本人の自由かつ快適な滑走を行った．

　表2に安静時心拍数（5分間座位姿勢後），リフト乗車時の平均心拍数，滑走時平均心拍数，滑走時最高心拍数を示す．リフト乗車時は安静時と比較し，1.06〜1.18倍の心拍数であった．滑走時平均心拍数は，107〜115拍/分であり，安静時と比較すると1.44〜1.50倍，リフト乗車時と比較すると1.21〜1.38倍であった．

　図5に，高齢熟練の典型として，被検者Aの実測データを示す．中斜面滑走時の平均心拍数は120拍/分以下であり，主観的運動強度は旧ボルグスケールで「11（楽だ）」であった．急斜面での滑走時（滑走5，8）には，最高で128拍/分となり，主観的運動強度は「13（ややきつい）」であった．

　図からみてとれるように，リフト乗車と滑走の繰り返しは，運動期と休息期がある「インターバルトレーニング」になっている．運動中の心拍数は年齢に照らせば高い．持久力を高め，メタボリックシンドローム解消にも効果的な有酸素性運動であり，主観的運動強度の結果をも合わせ考えて健康的と思われる．被検者Dでは安静時心拍数が高く，スキー中の値も高い．スキー時の負荷強度は全被検者で同程度の様相である．高齢熟練者が快適に滑走する場合の身体的負荷強度が示されていよう．恐らくは，本データは今日指針化されている予想最大心拍数が上記のような長寿者に当てはまっていないことを暗示してもいよう．

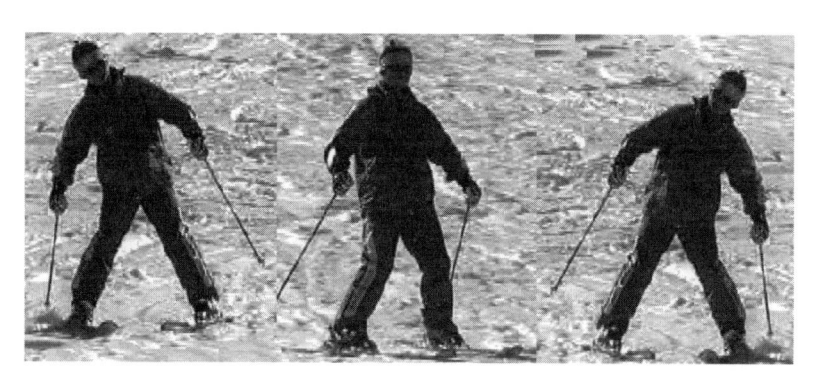

図6 プルークボーゲン

9.2.2 実施方法

a) プルークボーゲン：初級者（図6）

　足関節から下腿を前傾し，脛の前面がスキーブーツにあたるように前方へ押す。殿部を高くし，足の真上に位置させるようにする。体幹は過度に前傾せずに鉛直を保つ。腕は前方に広く構える。全体としてリラックスした楽な姿勢をとる。殿部が下方に下がり，大腿部が屈曲した姿勢（後傾姿勢）は，脚部への負担が大きく，疲労が大きくなるので避けるべきである。

　ターンする際は，体幹を外側へ傾け（外傾姿勢），外側脚荷重で回転する。回転と回転の間の局面（切り換え期）は直線移動とし，体幹の傾きを戻し，両脚均等荷重の基本姿勢（ニュートラル姿勢）とする。ニュートラル姿勢をとることにより，脚の疲労を回復する「解緊」を確保でき，長い距離を容易に滑走できる[7]。

b) プルークターン（シュテムターン）：中級者（図7）

　スキーのスタンスを狭いハの字，または広めの台形スタンスとする。プルークボーゲンと同様に足関節から下腿を前傾し，脛の前面がスキーブーツに当たるようにする。殿部を高くし，足の真上に位置させるようにする。体幹は過度に前傾せずに鉛直を保つ。腕は前方に広く構える。全体としてリラックスした楽な姿勢をとる。

　ターンする際は，体幹を回転方向に向け，外スキーを回転内側へ回旋する（外側脚の内旋）。ただし，体幹は外スキーのトップより内側へ向かないようにする。外スキーの回旋に同期させ，内スキーも回転内側へ回旋し（内側脚の外旋），両スキーを平行にする。切り換え期においては，開脚の平行スタンスで，高い姿勢でリラックスして直線移動を行い，解緊局面を確保する。

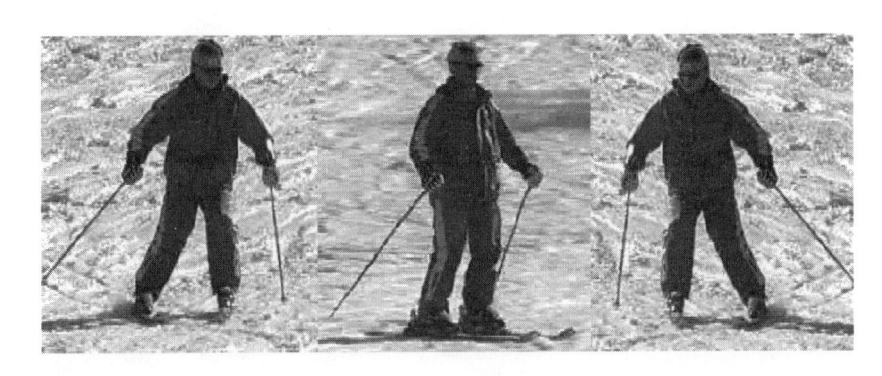

図7 プルークターン

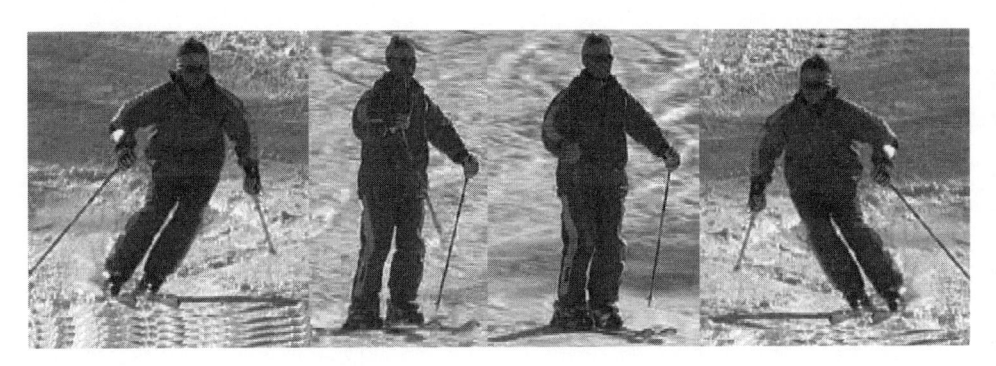

図8 回旋パラレルターン（大回り）

c）回旋パラレルターン（大回り）：上級者（図8）

　開脚平行のスタンスをとる．足関節から下腿を前傾し，脛の前面がスキーブーツに当たるようにする．殿部を高くし，足の真上に位置させるようにする．体幹は過度に前傾はせずに鉛直を保つ．腕は前方に広く構える．全体としてリラックスした楽な姿勢をとる．

　ターンする際は，体幹を回転内側へ向け，両スキーを同時に回旋する（外側脚は内旋，内側脚は外旋）．体幹はスキーのトップより内側へは向けない．切り換え期は，高い姿勢となり直線移動を行い，リラックスした姿勢をとる．回転前にストックを利用する．

d）パラレルターン（小回り）：上級者（図9）

　開脚平行のスタンスをとる．足関節から下腿を前傾し，脛の前面がスキーブーツ

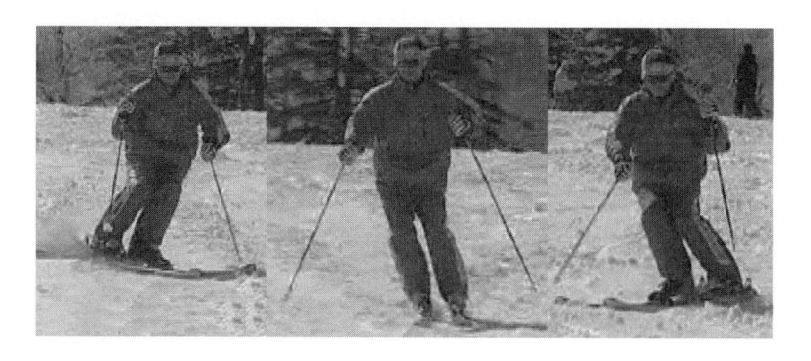

図9 パラレルターン（小回り）

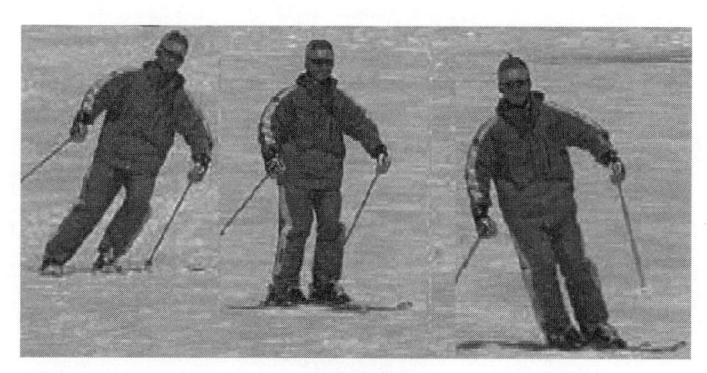

図10 カービングターン（直立内傾）

に当たるようにする。殿部を高くし，足の真上に位置させるようにする。体幹は過度に前傾せずに鉛直を保つ。腕は前方に広く構える。全体としてリラックスした楽な姿勢をとる。

　ターンする際は，大回りと同様に，体幹を回転内側へ向け，両スキーを同時に素早く回旋する。徐々にリズムを速め，小さな回転弧で回る。最終的には，体幹は谷側の方向へ向けて保ち，脚部の回旋のみで行い，体幹と脚の「捻れ-捻れ戻し」[8]を利用する。ストックを利用する。

e) カービングターン（直立内傾）：上級者（図10）

　開脚平行のスタンスをとる。足関節から下腿を前傾し，脛の前面がスキーブーツに当たるようにする。殿部を高くし，足の真上に位置させるようにする。体幹は過度に前傾せずに鉛直を保つ。腕は前方に広く構える。全体としてリラックスした楽

な姿勢をとる．

　ターンする際は，回転内側へ身体を内傾させ，スキーのサイドカーブに沿って回転する（直立内傾ターン）．スキーを側方へ押し出さないよう注意する．スピードが出る滑走方法なので，直滑降のできる緩い斜面で実施する．

9.2.3　実施上の注意点

　一般のゲレンデで行うので，混雑による他者との衝突や自己転倒による危険を回避するために，ヘルメットの着用が望ましい．アイスバーン，湿雪，深雪などの雪質の変化に注意し，降雪，視界不良などの気象条件や体調の悪いときは無理をしないようにする．突発的な事故に対応するためにも，できるだけ1人での滑走は避け，複数，グループでの滑走を心がける．仲間とのスキーでは精神的なリラックスや活力を得ることができる．

9.2.4　アルペンスキーの長所・短所

　前述のとおり，アルペンスキーは有酸素性運動であり，インターバルトレーニング効果がある．また，持続的に脚部へ負荷がかかり，筋力向上の効果がある．しかし，転倒・衝突による骨折・捻挫などの危険性もあるので，十分な注意と技術が必要である．

文　献

1) 石井清一 他: スキーの医学, 南江堂, 東京, pp. 9-16, 1995.
2) Bergh U: Maximal oxygen uptake and muscle fiber types in trained and untrained humans. Med Sci Sports, 10: 153, 1978.
3) 橋谷　晃: ネイチャースキーに行こう, スキージャーナル, 東京, pp. 82-108, 2002.
4) 牧　光徳: 中学体育実技, 学習研究社, pp. 286-291, 1999.
5) 健康・体力づくり事業財団: 健康運動実践指導者用テキスト, 第3版増補, 南江堂, 東京, pp. 212-222, 2007.
6) 全日本スキー連盟: 日本スキー教程　技術と指導, スキージャーナル, 東京, p. 16, 2003.
7) 竹田唯史: スキー運動における技術指導に関する研究―初心者から上級者までの教授プログラム―, 共同文化社, 2010.
8) Meinel K 著, 金子明友 訳: マイネル スポーツ運動学, 大修館書店, 東京, p. 203, 1981.

〔川初　清典，阿部　　史，竹田　唯史〕

10 ボウリング

はじめに

　ボウリングは1970年代に一般国民に広く浸透したレジャースポーツで，祝日や週末，とくに正月には待ち時間が3〜4時間という，当時では最も人気のあるスポーツ種目であった。近年では，レジャーとしての位置にとどまらず，中高齢者を中心に健康つくりのための運動，または生涯スポーツの有効な一種目として，注目を集めている[1〜6]。後述するメタボリックシンドローム概念の驚異的な国内啓発活動に伴い，ボウリングに限らず，多くのスポーツがメタボリックシンドロームの予防・改善のために有効であるという医科学的情報が広く流布されるようになり，運動・スポーツの健康増進意義が再認識されている。

10.1　ボウリングの運動特性

　メタボリックシンドロームや生活習慣病予防のためには，有酸素性運動とレジスタンス運動の組み合わせがよいが，ボウリングは両者を兼ね備えた運動特性を持つ。後述するエアロビックボウリングによって，有酸素（エネルギー酸化）系の代謝が促進され，重いボールの移動投球を短時間に反復することによって，レジスタンス

図1　運動時間とパワー出力に対して，3つのエネルギー系がATP生成に貢献する割合。運動時間が短いほど，パワー出力は大きく，エネルギー（ATP）要求も急速である。クレアチンリン酸（CrP）はリン酸化したクレアチンのことで，分解によってリン酸を放出し，ADPからATPを再合成する。
（文献7より引用）

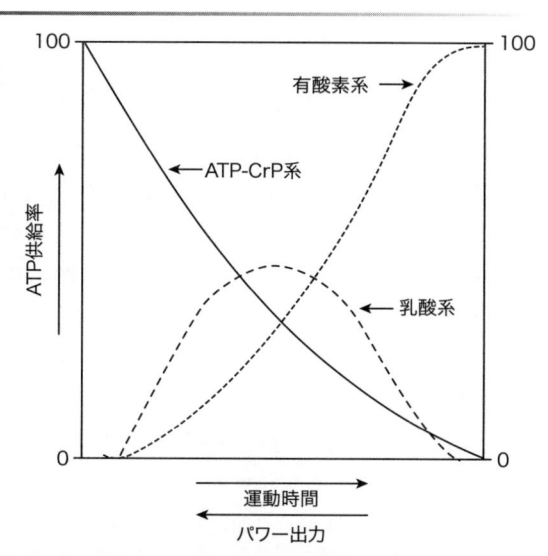

運動に似た効果が期待できる。図1[7)]でいうと，有酸素系とATP-CrP系が使われることになる。

　加齢に伴って萎縮する筋として，大腿前部の筋群，殿筋群，腰背部の筋群，頚部の筋群などがあり，運動しない人では70歳で筋力は半分程度に減少する。その防止策として，ステッピングや階段昇降，レジスタンス運動，とりわけスクワット，レッグランジ（広い歩幅でのブレーキ動作では速筋線維を使う）などがあげられるが，これらはボウリングの動作に似ている。ボウリング中に記録した全身の筋電図を分析すると，脊柱起立筋，腹斜筋，腹横筋，腹直筋，大腰筋などが活発に活動していると考えられ，これらの筋は姿勢の安定とともに，持続的な力の発揮やブレーキ動作に伴い高い張力の発揮を主な特性としている。自宅ではボウリングで使う側と反対側のランジを行うと，骨や筋に対してよい刺激となる。

10.2　ボウリングの消費エネルギー

　ボウリング1ゲームで約100 kcalのエネルギーが消費されるといわれているが，著者らが実際にエネルギー代謝専用機器で測定したところ，ボウリングのボールを両手に持ってアプローチし，投げてから元の位置（ボウラーズベンチ）に戻るまでの平均酸素消費量は，体重1 kgあたり20〜25 mL/分程度であった。これを1ゲームに換算（10分と仮定）すると，体重が80 kgの中年男性と60 kgの中年女性では消費エネルギー量は異なるが，おおよそ50〜80 kcalとなる。実際には，休みを一切入れずに投げ続ける人は少なく，また14〜16ポンド（6〜7 kg）のマイボールを持つ熟練者に比べ，一般客は軽めのボールを使用しており，かつ隣のレーンの客に投球を譲るなど，ボウラーズベンチで少し休んでいる時間もある。これらのことを総合的に勘案すると，1ゲームが終わるまでに消費されるエネルギー量は，メタボリックシンドロームの女性で30〜50 kcal，メタボリックシンドロームの男性で40〜70 kcal程度，最大で女性50〜70 kcal，男性70〜90 kcal程度と推測できる。仮にパーフェクトを達成すれば，投球数は初心者の最大21回に比べて12回となり，エネルギー消費量は前述の7割程度（約35〜63 kcal）に減る。プロの場合，レーン（オイル）の読みとスコアが相伴っていると10ゲームを淡々と投げる。その一方で，レーン状態が読みきれず，半信半疑でプレーすると，精神的な緊張が増して余分なエネルギーを消費すると考えられる。両者には，1ゲームあたり10〜15 kcal程度の違いが生じるのではないだろうか。

　体脂肪を1 kg減少させるのに必要な消費エネルギー量は約7,000〜7,500 kcalであるため，女性なら116〜233ゲーム，男性でも88〜175ゲームやらねばなら

ない計算になる。この数字を聞くと，ボウリングによってメタボリックシンドローム脱出を図ろうとする意欲は著しく低下してしまうだろう。そこで，左右投げ（大会アベレージは左右の平均で200前後，最高スコアは右300，左290）の著者による長年の体験[8]に基づき，メタボリックシンドローム脱出のために有効なエアロビックボウリング，およびボウリング＋ウォーキングまたはボウリング＋食事療法の詳細を解説する。

10.3 メタボリックシンドロームとボウリング

　メタボリックシンドロームは，日本では内臓脂肪蓄積（腹部肥満）を主因とし，海外ではインスリン抵抗性を主因とする病態前兆概念で，循環器疾患や代謝性疾患などを誘発しやすい状態を指している[9,10]。メタボリックシンドローム該当者とは，危険因子を複数集積している一個人と定義されている。メタボリックシンドローム該当者の割合は，平成19年国民健康栄養調査によると，40〜74歳の男性で30.3％，女性で11.0％であり，日本国民全体に当てはめると約1,070万人，メタボリックシンドローム予備群を合わせると，約2,010万人（男性56.2％，女性19.2％）と推定される。内臓脂肪蓄積とインスリン抵抗性のいずれをとっても，その原因は食生活，運動不足，遺伝的素因にある。

　メタボリックシンドロームから脱出する（あるいは予防する）最良の方法は，（遺伝の操作は困難であるため）食生活の改善と運動・スポーツ実践の組み合わせに限られる。ボウラーにみられがちな深夜の過食や過飲を改善し，かつボウリングの楽しみ方に工夫をこらすことで，ほとんどの人に顕著な効果が期待できる。その具体策を以下に解説する。

10.4　健康運動としてのボウリングの意義

　ボウリングは，人間の基本動作である「歩くこと」の次に，多くの世代に適する健康運動であり，レクリエーション活動，スポーツといえる。バドミントン，卓球，テニスなども高齢期に楽しめる健康運動であるが，転倒しにくい，けがをしにくい，天候の影響を受けない，花粉の影響を受けにくい，1人でも楽しめるなどの安全性・利便性は，ボウリングに軍配が挙がる。

　メタボリックシンドロームの予防・改善効果とともに，主観的QOL（生きがい，生活満足度，人生の質）にも大きな効果が期待できる。著者が出場しているアマチュア大会（プロも参加している）では，メタボリックシンドロームの主対象世代である40〜60歳台から優勝者が出ることが多く，20〜30歳台のほうがスコアは不

安定である。47歳で心筋梗塞を患ってからボウリングを始め，ほとんどの大会で10位以内に入賞し，優勝することも珍しくない67歳の男性がいる。ハンディは0である。肥満，高血圧，糖尿病，腎臓病を患い，2年前からは人工透析を受け，現在は還暦（60歳）を迎えたにもかかわらず，5回目のパーフェクトを達成した人もいる。70歳，人工股関節でアベレージ180，80歳，癌切除でアベレージ180の元気な男性もいる。また，60歳を超え，細身でありながら高血圧の小柄な女性は，パワー不足であるがゆえにストライクの回数こそ少ないが，スペアの確率はアマチュアではトップクラスで，調子のよい月にはプロを上回ることがある。10年前に心筋梗塞を患った女性（現在88歳）は，毎週ボウリングを楽しんでおり，活力年齢は78歳と若い。現在，現役選手として大会出場を楽しんでいる40〜50歳台の優秀な人の多くは，80〜90歳台になってもボウリングを続けたいと願っている。このように，ボウリングは60歳を過ぎても現役気分で楽しめ，90歳を過ぎて楽しむことができる数少ないスポーツである。

10.5　エアロビックボウリングの楽しみ方

1レーンのみを使って3〜4人が休み時間を多くとりながらボウリングを行うヨーロピアン方式ではなく，1人が2レーンを使用して交互に投げるアメリカン方式で行うと，投球の時間間隔が短くなり，ウォーキング＋筋力トレーニングのような有酸素性運動＋レジスタンス運動になる。ピンがセットされるまで単に椅子に座っているのではなく，ボールについたオイルをタオルで拭き取ったり，立ったまま次の投球を待つ間に，ダイナミックなストレッチを行うと，エネルギー消費量はさらに増え，メタボリックシンドローム改善効果が高まる。早朝，開店早々の時間帯，平日だと就労時間帯にエントリーすれば，アメリカン方式での楽しみ方が可能である。

著者は右投げの場合15〜16ポンドのボールを，左投げの場合14〜15ポンドのボールを利用し，1時間に6〜8ゲームをこなす。ストライクの確率が6割以上になると，8ゲームは投げられる。左右で投げる理由は，使いすぎ症候群（同じ筋や関節，骨を使いすぎることによる障害の発生）を防ぐためである[11]。夏場だとクーラーが入っていても，3〜4ゲーム目あたりから1投球ごとに額から床に汗がしたたり落ちる（マナー違反）ため，メガネをはずして額の汗をぬぐうことが普通である。この場合，消費エネルギーは1時間で300〜500 kcalにもなり，その平均はちょうど急ぎ足のウォーキング（400 kcal）程度である。50歳時（最高心拍数204拍/分，安静時の心拍数64拍/分）の測定結果によると，心拍数はゆっくりボ

表1　ボウリングに有益なストレッチ

時　期	部　位
投球前（準備運動）	上肢：手指，手首，前腕（肘），肩関節
	下肢：足趾，足首，下腿（膝），股関節
	その他：首，体側，前頚骨筋，下腿三頭筋など
投球の間	腰，背中，体側，前頚骨筋，つま先など
投球後（整理運動）	身体各部

表2　ボウリングの上達と習慣化のポイント

1	自分に合ったボールの選択：フック用2つ，ストレート用1つ
2	自分に合ったスパンとピッチの決定
3	指からのスリップ（落球）防止のためのテーピング
4	プッシュアウェイ（スイング始動），バックスイング，スライドリリース，フォロースルーの習熟
5	自分に合ったボールの回転と速度の算出
6	オイル変化の読み方とオイル変化への対応
7	心理的安定（緊張せずリラックスして楽しむ術の習得）

ウリングで110～120拍/分，エアロビックボウリングで125～140拍/分であった。血中乳酸濃度は，いずれのボウリングでも安静状態に近い水準であったことから，まさに適度な有酸素性運動といえる。

　表1はボウリングの前後に有益なストレッチ，表2はボウリング技能を上達させて習慣化するためのポイントをまとめたものである。日々の努力や細部にわたる心がけの積み重ねが重要で，運動技能の向上やメタボリックシンドロームの予防・改善といった相乗効果が得られるものといえよう。

10.6　プロボウラーによるエアロビックボウリングの実際例

　還暦（60歳）を迎えた記念に，ボウリングを15時間かけて1日に60ゲーム投げ続けたプロがいる（開始8時21分，終了23時49分）。茨城県つくば市にあるユーワールドの花本正登プロである。15ポンド（約7 kg）のボールを990回（318＋276×2＋60×2）投げ，ストライクのフレームが318回（49％），スペアのフレームが276回（42％），オープンフレーム（つまり，ミス）が60回（9％）であった。なお，アベレージは204.2で，ハイゲームは279（1フレームの

表3 60ゲーム消化の前，途中，後に計測した生体情報

		ゲーム前 (7:30)	30ゲーム終了時 (16:30)	60ゲーム終了時 (0:00)
血圧（mmHg）		134/82	124/80	118/70
脈拍（拍/分）		72（不整脈なし）	78（不整脈なし）	66（不整脈なし）
酸素飽和度（%）		97	97	97
握力（kg）	右	32	30	25
	左	30	34	32
大腿周囲径（cm）*	右	45	45	46
	左	47	48	48
膝水腫		なし	なし	なし
関節痛		なし	なし	右肩鎖関節に痛みが出現

み9本のスペア，11フレームはストライク）であった。

　表3は，60ゲーム投球開始前，30ゲーム投球（途中経過）時，そして60ゲーム投球終了時において測定した生理学的および身体的情報である。血管の拡張に伴う末梢抵抗の軽減により血圧が下降したものと推察され，動脈血酸素飽和度は高い水準を維持したままであった。握力については利き手側に減衰がみられ，大腿周囲径については微増が観察された。大腿周囲径の増加は，筋内水分（血液や組織液）の増加によるものと推察できる。1日に60ゲームも投球できた背景には，長年をかけて培った技能と，けがをしない心得，スポーツ（ボウリング）を愛する精神の相乗効果があると考えられる。

　1日のエネルギー消費量を推測すると，24時間の基礎代謝量1,440 kcal，60ゲーム中の運動時代謝量2,700 kcal（45 kcal × 60ゲーム），ボウリング以外の身体活動による代謝量1,080 kcal（9時間）を合わせると，5,220 kcalとなる。この数値をみると非常に大きいが，仮に朝食をホテルで1,200 kcal（バイキング），昼食をファミリーレストランで900 kcal（ざるそば＋ミニ天丼），夕食を焼肉店で1,400 kcalとり，そしてアルコールとつまみ（650 kcal），さらに間食にショートケーキ1個（350 kcal）を合わせると，4,500 kcalにもなる。その差は720 kcalに留まり，計算上は1日に0.1 kgの減量，このような生活を週に1日の頻度で行ったと仮定した場合，1年で5.2 kg程度の減量となる。しかし，ボウリングをしない日はエネルギー出納バランスがとれている（消費＝摂取，ともに約2,000 kcal）との前提である。もし，上記のような食生活を週に2回でも習慣化していたとすれば

図2 4群点数法による食事指導。食品を1群（牛乳・乳製品，卵），2群（肉，魚介，大豆製品），3群（野菜，果物，いも，海藻，キノコ），4群（穀類，油脂，砂糖）に分類し，1点を80 kcalとして，1～3群から1点ずつ，4群のみ女性2点，男性4点とし，朝昼晩バランスよくとる。

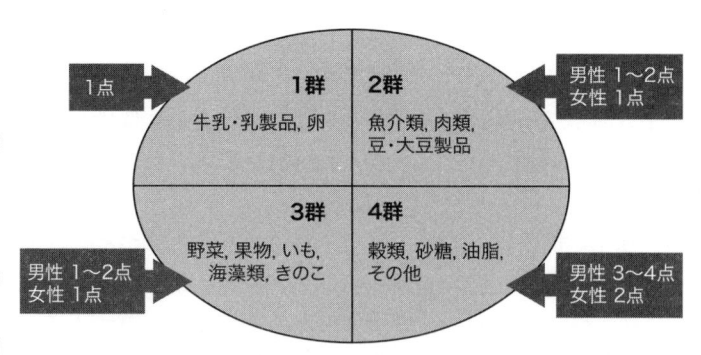

1群 牛乳・乳製品，卵 — 1点
2群 魚介類，肉類，豆・大豆製品 — 男性1～2点 女性1点
3群 野菜，果物，いも，海藻類，きのこ — 男性1～2点 女性1点
4群 穀類，砂糖，油脂，その他 — 男性3～4点 女性2点

① 1点＝80 kcalとする。
② 1食あたり 男性 7点＝560 kcal
　　　　　　 女性 5点＝400 kcal
③ 1日あたり 男性 7点(1食)×3回(朝・昼・夜)＝21点(1,680 kcal)
　　　　　　 女性 5点(1食)×3回(朝・昼・夜)＝15点(1,200 kcal)

（1回はボウリング60ゲーム，あと1回は運動なし），体重はまったく変化しないか，むしろ増えることになる。それだけ飲食によるエネルギーは大きいことに留意しなければならない。そこで，次に食事のあり方について説明する。

10.7　ボウリングの後の飲食

　ボウリングを10ゲーム行ったところで，その後に暴飲暴食の習慣を定着させれば，体重は増えるし，メタボリックシンドローム状態は悪化する。メタボリックシンドローム該当者であれば，1回につき女性400 kcal，男性560 kcalの食事（1日3食）をとり，かつ牛乳1本を飲むとよい。この食生活を毎日，ボウリングは1回5～6ゲームを週に3～4回，そして1回40分（30～50分）程度のウォーキングを週に2～3回行う習慣を定着させれば，3ヵ月で80～90 kgの肥満女性は6～8 kg，80～100 kgの肥満男性なら9～12 kg減量できる。減量10 kgに占める食事とボウリングとウォーキングの貢献度は約70%，20%，10%となる。

　このような食事療法（食生活）を，著者らはスマートダイエット（SMART Diet）と呼んでいる[11]。このメタボリックシンドローム脱出システムは，女子栄養大学の4群点数法[12]を採用しており，4つのカテゴリに分類した食品のそれぞれをバランスよく食べるという，非常にわかりやすい方法である（図2）。

　茨城県ボウリング場協会の国本美加会長（36歳）は，スマートダイエットとボウリングにより，3ヵ月で8 kg減量した。現在5ヵ月が経過しており，−10 kg（約51 kg）を維持している。

千葉県の袖ケ浦市でスマートダイエットを導入したとき，参加者の食品摂取量をみると，先ほどの4群点数法で，1群と3群の量が増え，2群と4群の量が指導前より減っていた。食品をバランスよくとるように指導すると，菓子類などの糖質や脂の多い肉類が減り，牛乳・乳製品や野菜の摂取量が増えた。牛乳・乳製品を摂取する意義は以下の通りである。

　筋量・筋力は，加齢に伴い顕著に低下する。がん，腎不全，慢性閉塞性肺疾患などの患者では，筋量が明らかに少ない傾向にある。筋量を減らさない対策としては，運動，栄養，ホルモン療法（男性の主要な性ステロイドホルモンであるテストステロン投与）がある。専門家は，1日あたりタンパク質の摂取推奨量を体重1kgにつき約1.5gとしている。日本の高齢者の大半は1.0g未満の摂取といわれている。そこで，牛乳・乳製品や肉・魚・大豆などの摂取，または必須アミノ酸を含む栄養補助剤，そして適度の運動と休養（睡眠）が重要となる[13]。

　筋タンパクは絶えず合成と分解を繰り返している。乳製品由来のタンパク質は，筋タンパク合成を高めるのに重要なアミノ酸（ロイシン）を豊富に含んでいる。レジスタンス運動も筋タンパク合成に有効で，直後の乳タンパクの摂取により相乗効果が生まれる。乳タンパクは大豆タンパクよりも，大豆タンパクは何も摂取しないよりも，筋の合成と脂肪の減少を進ませることが明らかになっている[14]。

　筋タンパクの合成促進と減量促進を意識したスマートダイエットに組み合わせるスマートエクササイズは，ボウリングやウォーキングに限らず，水泳，アクアビクス，エアロビクス，テニス，ジョギング，太極拳，ヨガ，レジスタンス運動など，なんでも効果的である。自分に合った方法で，仲間とともに大いに楽しむことが長続きのポイントとなる。なお，本章はボウリングに特化した説明である。

おわりに

- メタボリックシンドロームに該当する確率の高い人は，男性，40歳以上，太っている人，運動量（身体活動量）が少ない人，体力が低い人などである。よって，とくに中高年男性にはボウリングなどのスポーツが推奨できる。
- ボウリングはエネルギー消費を増やし，体力を保持することにつながるため，メタボリックシンドロームの1次予防策としても子どもから中高年者まで，多世代が広く楽しめるスポーツである。
- メタボリックシンドロームを改善するためには，① 量や栄養素バランスなど食生活を抜本的に見直し，② そのうえでボウリングやウォーキング，レジスタンス運動などを習慣化することが推奨される。

- ボウリングを楽しむ場合，1回に3～10ゲーム（平均5～6ゲーム）程度，週に3～4回が勧められ，ボウリングを行わない日には別の有酸素性運動を行うとよい．
- 高度肥満の人がボウリングでメタボリックシンドロームを改善・解消するには，3ヵ月～1年をかけて初期体重の10％程度（5～20％）減量することが推奨される．

謝辞：本章を完成するにあたり，宮田哲郎，塩山一美，花本正登の3氏（いずれもプロボウラー），ならびに茨城県土浦市の大学ボウルおよび茨城県ボウリング場協会（国本美加会長）の協力を得た．ここに感謝の意を表したい．

文　献

1) 宮田哲郎: ボウリングでぐんぐん健康になる本, チクマ秀版社, 東京, 1999.
2) 日本生産性本部余暇総研: レジャー白書2010, 生産性出版, 東京, 2010.
3) 田中喜代次: ボウリングの健康科学華齢 (KAREI) 「ボウリングの健康科学シリーズⅠ"華齢"」, ダイフクBM会, 東京, pp. 1-26, 2007.
4) 田中喜代次: ボウリングの健康科学華齢 (KAREI) 「ボウリングの健康科学シリーズⅡ"活力年齢"」, ダイフクBM会, 東京, 1-26, 2008.
5) 田中喜代次: ボウリングの健康科学華齢 (KAREI) 「ボウリングの健康科学シリーズⅢ"メタボリックシンドローム"」, ダイフクBM会, 東京, pp. 1-26, 2009.
6) 田中喜代次: ボウリングと女性【きれい】(KIREI), ダイフクBM会, 東京, pp. 1-18, 2010.
7) 朝比奈一男: 現代保健体育学大系　7　運動生理学, 大修館書店, 東京, 1969.
8) 田中喜代次 他: 熟練ボウラーのスコアに及ぼす投球腕, 場所, ゲーム回数の影響―単一事例に基づく基礎的研究―. 筑波大学体育科学系紀要, 33: 107-113, 2110.
9) Levin TB et al: Metabolic Syndrome and Cardiovascular Disease, Saunders Elsevier, US, pp. 89-117, 119-137, 2006.
10) 日本健康教育士養成機構 編: メタボリックシンドロームの予防と対策　特定健診・特定保健指導の課題と提言, 保健同人社, 東京, pp. 10-24, 2009.
11) 田中喜代次 他: スマートダイエット―メタボリックシンドローム予防・改善のための減量指導―, 健康・体力づくり事業財団, 東京, pp. 1-71, 2009.
12) 香川芳子: 食品80キロカロリーガイドブック, 女子栄養大学出版部, 東京, 2010.
13) Wolfe RR: The importance of muscle strength and function in aging: the role of optimizing nutrition. In: New Progress on Bones and Muscle Health Affected by Mechanical Stress and Nutrition. 25th International Scientific Forum by Japan Dairy Association. 28-30, 2010.
14) Phillips SM: Qualitative and quantitative influences of dietary protein on skeletal muscle protein synthesis after resistance exercise. In: New Progress on Bones and Muscle Health Affected by Mechanical Stress and Nutrition. 25th International Scientific Forum by Japan Dairy Association. 14-17, 2010.

〈田中喜代次〉

11 油圧式マシンを使ったサーキット複合運動

はじめに

　油圧式マシンを用いたサーキット運動は，アメリカで作られ，その後は PACE (programmed aerobic/anaerobic/accommodating circuit exercise) と呼ばれていたが，実際には日本でその方法が幅広い対象者向けにアレンジされたものといえる．この運動は，基本的にダンスやステップエクササイズなどの有酸素性運動と，油圧式マシンを使ったレジスタンス運動を同時に行い，呼吸循環器系と筋系の両方に効果が得られるように考えられた運動方法である．現在では主運動として短時間（30分間）にできるだけ多くの大筋群を使ってエネルギー消費量を高め，有酸素性運動と筋力づくりの双方で最大限に（maximize）多くの効果が得られる運動方法として有用なものとみられている．

　この運動が提案された当初（1980年後半〜1990年前半）は，健康づくりの運動方法として有酸素性運動が主流であったが，その代表的なランニング，ジョギングや歩行がやや単調なことから全身の筋群を使ってより高いエネルギー消費量を高める方法として注目されたために，PACE は古くは progressive aerobic circuit exercise と呼ばれていた．その後，有酸素性運動のみでなく，レジスタンス運動の重要性がクローズアップされるなかで有酸素性運動と大筋群を使ったレジスタンス運動の2種類の複合運動としての有用性が示され（前述のとおり），複合運動の一様式としてこの油圧式マシンを用いたサーキット運動が普及している．

　しかし，厳密にはこの PACE という名称はマシン名であり，企業の商標であった．日本では，PACE マシンはアメリカの企業からミズノスポーツが輸入元となり販売されていたが，シリンダに不備などもみられたことから，その後日本製の独自のマシンを作成し，油圧シリンダの精度や機器の質を高めて，現在はウエルラウンド（ミズノスポーツ，大阪）として油圧式マシン運動のシステムが作られている．このために，PACE トレーニングという方法は現在存在しておらず，正しくはウエルラウンドサーキット運動（well-rounded circuit exercise：WRCE）という名前である．本稿では，この油圧式マシンを利用した有酸素性運動とレジスタンス運動によるサーキット複合運動を，以下 WRCE と呼ぶ．

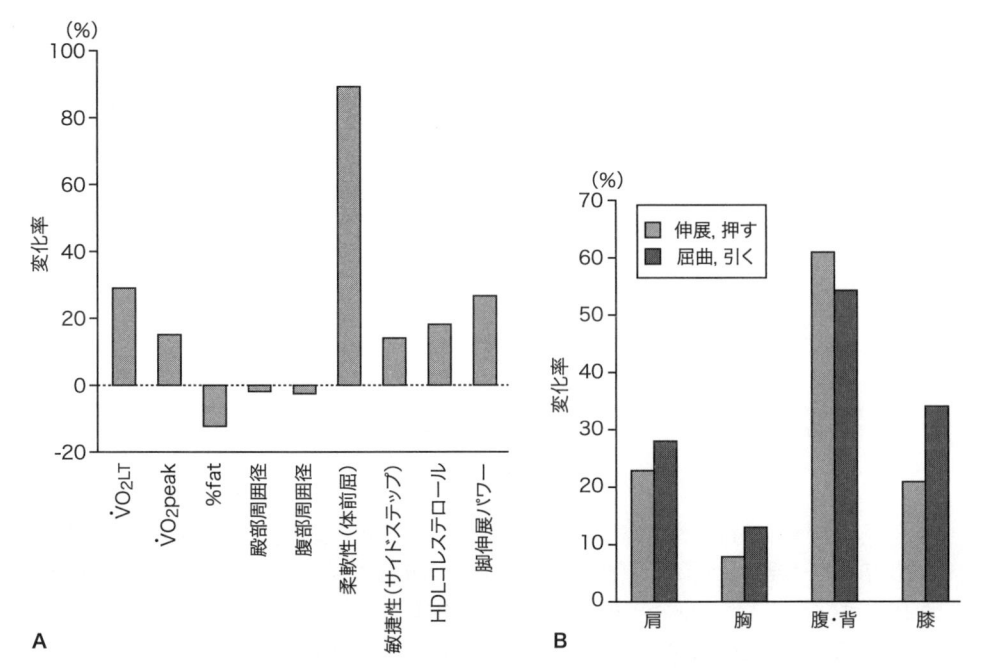

図1 油圧式マシンを使ったサーキット複合運動の効果。**A**：各種指標の改善，**B**：筋力の改善（文献1より引用）

11.1 油圧式マシンを使ったサーキット複合運動（WRCE）の効果

　筆者らは，これまでに地域高齢者を対象にWRCEを指導し，生理的または体力科学的な効果を調べてきた[1]。12週間にわたる運動の効果は，図1A，Bに示した。これは，過去に特別な運動習慣のない高齢者35人（運動群：18人，68歳，非運動群：17人，68歳）を対象として，3日/週，30分（主運動）のWRCEを12週間にわたり指導し，その有効性を調べたものである。運動群では，運動後に全身持久性〔最高酸素摂取量（$\dot{V}O_2peak$，15％）〕，乳酸性閾値（$\dot{V}O_2LT$，29％）が有意に改善し，膝（伸展9〜52％，屈曲14〜76％），胸（伸展3〜17％，屈曲6〜28％），肩（伸展18〜31％，屈曲26〜85％），脚（伸展21％），背（18〜92％），腹（50〜70％）の各部位での筋力の増加が認められた。さらに，皮下脂肪厚（3部位での皮下脂肪厚の総和が −16％）の減少，HDLコレステロールの増加（10.9 mg/dL）などに改善が認められた。一方，対照群（非運動群）は変化がなかった。このように明らかに短時間の運動であったが，有酸素性運動，レジスタンス運動双方の健康関連体力に運動の効果が示された。

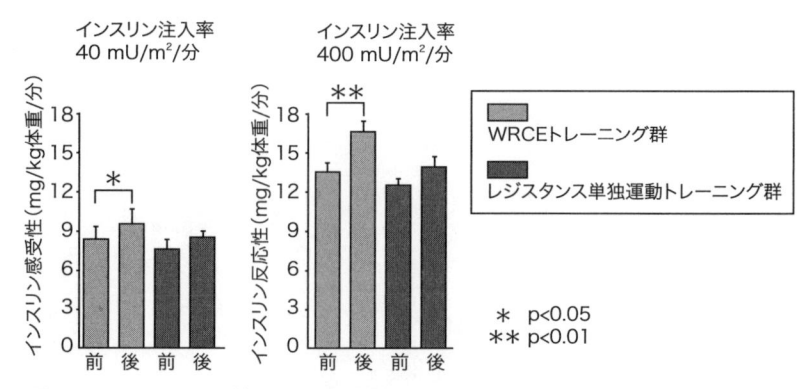

図2 トレーニング前後での筋重量あたりのインスリン感受性および反応性（文献2より引用）

　また，同様に高齢者を対象としてWRCEを行い，名古屋大学研究グループ〔佐藤祐造教授（現愛知学院大学教授）ら〕が介入前後でインスリン作用に及ぼす影響を調べている[2]。これは，平均年齢68歳の男性12人を対象にレジスタンス単独運動とWRCEの2つの運動を指導し，運動前後にインスリン作用を調べたものである。その結果，12週間の運動前後でインスリン注入率 $40\ mU/m^2/分$ および $400\ mU/m^2/分$ の2段階 euglycemic clamp 法によるグルコース注入率（GIR）をインスリン作用の指標として運動効果を比較検討したところ，体重あたりのGIRはレジスタンス単独運動群が $400\ mU/m^2/分$ のみ増大し，WRCE群が $40\ mU/m^2/分$ および $400mU/m^2/分$ のいずれも有意に増大が示された（図2）。筋重量あたりのGIRは，WRCE群のみ有意な増加であったとしている。euglycemic clamp 法とは個体のインスリン作用を評価する方法の1つで $40\ mU/m^2/分$ では主にインスリン受容体レベルの機構を表し，$400\ mU/m^2/分$ ではインスリン受容体以降のインスリンシグナル伝達機構を表すとみられている。この結果から，WRCEは質的量的なインスリン作用の改善が期待できるものとみられ，糖尿病予防に対して有効な運動方法といえよう。

　加えて筆者らは，WRCEの前後に24時間心電図測定を試み，心拍変動のゆらぎを解析している[3]。この結果，高周波数成分（HF：0.15＝0.45 Hz）のVLF（very low frequency component）のパワーが増加するなど，自律神経機能の改善が示唆された。同様に行った水中運動療法では，むしろこれは低下した結果となり，運動の種類による違いを得ているが，明らかにWRCEは好結果が示された。また，高血圧症，前立腺肥大，糖尿病，脂質異常症および骨粗鬆などの高齢有疾患者に対

表1 ウエイト式マシン運動と油圧式マシン運動との比較

	ウエイト式	油圧式
抵抗	負荷に応じる	発揮筋力に応じる
運動様式	主働筋の単一運動	主働筋, 拮抗筋の往復運動
筋損傷および筋痛	筋痛を起こしやすい	筋痛を起こしにくい
高強度トレーニング	容易	シリンダ設計, 油圧ダイヤル設定に限界

しても本様式の運動を指導したところ, 全身持久性（乳酸性閾値）, 筋力, 柔軟性, 敏捷性, 血清脂質（TCとLDLC）および血圧に改善が認められ, 血圧の改善は高血圧者のほうが大きいことも得ている[4]。

このようにWRCEは, メタボリックシンドローム対策としても有効なものとみられる。

11.2　油圧式マシンを使った運動の特徴

　WRCEの理解のために, まず油圧式マシンの特徴を説明する。油圧式マシンと従来のウエイト式マシンは, いずれも筋力や筋パワーアップのためのトレーニングマシン（レジスタンストレーニングマシン）の一種であるが, 両者の筋動員様式は明らかに異なっている（表1）。これは, それぞれの負荷発生原理の違いに起因するものである。ウエイト式については, 重力に逆らって重りを持ち上げる構造であり, 原理をイメージすることは容易であろう。

　一方油圧式マシンは, 油圧シリンダという装置で負荷を発生させているが, 原理が注射器と同じものであるため, これを例に説明する。液体が入った注射器のピストンを動かす際, ①液体の粘度が高いほど力を要し, ②注射器の穴が小さいほど力が必要であり, ③速く押すほど大きな力を必要とする。この3つの現象を利用したのが油圧シリンダを用いたマシンで, 粘度の高い油を用い十分な負荷を発生させ（①）, 油の出入りする穴の大きさをダイヤルなどにより切り替えることにより負荷を可変にし（②）, 自分の運動能力範囲内の速度で運動することにより無理のない負荷の運動状態を実現できる（③）ことが特徴である。換言すれば, 運動に伴う負荷は運動実施者自身が発揮した筋力に対して生じるという特徴をもっている。さらに, 穴から出た油がシリンダ内部に戻る構造となっているため, ピストンを引っ張る際にも, 押す際と逆方向の負荷を得ることができる。すなわち, 運動がすべて筋の短縮性運動によって行われる。実はこの正負2方向の力はウエイト式では得られない特徴である。ウエイト式では落ちるウエイトを支えるためだけの一方向の力し

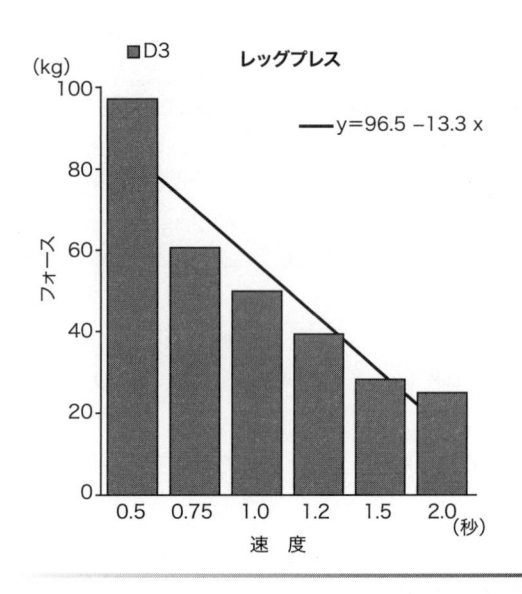

図3 油圧式マシンの速度とダイヤル抵抗との関係。ウエルラウンドマシン（ミズノ，大阪）を使用（文献5より引用）

グラフ内: ■D3　レッグプレス　$y=96.5-13.3x$

か得られないからである．また，運動を停止すればその時点で負荷がゼロになることも油圧式の大きなメリットである．油圧式がウエイト式に比べてけがが起こりにくく，効果的な往復運動をもたらし，高齢者や低位体力者においても有効な運動方法として適切である理由はこの点にある．

　また，油圧式マシンと類似した特徴を有する空気圧を利用したマシンも開発されているが，コンプレッサーの圧縮空気で発生する能動的な負荷であるため，場合によっては返しの抵抗や反動が大きいこともある．油圧式マシンはこのような特徴を有するために，サーキット形式においても対象者ごとに適切な負荷がかかる仕組みとなっており，安全にかつ有効な運動を行うことができるものとなっている．

　油圧式マシンを用いた運動は，運動実施者の自発的最大運動を行うというのが基本原則である．すなわち，できる限り素早く，強く油圧式マシンを押したり，引いたりすることによって，本人に対する至適な負荷，オーバーロードの原則に沿った運動ができることになる．たとえば，代表的な油圧式マシンであるウエルラウンドマシン（ミズノ，大阪）を用いてレッグプレス運動を行った際に，速度を変えた場合の筋力（フォース）の変化を図3に示した．これはレッグプレスマシンを使い，ダイヤル3一定で，速度を0.5秒から2.0秒までに変化させたものである．運動時間によって筋力発揮水準が予測できる．このようにいずれのマシンでも1回の動作でかかる時間が短縮する（動かす速度が速くなる）ことによって発揮しているフォース（筋力）が強くなることが明らかといえる．なお，油圧式マシンによるレジス

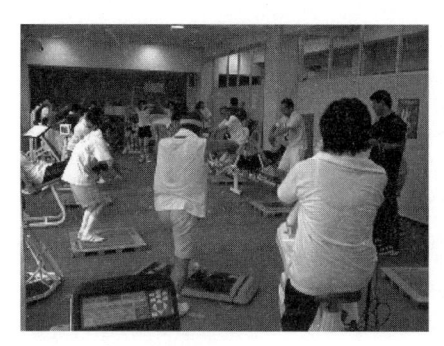

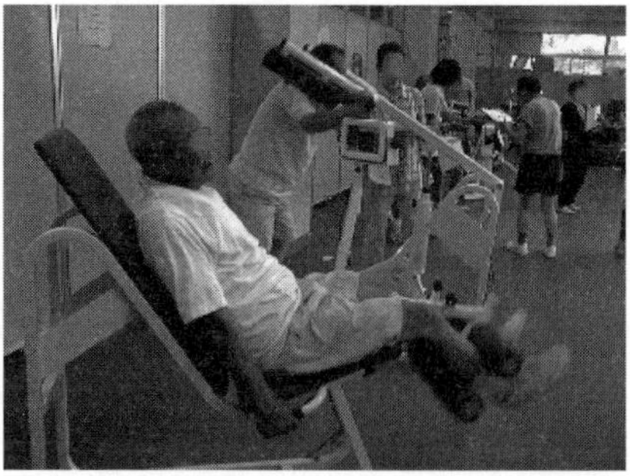

図4 WRCEの様子

タンス運動の理論と実際については他誌[6,7]に譲る。

11.3　油圧式マシンを使ったサーキット複合運動（WRCE）の特徴

　WRCEは，複数の実施者が集い，一緒に運動を行うものである（図4）。具体的には，1台の油圧式マシンを利用して可動域一杯にレジスタンス運動を行い，3秒間経てば，別の運動を行うために位置（ステーションと称す）を変えて移動して行く。これを繰り返し，6～10種類程度のマシンを1周する。その合間に，エアーボードやステップボードをセットしたステーションを置き，これを利用してエアロビクスダンスやステップ運動を30秒間行う。マシンと有酸素性運動を交互に繰り返して行うサーキット運動である。古い方式では，1セットを休息も含めて7分45秒とし，4セット30分行うのが標準であった。一度に10～30人余りが一斉に運動を行うため仲間意識が高まり，楽しく運動することができるというものである[8]。

　しかし，著者らの経験では，運動習慣がなく体力が低下している人や高齢者，あるいは高度肥満者などは，体力や運動能力に個人差があるため，移動が容易な人は休息を入れず運動を続けるが，次のステーションに移動するのに時間を要する人は時間を10秒間取り入れたり，積極的休息をはかるなどして，工夫している。こうした運動でも，有酸素性運動としての運動強度は，軽度～中等度とみられ，油圧式マシン使用時の発揮筋力は運動前の最大筋力と比較した場合でも平均で50％程度（実際には最大筋力が高まっているので相対筋力はそれより低い）であり，30分間の運動が容易でかつ至適な強度であった。集団で行う様式はコミュニケーションの手段や楽しさを助長させることが期待でき，これからの運動様式としてすすめられる。比較的体力の優れている人と同じように移動する時間をとらない方法も，集団によっては可能であるとみられるが，移動時間などの設定は安全かつ効果的な運動

を行ううえで必要な配慮と考えられる。

　サーキット運動は楽しく行うことが重要であり，このためにはマシンの位置をできる限り円形に置き，それぞれ会話ができるようにすることも必要である。また，指導者がそのなかに入って運動指導をすることも大切である。これはサーキット運動のみならず，それぞれのマシンをレジスタンス運動として行う場合にもあてはまる。最後に，音楽はきわめて重要であるが，高齢者が聞きやすいあるいは合わせやすい曲とピッチ（リズム）が必要である。実際には108〜130 bpmの曲がよいとみられる[9]。集団様式でありながらも，個人の体力やコンディションに応じた運動が可能であると考えられるのが油圧式マシンを用いたサーキット運動である。運動を道具としていかに使うかは工夫次第といえる。

文　献

1) Takeshima N et al: Effect of concurrent aerobic and resistance circuit exercise training on fitness in older adults. Eur J Appl Physiol, 93:173-182, 2004.
2) 北村伊都子 他: 高齢者におけるレジスタンストレーニングのインスリン作用に及ぼす影響. デサントスポーツ科学, 22: 23-30, 2000.
3) 岡田暁宜: 身体運動の効果—自律神経機能への効果. In: 竹島伸生 編, 高齢者のヘルスプロモーション, メディカルレビュー社, 東京, pp. 108-109, 1997.
4) 山内知子 他: 高齢有疾患者の総合的体力に対する well-rounded exercise program の有効性. 体力科学, 52: 513-524, 2003.
5) 竹島伸生 他: 油圧マシンによる筋力評価の再現性と速度によるフォースの相違. In: 竹島伸生 編, 油圧マシンを使ったレジスタンストレーニングの理論と実際, メディカルレビュー社, 東京, pp. 16-17, 2005.
6) 楠 正暢: 油圧マシンの特徴と負荷. In: 竹島伸生 編, 油圧マシンを使ったレジスタンストレーニングの理論と実際, メディカルレビュー社, 東京, pp14-15, 2005.
7) 楠 正暢 他: サーキットトレーニングのための油圧式レジスタンスマシンによる運動計測システムによる運動計測システムの開発. 日本生理人類学会誌, 12: 191-196, 2007.
8) 田中喜代次, 野田洋平: ペーストレーニングのすべて, ミズノスポーツ, 大阪, p16-23, 2000.
9) 植屋節子 他: 高齢者の運動処方としてのエアロビクスダンス—テンポと運動強度について—. 臨床スポーツ医学, 10: 961-965, 1993.

〈竹島　伸生〉

第7章

運動・スポーツを安全に実施するうえでの注意点

はじめに

運動・スポーツ現場では，しばしば運動に伴う事故に遭遇することがある。したがって運動指導者は，運動・スポーツが諸刃の剣であることを常に肝に銘じて，そのための準備と知識を十分に持っていることが大切である。

1. わが国におけるスポーツ中の突然死の状況

1.1 スポーツ種目による突然死 [1]

村山らは，1984〜1988年の5年間にスポーツ中に突然死を生じ，警察に報告のあった645例について，その原因とスポーツ種目別突然死危険率を検討した。内訳は男性545例，女性100例で，年齢別では40歳未満332例，40〜59歳166例，60歳以上147例であった。40歳以上では，虚血性心疾患による死亡が際立ち，脳血管障害による死亡も多かった。また60歳以上では大動脈瘤破裂が増える傾向にあった。スポーツ種目別では，40〜59歳（中高年）ではゴルフ41例（24.7％）が最も多く，ランニング33例（19.9％），水泳14例（8.4％），スキー12例（7.2％）と続いた。60歳以上（高齢）ではゲートボール44例（29.9％）が最も多く，ゴルフ40例（27.2％），ランニング18例（12.2％），登山11例（7.5％）と続いた（図1）。特徴的なのは，中高年者では，ゴルフ，ゲートボールなどの比較的運動強度の軽いスポーツにおいて突然死が発生していることである。それぞれの年代のランニングまたはジョギングの突然死危険度を1.0とした場合，相対危険率が高いのは，高齢者ではゴルフ7.9，登山7.4で，中高年では剣道2.5，スキー1.9，登山1.8であった（表1）。

年代によって好んで行うスポーツが異なるため，愛好者の多い種目には当然事故も発生しやすくなる。また，ゴルフやゲートボールが危険を伴うスポーツかというとけっしてそうではない。これは，運動強度が低いため低体力者や有疾患者でも気軽に参加できることを示しており，潜在的な心疾患保有者が容易に参加できることから，事故が発生しやすくなるといえよう。

運動耐容能が健常者以上に秀でており，マラソンやトライアスロン等の競技スポーツに参加している心疾患患者も見受けられるが，全身持久力が高いからといって虚血性心疾患がないという保障はまったくないことは，肝に銘じておくべきであろう [2,3]。スカッシュにおける突然死を分析した研究では，心臓死がほとんどを占め，発症前に心血管系の前駆症状を訴えたり，冠危険因子を少なくとも1つ以上有して

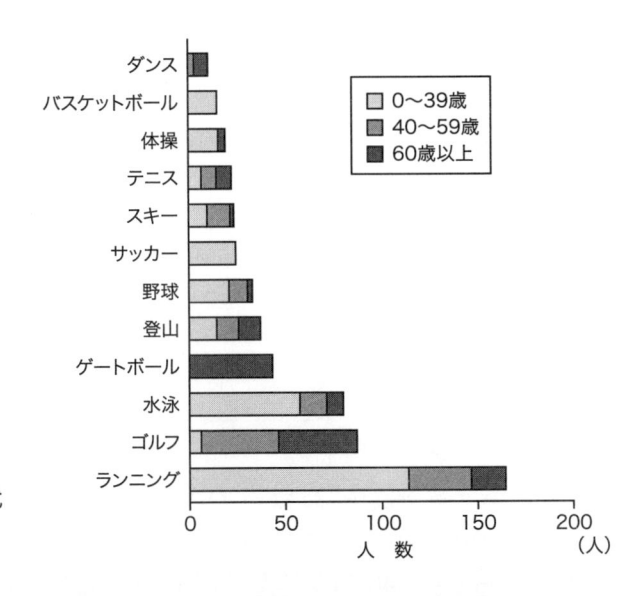

図1 スポーツ種目別の年代別突然死発生数
（文献1より引用）

表1 スポーツ種目別突然死相対危険度

40〜59歳		60歳〜	
ゴルフ	0.6	ゲートボール	1.6
ランニング	1.0	ゴルフ	7.9
水泳	0.6	ランニング	1.0
スキー	1.9	登山	7.4
登山	1.8	水泳	1.3
野球	1.2	ダンス	1.6
テニス	0.3	テニス	0.8
卓球	0.7		
剣道	2.5		

ランニングの危険度を1.0とした。
（文献1より引用）

いたものが多く，またすでにかかりつけ医より心血管系疾患の診断がなされていたものも40％いた[4]。さらに，ダウンヒルスキーにおける突然死の最も多い危険因子は心筋梗塞の既往であったという報告もある[5]。

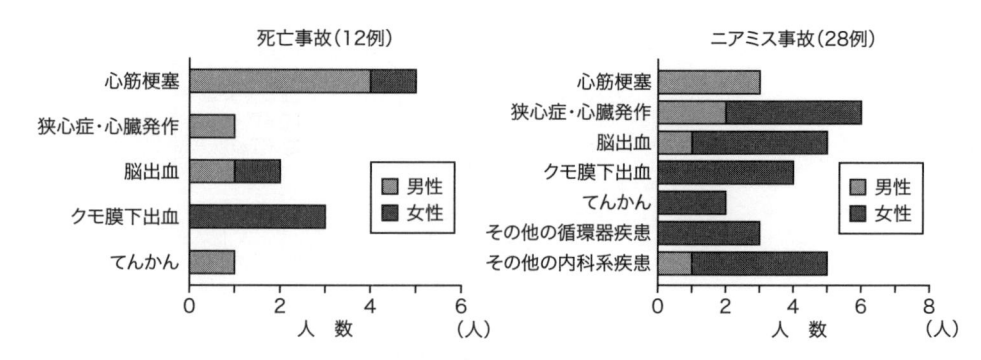

図2 スポーツ施設における死亡およびニアミス事故原因（文献1より引用）

1.2 スポーツ施設における内因性死亡事故[1]

　村山らは1989年から3年間に発生した，全国のフィットネスクラブでの内因性死亡事故，ニアミス事故を調査している。301施設からの回答があり，135施設から400例の事故が報告された。死亡例は12施設から12例あった。1例を除いてすべて40歳以上の発生であり，男女比は5：7で女性が多かった。発生率は利用者488万人に1人，40歳以上では利用者206万人に1人の計算になる。ニアミス事故は24施設から28例の報告があった。

　死亡原因は心筋梗塞・狭心症6例，脳血管障害5例であった。発生時のスポーツは水泳が9例（75％）と大部分を占めていた。ついでトレッドミル運動2例（16.7％），ウォーキング1例（8.3％）であった。ニアミス事故の結果を合わせて考えると，心疾患は男性，脳血管障害は女性に多く，年齢では40歳以上，スポーツ種目では水泳が多いという結果になった。（図2）

2. AED（自動体外式除細動器）

　心臓突然死は米国では年間20〜30万人に上るといわれ，わが国ではおよそ3.5〜4万人と推定されている。すなわち1日100人あまりが心臓突然死で死亡しているという計算になる。急性心筋梗塞の3〜4割は病院に到着する前に亡くなるが，そのほとんどが心臓突然死という形をとる。一方，心臓突然死の7〜8割は心室細動という致死的不整脈が原因で起こるといわれているが，大多数の死亡は既往に心臓病があるわけではなく，一般に健康であると思われた人たちであるといわれている。この心室細動を治す唯一の治療法は，電気的除細動である。心室細動によって

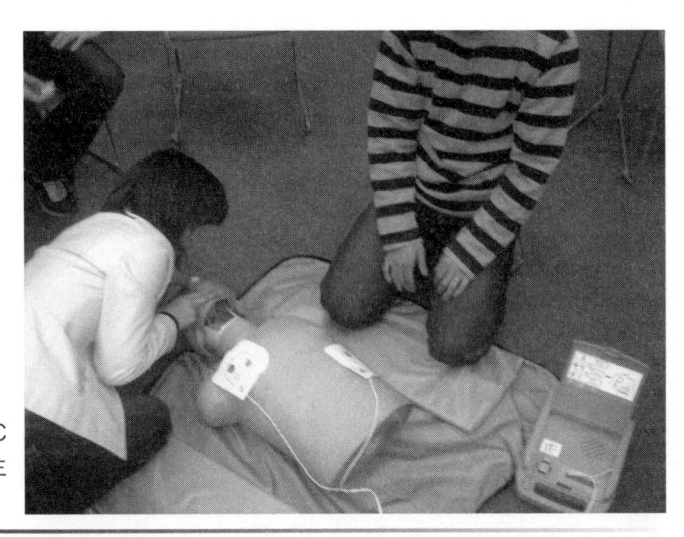

図3 NPO法人 JHC (Japan Heart Club) 主催のAED講習会の様子

　脳循環停止に陥った場合，蘇生の確率は1分ごとに10％低下するといわれており，現場での早期の除細動が必要となる．これまで，わが国では電気的除細動は医療行為とされ，医師のみが実施可能であったが，米国においてAED（automated external defibrillator：自動体外式除細動器）が普及し，一般市民でも安全かつ効果的に実施可能であることが証明されてきたことから[6,7]，2004年7月1日，厚生労働省医政局長通達が各都道府県知事宛に出され，条件はあるものの実質的に一般市民でのAED使用が可能となった．すでに，マラソン大会や各種スポーツ大会においてAED使用による蘇生例の報告が出ている．また，AED使用に当たっての講習会（図3）が広く開催されており，現場の運動指導者は可能な限り講習会を受講し，AEDのみならずBLS（basic life support：1次救命処置）に関する実践的知識を持つことが求められる．

3. 運動療法の禁忌・セルフチェック

　メタボリックシンドロームや生活習慣病を有する中高年者が健康スポーツとして運動を実施する場合，運動療法がすべての疾患に適応があるわけではない．運動により悪化をきたす場合もあり，適応と禁忌を明確にしておく必要がある．運動・スポーツが禁忌となる病態を表2に示した．原則として急性疾患，重篤な疾患，さらに運動により病態が悪化する可能性のある場合は禁忌となる．また，前述したように適応疾患であっても，事前に運動負荷試験を含むメディカルチェックを行い，潜

表2 運動・スポーツが禁忌となる病態

1	急性心筋梗塞発症早期および不安定狭心症
2	急性または重症心不全状態にある場合（弁膜症，肺性心，心筋症，陳旧性心筋梗塞等）
3	安静時から重篤な不整脈を有する場合や，運動により重篤な不整脈誘発が予想される場合（多発性心室性期外収縮，心室頻拍，発作性上室性頻拍，発作性心房細動，完全房室ブロック等）
4	運動により重篤な血行動態的障害の発生が予想される場合（重症大動脈弁狭窄症，肥大型閉塞性心筋症，拡張型心筋症等）
5	急性疾患および管理不十分な慢性活動性疾患を有する場合（急性心筋炎，気管支炎，肝炎，腎炎，甲状腺疾患，糖尿病，気管支喘息等）
6	運動により重篤な血管病変の発生が予想される場合（解離性大動脈瘤，脳動脈瘤，重症高血圧等）
7	運動障害または運動器系障害により本法実施が困難と考えられる場合（飲酒時，重症脳血管障害後遺症，整形外科的疾患等）

（文献8より作成）

表3 運動・スポーツにおける一般的注意事項

1	運動処方内容を遵守する（事前に運動強度を自己管理できるように，脈拍測定や主観的運動強度を習得させておく）
2	高温・多湿では，心事故・熱中症が多いことから，気温27℃以下，湿度70％以下が望ましい（夏期には日中の運動は避け，朝夕の涼しい時間帯に行う）
3	寒冷（5℃以下）では，屋外の運動は避け，屋内の運動施設を利用する（冬期には，日差しのある日中に行う）
4	運動時間帯は，食直後，飲酒後，入浴後は避ける
5	運動前，運動中に十分な水分補給を行う（発汗量が多いときは，冷やしたスポーツ飲料を利用する）

（文献9より作成）

在的な心疾患や危険因子の有無を確認しておくことが望ましい．運動療法では，高齢者や低体力者などは外的環境の影響を受けやすいので，気象条件や運動時間帯についても注意が必要である．日々の運動は自己管理下で行うことが多いため，一般的な注意事項を示す（表3）．

表4　運動・スポーツ現場で救急処置を要する疾患および病態

1	急性心筋梗塞, 狭心症
2	急性大動脈解離, 大動脈瘤破裂
3	肺血栓塞栓症
4	ショック（心原性, 出血性, 神経原性, アレルギー性, 内分泌性等）
5	不整脈（頻脈性ならびに徐脈性）
6	脳卒中（脳梗塞, 脳内出血, クモ膜下出血）
7	過換気症候群
8	気管支喘息
9	自然気胸
10	溺水
11	熱中症
12	低体温症, 凍傷
13	高山病
14	落雷による電撃傷（雷撃傷）
15	外傷, 出血

4. 運動・スポーツ現場で救急処置を要する疾患および病態
（表4，表5）

4.1 急性心筋梗塞, 狭心症

　狭心症には，労作時に胸痛発作が起こる労作性狭心症と，安静時や夜間に発作が起こる安静時狭心症の2つのタイプがある．いずれも突発的な前胸部（あるいは左肩，みぞおちや顎に痛みが放散する場合もある）の重苦しい痛み，重圧感をもって発症するが，痛みは数分で自然に回復するのが普通である．胸痛発作の回数，時間や程度が増してくる増悪型は，心筋梗塞に移行する危険性が高いため早急な精密検査や治療が必要となる．心筋梗塞は，狭心症よりさらに強い胸痛発作が30分以上続く．この場合，早急にCCU（coronary care unit：冠疾患集中治療室）の完備している救急病院に搬送し，再灌流療法などの適切な処置を受けるべきである．心筋梗塞発生から病院に到着して処置を受けるまでの時間が予後を左右する．

　また，上に述べた典型的な胸痛発作をきたさない虚血性心疾患も存在する．これを無症候性心筋虚血（無痛性心筋虚血）と呼ぶ．胸痛という症状がないからといって安心することはできず，運動・スポーツ実施に際しては注意を要する．無痛性心

表5	運動・スポーツ現場で注意すべき症状
1	胸痛
2	腹痛
3	呼吸困難
4	めまい
5	嘔吐，吐き気
6	気分不良
7	頭痛
8	意識障害
9	失神
10	痙攣

筋虚血は糖尿病患者や高齢者に多いとされており，胸痛の有無と疾患の重症度とは無関係である。

Mittleman らは急性心筋梗塞患者1,228名の発症前の身体活動について調査し，発症と激しい労作（6 METs以上）との関係を明らかにした[10]。それによると，激しい労作後1時間以内に発症する危険度は5.9であり，それ以降発症する危険度は1.0より低かった。心筋梗塞は労作後短時間で発症するので，運動後の観察が重要であることを示している。また定期的に週5回以上激しい労作をしている者の発症危険度が2.4に対し，まったくしていない者が発症する危険度は107となった（図4）。このことより，ふだん運動をほとんどしていない者がいきなり激しい運動をすることは，危険であることがはっきりと証明された。しかし，労作に関与した急性心筋梗塞の発症は全症例の5％あまりといわれており，今回の分析でも約4％にすぎなかった。したがって，労作が誘引となる発症はそれほど多くないと考えられる。また，既往疾患を考慮に入れた発症リスクでは，糖尿病の有無に有意差が認められた。糖尿病患者に運動指導をする際は，心筋虚血にも注意を払いたい。

4.2 ショック

ショックとは，急性の末梢循環不全によって全身の臓器や組織に十分な酸素化血を供給しえず，細胞の代謝障害をきたす状態をさす。ショックをきたす疾患は数多くある。症状として，悪心，嘔吐や気分不良，脱力感を訴えることが多い。さらに徴候として，顔面蒼白，冷汗，チアノーゼ，四肢冷感，意識混濁がある。また臨床所見として，収縮期血圧の低下（80〜90 mmHg以下），脈拍の微弱，頻脈（90

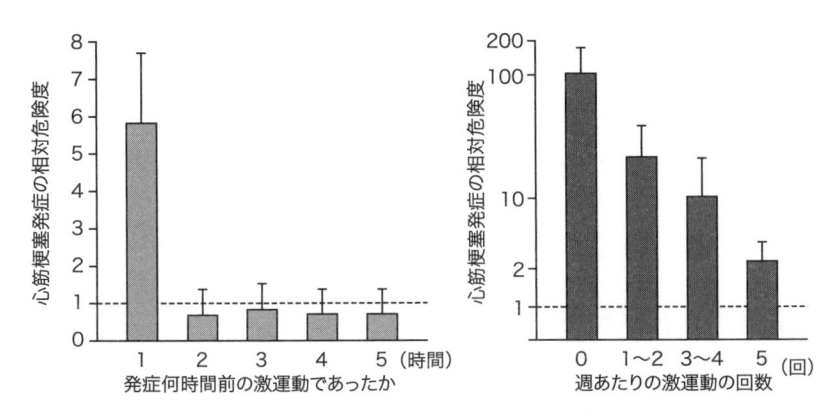

図4 激しい運動後の心筋梗塞の発症リスクと，定期的に激しい運動を行っている回数別にみた心筋梗塞の相対的危険度（文献10より引用）

拍/分以上）があげられる。

　ショック症状を訴えたり，徴候を呈している参加者をみたら，衣服をゆるめ，できれば平らな乾いた平地に背臥位（仰向け）にする。そして，まず行うのがバイタルサイン（意識，呼吸，脈拍）のチェックである。その後は救急蘇生法の手順にしたがって処置を行う。

4.3　不整脈

　運動中にめまいや失神などの症状を訴える徐脈性不整脈は，Adams-Stokes症候群を疑って精密検査が必要になる。また，水泳やスキューバダイビングに伴う徐脈は迷走神経が刺激されて出現するが，水圧，水温，息こらえ等により不整脈が修飾される。

　頻脈性不整脈で問題となるのは，突然死との関連が深い心室頻拍，心室細動といった致死性不整脈である。これらは，心筋症，虚血性心疾患やQT延長症候群といった心臓疾患の既往がある場合に出現することが多い。その他に，発作性上室性頻拍，心房粗動・細動といった頻脈性不整脈がスポーツを行ううえで問題となる。心房細動は塞栓症を起こすことがあり，とくに運動に伴って心房細動が出現し悪化する場合は慎重に対処する。

　WPW（Wolff-Parkinson-White）症候群の患者は上室性頻拍を引き起こすことがあるが，ときにこの上室性頻拍から心室頻拍や心室細動が誘発されるため，注意が必要である。QT延長症候群は，torsade de pointes（TdP：倒錯型心室頻拍）と

呼ばれる心室頻拍を起こすことがある。

近年，心臓振盪（commotio cordis）が注目されている[11, 12]。これは，「前胸部に加えられた機械的刺激により発生した心停止」と定義されている。ボールやバット等で前胸部を強打した場合に，突然意識を失って倒れ死亡する例があり，これは心臓への突然の強い外的刺激によって致死的不整脈が起こるためであるとされている。

4.4 血管迷走神経反射（Vasovagal Reflex）

運動中止直後から2〜3分で，顔面蒼白とともに，眼前暗黒感・めまい・悪心などの自覚症状が出現し，ときに失神をきたすことがある。体調が不良のときや能力以上の負荷をかけたときなどに起こりやすい。機序として，運動中の交感神経優位の状態から，運動停止により迷走神経優位の状態に急激に逆転するため，心拍数の急激な減少を引き起こすこと，そして末梢筋収縮の停止が，筋ポンプ作用を消失させ静脈還流量の低下を招来すること，の2点により心拍出量が減少し，収縮期血圧が急激に下降する。この反射が起こった場合の処置は，ただちに背臥位をとらせて下肢を挙上し，静脈還流量を増加させることである。しかし，静脈路を確保し急速点滴や昇圧剤などの緊急処置を要するときもある。睡眠不足，二日酔い，極度の疲労，熱発等の体調不良時には，過度の運動を慎むのが予防策である。

4.5 脳卒中（脳血管疾患）

脳動脈の閉塞（脳梗塞）や破裂（脳内出血，クモ膜下出血）によって発症する。脳梗塞のなかで脳血栓は，比較的ゆっくりと症状が進行し，症状の完成までに数日かかることが多い。脳内出血やクモ膜下出血は，突然発症し症状が早期に完成する。いずれも片麻痺，ふらつき，構音障害などの中枢神経系の麻痺症状や意識障害などを伴い，頭痛や嘔吐といった頭蓋内圧亢進症状が起きる。このような症状がみられたら，ただちに救急車を依頼し，頭部CT検査を行うことができる救急病院に搬送すべきである。

4.6 アナフィラキシー

IgE抗体による即時型過敏反応である。昆虫や蛇の毒，薬剤が抗原性物質となる。抗原侵入からきわめて短時間に症状が発現する（数分以内）。じんましん様発疹，嘔吐，胸内苦悶をきたし，きわめて重篤の場合は数秒で呼吸停止，心停止をきたすことがある。発症後ただちに適切な処置を行う必要がある。すなわち背臥位をとら

せ，アドレナリンを筋注し，気道確保を行う．さらに静脈路の確保とアドレナリン，ドパミン，ステロイド等の追加投与を行う．

最近，食物依存性運動誘発性アナフィラキシーが注目されている．特定または不特定の食物摂取からおよそ2時間以内の運動時に出現することが多いという．これは，食事後の運動時に，じんましん，呼吸困難，意識消失などを引き起こすことで診断予測がつくが，まれな疾患である．したがって，運動中や運動後に呼吸困難や意識消失をみた場合，本症の可能性も考慮する必要がある．

4.7 低血糖

糖尿病でインスリン注射や経口糖尿病薬が処方されている場合，運動により低血糖発作が誘発される場合がある．空腹感や生あくび，冷汗などが初発症状で，時間の経過とともに意識消失に至る．低血糖症状が出現し始める血糖値は，正常者では，51～55 mg/dL 付近にあるといわれている．しかしこの閾値は一定ではなく，糖尿病の病期や低血糖治療の有無により変動することが明らかとなっている．たとえば，閾値が極端に低下し最初に現れる症状がいきなり意識障害であったりする．この無自覚性低血糖が問題となる．意識がある場合は，1～2単位の補食をさせるが，意識のない場合や糖質の経口摂取が不可能な場合は，ブドウ糖の静脈注射を急いで行わなければならない．運動中のみならず，運動後かなりの時間がたって低血糖を引き起こす場合があり（遷延性低血糖），注意を要する．低血糖の予防のためには，日常の自己血糖測定によって，運動時のインスリン量と補食の調整を行うことが肝要である．

4.8 熱中症

熱中症とは，暑熱環境に発生する障害の総称であり，熱の産生と放散のアンバランスにより発生する．末梢血管拡張，発汗が過剰になるための生理的異常（電解質異常，脱水，血圧低下など）から生じる病態（熱痙攣，熱失神，熱疲労）と熱射病がある．熱射病は熱中症のなかで最重症の病型で，熱放散で最も重要な発汗作用が効果的に作用せず，体温調節が障害され高体温と脱水が進行して腎障害や多臓器不全を併発し，処置が遅れると死に至るものである．新聞などで報道される熱中症による死亡記事は，皆この熱射病が原因である．強調しておきたいことは，熱中症は予防可能な障害であるということである．

日本は一般的に温帯気候とされているが，夏は亜熱帯気候と同じであること，そして熱中症に対する無知が重大な事故を引き起こす可能性があることを肝に銘じて

表6　熱中症予防のための運動指針

乾球温	指　針	説　明
35℃〜	運動は原則禁止	皮膚温より気温のほうが高くなる。特別の場合以外は運動を中止する
31〜34℃	厳重警戒	熱中症の危険が高いので激しい運動は避ける。体力の低い者や暑さに慣れていない者は運動中止
28〜30℃	警戒	熱中症の危険が増すので，積極的に休息をとり，水分を補給する。激しい運動では，30分おきくらいに休息をとる
24〜27℃	注意	熱中症における死亡事故が発生する可能性がある。熱中症の徴候に注意するとともに運動の合間に積極的に水を飲むようにする
〜23℃	ほぼ安全	通常は熱中症の危険は小さいが，適宜水分の補給は必要である。市民マラソンではこの条件でも熱中症は発生するので注意

（文献14より著者改変）

表7　熱中症予防8ヵ条

1）知って防ごう熱中症
2）暑いとき，無理な運動は事故のもと
3）急な暑さは要注意
4）失った水と塩分取り戻そう
5）体重で知ろう健康と汗の量
6）薄着ルックでさわやかに
7）体調不良は事故のもと
8）あわてるな，されど急ごう救急処置

（文献14より引用）

おく必要がある。熱中症の発生には，環境要因として気温と湿度があげられるが，それほど高くない気温の日や春先の季節においても，熱中症が発生することに注意しなければならない。また，突然意識を失って倒れる場合があるので，予兆（ふらつき，反応が鈍い）がない場合もけっして油断してはならない。

　軽症から中等症の熱中症では，ただちに運動を中止し，涼しい日陰の場所に移して，熱放散のよい服装に替え，十分な水分補給あるいは輸液を行う。熱射病が疑われたら，予後は高体温の程度と高温曝露時間によって決まるため，一刻を争う処置が必要で，体温低下処置を行うことと水分補給が重要である。霧を吹きかけ扇風機で風を当てる，頚部，腋下部や大腿部などの動脈が触れる部位に氷をあてがうなどの冷却法を行うが，現場での処置よりも医療機関にすばやく救急搬送して集中治療室管理を行うほうがよい。

熱射病を悪化させる因子として，高齢のほかに高血圧，糖尿病といった疾患もあげられているので，高齢者に運動を指導する場合は注意を要する。また，近年肥満は熱中症のハイリスクグループとの認識が高まっているため，肥満者には特別な配慮を要する[13]。

すでに日本体育協会では，熱中症予防のための運動指針（表6）や予防8か条（表7）[14]を出している。高齢者のスポーツ活動を進めていくうえで，熱中症の危険性がある場合は，スポーツを中止する勇気を指導者が持って欲しい。

指導者は常に，① 水分摂取の励行，② 涼しい場所への移動，③ 服装への注意を怠らないようにする。さらに運動に際しては，低体力者，初心者，高齢者に注意し，運動強度を低く設定する，休憩を頻回にとる，運動時間を短くし暑い時間帯の運動を避ける等の配慮が必要であろう。

4.9　過換気症候群

器質的疾患がなく，スポーツ活動に伴って発作的に過換気状態が起こることがある。過換気により，炭酸ガスが呼気を通して過剰に排泄されるため，動脈血炭酸ガス分圧が低下し，血液がアルカリ性（呼吸性アルカローシス）になる症候群である。動悸，息苦しさ，頭痛，手足や口の周りのしびれや痙攣が主症状で，このために不安や恐怖感が助長され，ますます過換気になる悪循環を生じる。思春期や20歳台の若い女性に起こりやすく，精神的に不安定な状態や興奮した状態のときに発生するパニック障害である。チーム内で集団発生することもある。運動誘発性喘息や熱射病との鑑別が必要であるが，予後はよいため，周囲の者は慌てずに落ち着いて，患者の精神的な安定をはかることがまず重要である。そして，紙袋などを利用した再呼吸法を試みることが多い。症状がさらに悪化し，改善の傾向がまったくみられなければ，救急車を依頼し病院へ搬送する。

4.10　気管支喘息

慢性の炎症性閉塞性気道障害であり，喘鳴，息苦しさ，胸部圧迫感，および咳の発作が夜間や早朝を中心に起こる。喘息を悪化させる原因として，アレルギー性と非アレルギー性がある。原因の回避とコントロールが，喘息の予防や悪化防止に重要である。運動も発作の誘因となり，運動誘発性気管支喘息が知られている。しかし，気管支拡張薬の予防吸入や運動形態の工夫（インターバル形式にして休息を十分にとる，水泳を指導する等）によって，喘息発作なしに運動が可能となる。

4.11 外　傷

　外科的救急処置を行う際には，外傷以外に全身状態の把握を行うこと，緊急を要する処置をまず行うこと，そして必要な場合は速やかに救急車の手配をすることが重要である。

4.11.1　頭部外傷

　単純型，脳振盪型，頭蓋内血腫型，脳挫傷型に分かれる。単純型とは，頭部打撲はあったが脳内に異常をきたさず，なんら後遺症も残さない型である。脳振盪型は，救急車で搬送するかどうかの判断に迫られることがある。意識状態，見当識，記憶障害，頭痛，嘔吐などの症状を評価する必要がある。

4.11.2　頚髄損傷

　頚髄損傷と頭部外傷との相違は，頚髄損傷の場合は意識障害を伴わないことである。意識が清明であるのに，四肢の麻痺があり，かつ頚部に痛みがある場合は，頚髄損傷を疑い頚椎の安定を第1に行う。無理に起こすようなことはせずに担架にのせ，頭頚部を固定し，ただちに救急車を手配する。

4.11.3　局所の打撲，骨折，捻挫

　現場では RICE 処置〔R：rest（安静），I：ice（冷却），C：compression（圧迫），E：elevation（挙上）〕を行う。運動時の外傷で1番多いのは捻挫であり，その次に骨折，挫傷（打撲）と続く。これで全体の80％あまりを占める。その他に肉ばなれ，腱断裂，脱臼，創傷が主な外傷である。

おわりに

　スポーツや運動を実施する場合は，その目的を明確にして事前のチェックを怠らないことが肝要である。しかしながら，運動に伴う危険性は完全になくなるわけではないので，現場での AED を含めた救急体制や，指導者やコーチに対する安全教育，さらに救急蘇生法の教育も重要である。
　緊急時はいたずらに現場での処置に時間をかけるより，早急に医療機関へ搬送することを考えるべきである。あらかじめ救急病院との提携を図っておく。また，現場の指導者には緊急時のマニュアルを徹底させておく。スポーツ現場での内科的事故では，心臓突然死と熱中症がとくに重要である。

文 献

1) 村山正博, 太田寿城, 豊嶋英明 他: 本邦成人におけるスポーツ中の突然死の実態と発生機序に関する研究. DMW (日本語翻訳版), 15: 43-60, 1993.
2) Douglas PA et al: Endurance exercise in the presence of heart disease. Cest, 95: 697-699, 1989.
3) Angeli SJ et al: Severe coronary artery disease in a marathon runner. Cest, 91: 271-272, 1987.
4) Northcote RJ, Evans AD et al: Sudden death in squash players. Lancet, 1: 148-150, 1984.
5) Burtscher M, Pachinger O et al: Prior myocardial infarction is the major risk factor associated with sudden cardiac death during downhill skiing. Int J Sports Med, 21: 613-615, 2000.
6) Valenzuela TD, Roe DJ, Nichol G et al: Outcomes of rapid defibrillation by security officers after cardiac arrest in casinos. New Engl J Med, 343: 1206-1209, 2000.
7) Page RL, Joglar JA, Kowal RC et al: Use of automated external defibrillators by a U.S. airline. New Engl J Med, 343: 1210-1216, 2000.
8) 日本医師会: 健康運動のガイドライン, 医学書院, 東京, 1994.
9) 日本体育協会指導者育成専門委員会: 運動療法とリハビリテーション―内科系疾患―. In: スポーツ医学研修ハンドブック 基礎科目. 文光堂, 東京, pp. 160-171, 2004.
10) Mittleman MA, Maclure M, Tofler GH et al: Triggering of acute myocardial infarction by heavy physical exertion—protection against triggering by regular exertion. New Engl J Med, : 329: 1677-1683, 1993.
11) Maron BJ, Poliac L, Kaplan J et al: Blunt impact to the chest leading to sudden death from cardiac arrest. New Engl J Med, 333: 337-342, 1995.
12) Maron BJ, Gohman TE, Kyle SB et al: Clinical profile and spectrum of commotio cordis. JAMA, 287: 1142-1146, 2002.
13) 川原 貴: スポーツ活動における熱中症とその予防. 臨床スポーツ医学, 19: 733-739, 2002.
14) 日本体育協会ホームページ: [http://www.japan-sports.or.jp/medicine/guidebook1.html].

(牧田　茂)

索　引

●あ行

アクアビクス　131，134，136〜140
アクティブリカバリー　126
アディポサイトカイン　37
アディポネクチン　37
アナフィラキシー　210
アミノ酸　192
アメリカン方式　188
歩き方　100，102，108
歩く場所　103
アルコール　43
アルペンスキー　179
アンジオテンシノーゲン　45
安静時心電図　77
安静時代謝量　39
安全　201
アンダーウェア　176

椅子座位での筋力トレーニングプログラム　148
1日歩行歩数　93
飲酒習慣　157
インスリン　47
インスリン感受性　65
インスリンクランプ法　65
インスリン作用　196
インスリン受容体　66
インスリン抵抗性　187
インターバルトレーニング　180

ウエイト式マシン　197
ウエスト周径囲　8
ウエルラウンドサーキット運動　194
ウォーキング　88，93，106，108
　　──技法　97
ウォーキングイベント（大会）　5，103
ウォーキング習慣者　95
ウォームアップ　101，125，137
腕立て伏せ　116，149
運動強度　106，110，125，133，138，140，154，164
運動処方　179
運動指針　93，165
運動実施時間帯　58
運動指導　10
運動処方　125，174
運動による降圧の機序　63
運動負荷心電図検査　78
運動療法　41，131

エアロビックボウリング　188
エクササイズ（Ex）　165，131
エクササイズガイド　93，165
エクササイズチューブ　158
エネルギー　38
エネルギー消費量　88〜90，100，111，113，120，133，163
　　──推定式　111
エネルギーバランス　39，190
エネルギー補給　111，113

●か行

カート　166，170
階段　109
踵上げ　116
過換気症候群　213
肩すくめ　116
滑走技術　175
滑走方法　176，181
カリウム　45
カルボーネン法　125
カロリー制限　145

環境整備　99
環境的ストレス　106
間欠性跛行　82
関節可動域　119
関節リウマチ　81〜83, 85

気圧　128
既往症　115
気管支喘息　213
基礎疾患　168
基礎代謝量　190
拮抗筋　144
脚筋力　107
救急医療　166
救急処置　207
急性高山病　114
急性心筋梗塞　207
牛乳　192
狭心症　165, 207
強制運動　60
胸部X線　77
虚血性心疾患　202
虚血性変化　78
筋　101, 143, 150
禁忌　142, 205, 206
筋電図　107, 186
筋肉痛　111
筋ポンプ作用　123
筋量　152, 157, 192
筋力トレーニング　116, 142
　　——種目　143
　　——セット数　144
　　——対象筋　143
　　——頻度　145

クールダウン　101, 126, 140
グリコーゲン　46
グループレッスン　140
グルコース　46
グルコース代謝率　66

クロスカントリースキー　174

頚髄損傷　214
血圧　44, 127, 133
血液検査　76
血管迷走神経反射　210
血中脂質　151
血中乳酸濃度　189
減塩　45
嫌気性代謝閾値　179
健康運動　187
健康運動指導士　3
健康情報　96
健康づくりのための運動指針2006（エクササイズガイド2006）　93, 165
健康日本21　93
健診受診率　5

高血圧　44, 52, 115, 188
高血圧症　52, 60
　　——運動療法　63
　　——治療法　60
高血糖　46, 52, 152
高度　114
行動科学的技法　94
行動準備性　95
コース　110, 112
コースづくり　98
呼吸機能　119
呼吸法　129, 144
国民健康保険料　6
骨粗鬆症　85
骨密度　85
ゴルフ　161
ゴルフ場　165
コレステロール　42

●さ行
サーキット運動　67, 194
最高酸素摂取量　195

索引

最高心拍数　113, 188
最大挙上負荷　144
最大酸素摂取量　151, 156
最大脂質酸化量　57
坂道　106
酸素摂取量　162
散歩　93

支援メッセージ　96
時間走　91
事故　165
脂質　38
脂質異常　42, 52
脂質異常症　52, 53
　　──治療法　53
姿勢　100, 175
脂肪減少　146
脂肪減量　107
脂肪酸化能力　30
自由運動　60
重症高山病　114
シューズ　102
集団指導　97
主観的運動強度　113, 179
手根管症候群　83
主働筋　144
生涯スポーツ　171
上体起こし　116
消費エネルギー　186
消費カロリー量　59
静脈還流　119, 123
ジョギング　88
食塩　45
食塩摂取　60
食事　191
食習慣　157
食事誘発性熱産生　39
食事療法　41
食物繊維　47
ショック　208

徐脈性不整脈　209
自律神経機能　196
自律神経反射試験　79
心エコー　79
心胸郭比　77
心筋梗塞　165, 171, 188
心血管危険因子　146
人工透析　188
心室細動　204
心臓振盪　74, 210
心臓リハビリテーション　176
身体活動　93
身体活動量　31
伸張性収縮　108, 109, 143
心肺機能　119
心肺体力　151, 156, 158
心拍数　106, 127, 133, 134, 165, 179
心拍変動　196
心不全　171
心理的要素　171

水圧　119, 123, 133
水泳　118
水温　119, 123, 133
吸い込み事故　130
推進力　120
水中運動　132
水中歩行　131, 135
水分補給　113
スキー　173
スクワット　116, 149, 186
ステーション　199
ストリームライン　118
ストレッチング　101, 125, 176, 189
ストローク　120
スピード　88
スポーツ施設　204
スポーツ種目別突然死相対危険度　203
スポーツ心臓　72

スマートダイエット　191
スロージョギング　90

生活活動　93
生活習慣病　2, 118, 185
生活の質　159
整形外科系メディカルチェック　80
脊柱管狭窄症　82
積極的休息　199
摂取エネルギー抑制　12
摂取カロリー量　59
ゼロトゥピーク法　125

装備　102
速度　100

●た行
ターゲットゾーン　140
体温調節機能　119
体脂肪　37, 122
体重　161
大腿四頭筋　107
耐糖能異常　52
大動脈瘤破裂　202
対面支援　97
体力　91, 110
体力トレーニング　115
体力年齢　111
多関節運動　143
脱共役タンパク2遺伝子　30
脱水量　113
単関節運動　143
短縮性収縮　108, 143
タンパク質　38, 192

着地衝撃力　109, 113
注意事項　206
中性脂肪　42
直腸音　125

椎間板ヘルニア　81〜83
使いすぎ症候群　188

低血糖　211
低血糖発作　64
抵抗力　133
低酸素　106
テーラーメイド運動処方プログラム　25, 31
溺水事故　119, 129
転倒　166, 184, 187
転倒事故　110, 177

動機付け　96
倒錯型心室頻拍　209
糖質　38
等尺性運動　72
糖代謝　146
等張性運動　72
疼痛　81
糖尿病　52, 64
　──運動療法　67
　──合併症　64
　──治療法　64
頭部外傷　214
動脈血酸素飽和度　114, 190
特定健康診査　2
特定保健指導　2, 5
登山　106
突然死　73, 202
飛び込み事故　119, 129
トリグリセリド　151

●な行
内因性死亡事故　204
内臓脂肪　7, 37, 95, 161, 187
内臓脂肪型肥満症　52
内臓脂肪症候群　7
内臓脂肪面積　3, 8, 156
内臓脂肪量　58

ナトリウム　45

ニアミス事故　204
24時間心電図測定　196
日常生活　93
荷物　106, 110
乳酸（性）閾値　91, 113, 195
乳製品　192
尿検査　76

熱中症　211
熱中症予防8カ条　212
粘性　133

脳血管疾患　210
脳梗塞　165, 171
脳卒中　210
脳浮腫　114
ノルディックスキー　173

●は行
ハイキング　103, 106
肺水腫　114
パッシブリカバリー　126
バランス能　119

皮下脂肪厚　195
皮下脂肪量　58
膝関節痛　115
膝の痛み　111
肥大型心筋症　74, 75
ビタミン　40
肥満関連遺伝子　16
肥満関連遺伝子多型　19, 31
肥満関連遺伝子マップ　16
肥満症　52
疲労　112
頻脈性不整脈　209

フィットネスクラブ　204

プールの安全標準指針　129
負荷　144
腹囲　7
複合運動　194
服装　102
腹部肥満　2, 37
不整脈　209
腹筋運動　149
ブドウ糖　46
浮力　121, 132

β3アドレナリン受容体遺伝子　25
ペルオキシソーム増殖剤応答性受容体γ遺伝子　28
変形性関節症　81, 85

ボウリング　185
飽和脂肪　47
ボート漕ぎ　150
ボート漕ぎ運動プログラム　154
歩行　82, 93
歩幅　100, 163
ホルター心電図　79

●ま行
水の比重　120
ミネラル　40

無症候性心筋虚血　207

迷走神経　79
メタボリックシンドローム　2, 118
　——の概念　4
メッツ（METs）　89, 106, 110, 132, 165
メディカルチェック　75, 127, 142, 205
メニュー作成　127, 153

目標心拍数　125

●や行

油圧式マシン　194，197
有酸素性運動　57，171，185，194，199
有酸素性能力　25

腰痛　115
ヨーロピアン方式　188
予測最大心拍数　179
4群点数法　191

●ら行

ランダム化比較試験　146
ランニング　88

理学的所見　76
リバウンド　40
臨床効果　145

レジスタンス運動　142，150，185，194，199
レッグランジ　186

ローイング　150
ローイング・エルゴメータ　150，153

●欧文索引

ACSM：American College of Sports Medicine　142
ADRB3遺伝子　25
AED：automated external defibrillator　75，204
AHA：American Heart Association　142
AMS：acute mountain sickness　114
ATP　185

bls：basic life support　205
BMI　8
Brugada症候群　77

commotio cordis　210

euglycemic clamp法　196
Ex　131，165

FFD：finger floor distance　83

GLUT4：glucose transporter-4　36，66
GLUT4分泌小胞　66

HDLコレステロール　42，151，157，195

LDLコレステロール　42

METs　89，106，132，165

PACE：programmed aerobic/anaerobic/accomodating circuit exercise　194
passive drag　121
PPARG遺伝子　28

QOL　187
QT延長症候群　209

RICE処置　214
RM：repetition maximum　144

SLR：straight leg raising　83
SpO_2　114

torsade de pointes：TdP　209

UCP2遺伝子　30

WPW（Wolff-Parkinson-White）症候群　209
WRCE：well-rounded circuit exercise　194

メタボリックシンドロームに効果的な運動・スポーツ　　　　　　　　（検印省略）
2011年11月15日　第1版　第1刷

編著者	坂　本　静　男	Shizuo Sakamoto
発行者	長　島　宏　之	
発行所	有限会社　ナップ	

〒111-0056　東京都台東区小島1-7-13　NKビル
TEL 03-5820-7522／FAX 03-5820-7523
ホームページ http://www.nap-ltd.co.jp/
印刷　　シナノ印刷株式会社

© 2011　Printed in Japan　　　　　　　　　　　　　　　　　ISBN978-4-905168-11-9

JCOPY　〈(社) 出版者著作権管理機構 委託出版物〉
本書の無断複写は著作権法上での例外を除き禁じられています。複写される場合は，そのつど事前に，(社) 出版者著作権管理機構（電話 03-3513-6969, FAX 03-3513-6979, e-mail: info@jcopy.or.jp）の許諾を得てください。